基层医生健康教育能力提升丛书

老年疾病管理与康复

主　　编　陈秋兰　谭颜华

副 主 编　马　姝　王清华　寇京莉　王　慧　付蒙蒙

编　　者 （按姓氏笔画排序）

　　　　　马　姝　王　慧　王清华　付蒙蒙　刘　燕

　　　　　刘晓丽　闫兴燕　杜乐乐　李　英　吴亚菲

　　　　　宋莎莎　陈秋兰　武玉玲　曹　倩　寇京莉

　　　　　谭颜华

人民卫生出版社
·北 京·

图书在版编目（CIP）数据

老年疾病管理与康复 / 陈秋兰，谭颜华主编. —北京：人民卫生出版社，2022.8

（基层医生健康教育能力提升丛书）

ISBN 978-7-117-33510-2

Ⅰ.①老… Ⅱ.①陈… ②谭… Ⅲ.①老年病 - 康复 ②老年病 - 护理 Ⅳ.①R592.09 ② R473.59

中国版本图书馆 CIP 数据核字（2022）第 156571 号

人卫智网	www.ipmph.com	医学教育、学术、考试、健康，购书智慧智能综合服务平台
人卫官网	www.pmph.com	人卫官方资讯发布平台

基层医生健康教育能力提升丛书
老年疾病管理与康复
Jiceng Yisheng Jiankang Jiaoyu Nengli Tisheng Congshu
Laonian Jibing Guanli yu Kangfu

主　　编：陈秋兰　谭颜华
出版发行：人民卫生出版社（中继线 010-59780011）
地　　址：北京市朝阳区潘家园南里 19 号
邮　　编：100021
E - mail：pmph @ pmph.com
购书热线：010-59787592　010-59787584　010-65264830
印　　刷：中农印务有限公司
经　　销：新华书店
开　　本：787 × 1092　1/16　　印张：14
字　　数：258 千字
版　　次：2022 年 8 月第 1 版
印　　次：2023 年 9 月第 1 次印刷
标准书号：ISBN 978-7-117-33510-2
定　　价：50.00 元

打击盗版举报电话：010-59787491　E-mail：WQ @ pmph.com
质量问题联系电话：010-59787234　E-mail：zhiliang @ pmph.com
数字融合服务电话：4001118166　　E-mail：zengzhi @ pmph.com

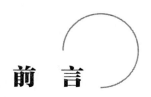

前　言

根据世界卫生组织的年龄划分，60～74岁为年轻的老年人，75～89岁为老年人，≥90岁为长寿老人。随着社会的进步，生活水平及医疗保障水平的提高，人们的寿命的逐步延长，老年人比例也不断增加。2010年全国人口普查数据表明，我国60岁及以上人口占全国总人口的13.26%，比2000年上升2.93个百分点，老龄化进程逐步加快。预计到2050年，我国60岁以上人口将超过4亿，80岁以上人口将超过1亿，随之而来的是老年疾病增多。

本书遵循现代老年医学的最新理念，以患者的健康为中心、以健康和整体护理观为指导思想编写，主要包括老年疾病管理康复特点、老年患者健康评估、老年常见症状护理，以及老年呼吸系统、心血管系统、神经系统常见病管理等内容，最突出的特点是对老年科常见病各系统完整的诊疗分析、护理诊断、护理措施、前沿知识，进行了详细、准确、科学的叙述。本书将老年科常见病诊疗与护理融为一体，便于从事老年临床工作的管理和康复人员及学生参考，有利于医疗和护理知识的相互渗透和学习，能更好地指导临床工作。

本书的编者都是长期从事老年疾病管理和康复的专家，在编写过程中，力求观点正确、内容新颖、科学适用。受医学护理技术的快速发展及编者知识水平所限，对书中的不足或错误之处，恳请广大读者批评指正。

编　者
2022年3月

目 录

第一章 绪 论

第一节 老年疾病康复管理

人进入老年期后，各组织、器官、系统功能逐步退化，内环境稳定能力减弱，免疫功能减退，对组织的损伤修复能力也减退，易患老年疾病。老年疾病是指与衰老有关的疾病，主要包括老年人高发的疾病和老年人特有的疾病，前者如冠状动脉粥样硬化性心脏病（简称冠心病）、高血压病、慢性阻塞性肺疾病、脑血管病、糖尿病、高脂血症等，后者如帕金森病、阿尔茨海默病、老年白内障、前列腺增生、老年骨质疏松等。

临床上，老年疾病一般有如下特点：①患病率高、致残率高、病死率高；②起病隐匿，病情变化快；③常多种疾病并存；④临床表现不典型或缺如；⑤易发生意识障碍及水、电解质紊乱；⑥易发生后遗症和并发症；⑦用药种类多，易出现药物不良反应；⑧易发生医源性损伤；⑨易发生多器官功能衰竭。老年疾病的上述特点决定了老年患者的康复有别于一般人群的康复，需要在遵循主要康复原则的基础上选择合适的康复措施，制定合理的康复目标，并进行必要的康复风险评估。

一、老年疾病康复管理的基本原则

医学康复的工作对象不是疾病而是障碍，目的不仅是治疗疾病和保存伤残者生命，更主要强调功能训练与整体康复，使患者最终重返社会。因此，康复医学的三大基本原则是功能锻炼、全面康复、重返社会。但由于老年人康复的特殊性，除应遵循以上三大原则外，还应强调以下原则：①因人而异，全面评估，即个体化原则；②循序渐进；③持之以恒；④主动参与及家庭参与；⑤年龄差异，量力而行。

二、老年疾病康复管理的主要手段

熟练掌握老年疾病康复的主要技术手段，是康复治疗成功的关键。主要措施包括功能与年龄风险评估，物理治疗、运动治疗、作业治疗、语言治疗、营养治疗、心理治疗以及康复护理、社会服务等。但由于老年患者常合并多种功能障碍及心理疾病，因此更强调综合运用多种康复手段，加强心理治疗，同时积极防治可能发生的并发症。

三、老年疾病康复管理的目标

康复治疗目标可分为：①近期目标，康复治疗初步阶段应达到的目标；②中期目标，在康复治疗过程中，分阶段应达到的目标；③出院目标，患者治疗结束时应达到的目标；④远期目标，患者出院后回归家庭和社会所能达到的水平。康复的总体目标是实现全面康复，使伤、残老人能融入社会，在家庭和社会中过有意义的生活，从而改善生活质量。但基于老年疾病的特点，老年康复的特性目标为：①残疾的预防与康复，尽可能减少残疾的发生；②帮助有康复需求的老年残疾患者改善身体、精神和心理方面的功能，使他们尽可能做到生活自理，能与人沟通，重返家庭和社会。这两点既符合康复的总体目标，又体现了针对不同老年患者个体的阶段性目标。

四、老年疾病康复管理风险评估

基于老年患者病情的复杂性和康复的困难性，以科学的态度做好康复风险评估，是老年疾病康复顺利进行的保证。老年患者常见的康复风险如下。

1. 老年人功能衰老与退化的风险　与年轻人相比，老年人因衰老和功能退化如肌肉萎缩、骨质疏松、关节退行性变等，可能会增加康复与锻炼的风险。

2. 物理因子治疗风险　临床上常用的有磁疗、激光、红外线、蜡疗、水疗等物理治疗设备在促进老年患者康复的同时，可能会导致组织灼伤、过度刺激、过敏反应、坠床、血栓脱落等风险。

3. 运动疗法风险　脑卒中患者运动治疗时可发生直立性低血压；在转移、步行训练时容易发生摔倒；骨关节、肌肉、韧带损伤运动治疗时可能会发生骨折、软组织损伤；肌力训练时可升高血压，增加心血管负担。

4. 牵引技术的风险　可出现胸闷、心慌、头痛、下颌关节痛、恶心等，尤其是存在较多基础疾病的老年患者更易发生。

5. 针灸、推拿按摩及穴位注射的治疗风险　可发生断针、局部感染、关节、肌肉韧带损伤，甚至造成骨折。

五、老年常见病康复管理

1. 冠心病　临床研究表明，1/3 的 80 岁以上的老人死于冠心病，50% 的冠心病患者年龄在 65 岁以上。冠心病患者可进行中等强度的有氧训练，如步行、慢跑等。有人观察发现，16min 跑 3 000m 或 26min 跑 5 000m，可有效降低血液中的胆固醇。此外，还可配合太极拳、气功等运动，一般使心率控制在 130 次 /min 左右。但需要强调的是，在心绞痛发作和心肌梗死急性期不要运动。老年人运动训练无特殊的合并症或不良反应的增加，因此高度建议老年冠心病患者积极参加以运动为基础的康复方案。有研究报道，平均年龄 63 岁的老年人进行轻到中等强度的运动训练，随访 5 年，其病死率显著低于不运动的对照组。研究还发现，每天 3：00—8：00 是老年人心脏病的危险期，此时血压最高，易卒中猝死，如果这时候进行不恰当的锻炼，特别容易发生意外，因此，建议在上午 10：00 左右锻炼，且每次外出锻炼时应随身携带急救药品。

2. 高血压　各种高血压患者运动方案主要是有氧运动训练，如步行、慢跑、打太极拳、医疗体操、羽毛球、骑自行车等。运动量虽可适当大一点，但一般心率不要超过 130 次 /min。切忌做鼓劲憋气、快速旋转、过度用力和深度低头的运动动作。单次运动的降压效果一般为 5 ~ 7mmHg。运动后的降压作用有可能维持 22h。降压作用的机制包括：神经内分泌因素、血管扩张和收缩机制改善、总外周血管阻力降低、胰岛素抵抗改善等。研究表明，治疗组经过 4.5 年的标准治疗，可有效降低血压，其卒中的发生率比对照组降低 36%，心脏病发生率降低 27%，即使是 80 岁以上的老人也可因适宜运动控制了血压而改善健康。

3. 肥胖症、糖尿病　肥胖是促使糖尿病发生和发展的重要因素之一。适当运动是治疗糖尿病的一种重要手段，运动对 2 型糖尿病（非胰岛素依赖型糖尿病）的治疗作用要比药物来得更直接、更安全、更有效，而且这种作用不受年龄限制。它可以通过肌肉运动增加脂肪和糖的消耗，从而减轻肥胖，使血糖降低。

体育锻炼治疗糖尿病与肥胖症的共同原则是：体育锻炼与饮食控制相结合。方法有：散步、慢跑、打太极拳等。一般速度的散步，每小时消耗能量 837kJ，加快速度，则每小时可消耗能量 1 255 ~ 1 506kJ。每消耗 14 644kJ 的能量可使体内脂肪减少 0.45kg；在饮食不增加的情况下，如果隔天走 1h，1 个月可减脂肪 0.65kg，一年可减少 8kg。应持之以恒进行运动锻炼和饮食控制，力争使体重指数和腰围达标。

糖尿病患者宜从轻微的活动开始，随着体质的增强，可逐渐增加运动量。应避免剧烈运动，以免造成机体缺氧使乳酸堆积而出现酸中毒。同时，还要注意不要在注射胰岛素后、吃饭之前（空腹）运动，以防发生低血糖。建议外出活动时应随身携带易吸收的糖类，以备低血糖时应用。

4. 慢性支气管炎　此类患者应坚持耐寒锻炼，其方法是从春季开始，先用手摩擦头面部及上下肢暴露部分，每日数次，每次数分钟，到皮肤微红为止；夏天用凉水毛巾，拧干后做全身摩擦，每日 1 ~ 2 次，并用手捧凉水冲洗鼻腔；秋季用冷水洗脸、擦身或冷水浴，要持之以恒。另可练习呼吸保健操，因为进行深呼吸运动，不仅对呼吸肌是一种锻炼，还可改变肺内压力的变化，迫使肺泡内残气的排出，增加换气量，同时对肺泡组织的弹力恢复也非常有利。地点最好选择湖边、树林、公园。

5. 肩关节周围炎　方法以活动关节为主。关节活动的幅度应由小到大，循序渐进。如用健肢同患肢做头上举的动作、用患手摸背以及用患肢顺墙向上爬摸等。另外，跳交谊舞能预防和辅助治疗肩周炎，对中老年患者来说是比较适宜的。

6. 慢性腰腿痛　应以腰、背和腿部肌肉锻炼为主。方法有打太极拳、五禽戏、体操、散步、慢跑、门球以及退步行走。退步行走能通经活络，壮腰健身，每日可坚持 2 次，每次 5 ～ 10min，对于腰肌劳损疗效尤著。运动中不应超量负重锻炼，以免引起新的损伤。

7. 阿尔茨海默症　阿尔茨海默症的康复治疗主要包括心理康复与记忆力康复。

（1）心理康复

1）热情关心：医护人员和亲属都要关心爱护患者，注意尊重患者的人格，在对话时要和颜悦色，避免使用"呆傻""愚笨"等词语。同时，要根据不同患者的心理特征，采用安慰、鼓励、暗示等方法，给予开导。对情绪悲观的患者，应耐心解释，并介绍一些治愈的典型病例，以唤起患者战胜疾病的勇气和信心。对生活有困难的患者，应当积极主动给予照顾，热情护理，以实际行动温暖他们的心灵。

2）鼓励患者参加一些学习和力所能及的社会、家庭活动，以分散患者的不良情绪和注意力，唤起其对生活的信心。

3）有疼痛或失眠时，医生要及时使用适当的药物，以减轻其痛苦和症状。

4）播放音乐：根据患者的文化修养和兴趣爱好，选择性地给他们播放一些爱听的乐曲，以活跃其精神情绪。有实验研究证明，音乐能改善大脑皮质的功能，增加其供血、供氧，较好地调节自主神经系统的功能。

（2）记忆力康复

1）智力训练：根据患者的病情和文化程度，可教他们记一些数字，由简单到复杂，反复进行训练；亦可把一些事情编成顺口溜，让他们记忆背诵；亦可利用玩扑克牌、玩智力拼图、练书法等，以帮助患者扩大思维和增强记忆。

2）生活训练：亲人要手把手地教患者做些力所能及的家务，如扫地、擦桌子、整理床铺等，帮助患者逐步实现生活自理。

3）强化记忆：不要让患者单独外出，以免走失。在室内反复带患者辨认卧室和厕所，亲人要经常和他们聊家常或讲述有趣的小故事，以强化其回忆和记忆。如能坚持长久的、循序渐进的训练，可望取得良好的疗效。

第二节　老年人健康管理

一、健康与亚健康

祖国医学提倡"上医医未病",强调了对疾病的预防。近半个世纪以来,西方发达国家由于高度重视疾病的预防工作,心脑血管疾病的发病率有了明显的下降。而我国心脑血管疾病、恶性肿瘤、糖尿病等慢性病患病人数持续上升。近年来,我国政府也认识到疾病预防与健康保健的重要性,提出了"健康中国 2020 战略"。这一战略以提高人民群众健康为目标,以解决危害城乡居民健康的主要问题为重点,坚持预防为主、中西医并重、防治结合的原则,采用适宜技术,以政府为主导,动员全社会参与,切实加强对影响国民健康的重大和长远卫生问题的有效干预,确保到2020 年实现人人享有基本医疗卫生服务的重大战略目标。除重大传染病与妇幼卫生外,癌症、心脑血管病、糖尿病等非传染性慢性疾病、精神疾患和心理健康、健康教育、健康产业发展、灾害医学等也是该战略的优先领域。

世界卫生组织关于健康的 10 条标准如下。

1. 充沛的精力,能从容不迫地担负日常生活和繁重的工作而不感到过分紧张和疲劳。

2. 处世乐观,态度积极,乐于承担责任,事无大小,不挑剔。

3. 善于休息,睡眠好。

4. 应变能力强,适应外界环境中的各种变化。

5. 能够抵御一般感冒和传染病。

6. 体重适当,身体匀称,站立时头、肩位置协调。

7. 眼睛明亮,反应敏捷,眼睑不发炎。

8. 牙齿清洁,无龋齿,不疼痛,牙颜色正常,无出血现象。

9. 头发有光泽,无头屑。

10. 肌肉丰满,皮肤有弹性。

亚健康(suboptimal health)是介于健康与疾病之间的健康低质量状态及其体验,临床上找不出实质性病变,但已有潜在的病理信息,主观上表现为种种不适症状,故又有"次健康""第三状态""中间状态""游离(移)状态""灰色状态"等称谓。亚健康是个大概念,它常以疲劳、失眠、食欲缺乏、情绪不稳定等为主症,但是这些失调容易恢复,恢复了则与健康人并无不同。世界卫生组织关于亚健康的一项调查结果显示：健康人群约占全球人口总数的 5%，患有明确疾病的人群约占 20%，处于亚健康状态的人群约占 75%。据近年国家卫生健康委员会对大城市上班族的调查显示，处于亚健康的人群占 48%，其中沿海城市高于内地城市，脑力劳动者高于体力劳动者，中年人高于青年人，而高级知识分子、企业家处于亚健康状态的竟高达 70%。

二、健康管理

健康管理是对个体或群体的健康进行全面监测、分析、评估、提供健康咨询和指导，以及对健康危险因素进行干预的全过程。健康管理是通过有机地整合自身和医疗机构、保健机构、保险组织等医疗保健服务提供者的资源，为每一位社会成员即医疗保健服务消费者提供系统、连续的个性化医疗保健服务，使消费者能够以最合理的费用支出得到最全面而有效的服务，并且能最终有效地降低健康风险和医疗费用的支出。

健康管理的新理念就是要变对人类健康的被动管理为主动管理，并帮助人们科学地恢复健康、维护健康、促进健康。它要求卫生工作由传统的以疾病治疗为中心转移到以人为中心、以健康为中心、以人类发展为中心，其核心就是维护健康和促进健康。疾病的发生、发展过程及其危险因素的干预策略是健康管理的科学基础。

健康管理的一个重点内容就是慢性病管理。美国的资料显示，有 45% 的 55 岁以上的员工患有慢性病。慢性病也已成为危害我国人民健康的主要公共卫生问题。我国慢性病患者高达 6 亿，其中，高血压患者 2 亿多，糖尿病患者 9 000 多万。我国已是世界上高血压、糖尿病、肿瘤危害最严重的国家之一。我国慢性病死亡人数已占因病死亡总数的 80% 以上，根据目前慢性病发展趋势，到 2020 年，因慢性病死亡的人群占死亡总数的 85%。

尽管年龄、性别、遗传等危险因素具有不可控性，但血脂异常、超重和肥胖、不健康膳食、缺乏身体活动、吸烟、精神压力过大、过量饮酒等这些与不良生活方式有关的慢性病危险因素都是可控因素。对这些可控因素进行有效的干预，能够控制和降低慢性病的发生、发展。因此，健康管理是战胜慢性病的最强大武器。

健康管理具有显著的社会与经济效益。就社会效益而言，健康管理一方面实现了服务对象个人健康状况的明确、医疗服务人员工作整体水平的进步，以及医疗资源的共享；另一方面，减轻了整个社会的疾病负担。就经济效益而言，健康管理是有偿服务，在充分利用医院卫生资源和人力资源的同时可以为社会增加就业机会，并有效地降低了医疗费用。

三、老年人健康管理

老年人健康管理是一个对老年人群的健康危险因素进行全面管理的过程。其宗旨是调动个人及集体的积极性，有效地利用有限资源来达到最大的健康效果。世界卫生组织 2002 年分析了 6 个主要心血管危险因素（高血压、血脂紊乱、肥胖、水果和蔬菜摄入不足、缺乏运动和吸烟）分别和联合对全球心血管疾病的影响程度，发现全球 83% ～ 89% 的冠心病和 70% ～ 76% 的脑卒中皆归因于此 6 个危险因素。由此可见，不良生活方式是人类健康的顽敌。个人生活方式属于可控因素。哈佛公共卫生学院疾病预防中心的研究表明，通过有效地改善生活方式，80% 的心脏病与糖尿病、70% 的卒中以及 50% 的癌症是可以避免的。此外，对 1 645 名 65 岁以上老人的 4.2 年的前瞻性研究表明：每周步行 4h 以上者与每周步行少于 1h 的老人相比，其心血管疾病住院率减少 69%，死亡率减少 75%。

老年人的健康管理的模式一般包括以下 5 个部分。

（一）健康普查

社区老年健康调查。即在一定的范围内对社区老年居民进行健康状态调查，包括一般情况、疾病既往史、疾病家族史、生活方式等内容。

（二）健康体检

为完成个人健康信息管理，采取安全的网络化信息管理、标准的信息管理格式，友好、互动的客户端管理界面，永久的个人电子病历及健康管理账户等措施。以软件及互联网的形式收集和管理将用于健康及疾病危险性评价、跟踪、健康行为指导的个人健康体检信息。

健康体检有别于临床医学体检。医学体检是以疾病为中心，其目的是早期发现疾病；健康体检则以健康为中心，其宗旨是寻找健康危险因素。健康体检与健康管理既有联系又有区别。健康体检为健康管理提供数据信息，是健康管理过程中不可分割的一部分；健康管理又离不开健康体检，在健康管理过程中首先要进行健康信息的采集，而健康信息采集就必须进行健康体检；但健康体检只是健康管理过程中的一小部分，健康管理包括健康信息采集、健康状况评价、健康促进和干预等过程。

（三）健康评估

1. 日常生活能力评估

（1）日常体力活动：如穿衣、洗澡、上厕所等基本功能，是否自理或需要帮助护理。

（2）日常功能活动：如购物、烹调、打电话之类，它是反映老人操作家务的能力，也是老人参与社会活动的基础。日常体力活动和日常功能活动是反映老年人能否独立生活的基本条件。

2. 躯体健康状况评估

（1）形体健康状况，具有标准体格指数，无显著驼背或异常畸形。

（2）有一定的体力，肢体灵活，步态平稳，具有相应的听力、视力，无明显的神经内分泌功能异常。

（3）未发现显性病理缺损和器质性疾病。

3. 心理健康状况评估标准

（1）有充分的安全感。

（2）有自知之明。

（3）生活目标切合实际。

（4）能与周围环境保持良好接触。

（5）能保持自己人格的完整与和谐。

（6）具有从经验中学习的能力。

（7）情绪豁达并控制有度。

（8）保持良好的和适当的人际交往。

（9）能在集体允许范围内作适度的个人发挥。

（10）在社会规范之内，恰如其分地满足个人基本需求。

4. 社会健康状况评估

（1）有一定的社会适应能力。

（2）能应付一定的紧张压力。

（3）有一定的社会交往能力。

（4）有和谐的社会关系。

（5）生活目标切合实际，能现实地处理周围发生的问题。

（6）对于社会规范内给予的基本需求感到满足。

5. 经济状况评估　老年人的经济状况，常广泛地影响其物质生活和精神生活。常根据其经济收入与个人开支是平衡还是有赖于支援等来判定其经济状况。

（四）健康干预

个人健康计划及改善的指导。一旦明确了个人患慢性病的危险性及疾病危险因素分布，健康管理服务即可通过个人健康改善的行动计划及指南对不同危险因素实施个性化的健康指导，提供最优化的养生防病方案。由于每个人具有不同危险因素组合，因此会针对个人自身危险因素筛选出个人健康管理处方，使每个人都能更有效地针对自己的危险因素采取相应的措施。健康指导应延伸至日常生活和疾病治疗的各个方面，包括饮食、运动、作息、药物服用等。

（五）定期随访

通过电话回访及上门指导，进行有效地督促和监督。可有选择地对一些老年居民进行电话回访或上门服务，指导他们进行健康管理，帮助他们规避健康危险因素，养成良好的生活方式，从而促进身体健康。对跟踪服务对象嘱其定期体检，并注意做好体检记录，保管好化验单。常规性检验项目（如体重、血压、大小便、血生化、肿瘤指标、心电图、查眼底等），有条件的最好每季度检查一次，这样既能及早发现疾病，又能对患者已患疾病的治疗、病变、发展有所掌握。有遗传性疾病的老年人罹患家族性疾病的风险较高，应特别注意。

我国老年人口庞大，但由于一些客观因素的制约，我国老年人健康管理事业还未形成规模，健康管理理念尚未被大多数人接受。今后，国家应制定相关的政策法规，加大宣传力度，调动各方面的积极性，集中必要的人力、物力和财力，努力为我国老年人健康管理提供政策与技术支持，满足老年人不断增长的健康需求。

第二章　老年呼吸系统疾病患者的管理与教育

第一节　肺炎患者的管理与教育

肺炎是老年人的常见病，病原微生物感染是引起肺炎最常见的原因，炎性病变主要发生在肺内终末气道、肺泡和肺实质。这一肺实质炎症反应又可发生于任何年龄的个体和群体，如发生在 ≥ 60 岁以上的个体或群体，称之为老年人肺炎。老年人是肺炎的主要易感人群，与年轻人相比病情往往比较严重，常缺乏明显的呼吸系统症状，而以自身基础疾病或肺外表现为首发症状，体征多不典型，病情进展快，易致重症肺炎，死亡率高，基础疾病与严重合并症是老年人肺炎死亡率上升的主要原因。由于老年人肺炎临床表现不典型，易致误诊，贻误治疗时机，因此，临床医师应予以足够重视，早期发现，早期治疗，改善预后。

一、发病机制

（一）呼吸系统的老年期改变

随着年龄增长，鼻、咽喉、气管、支气管至肺组织的呼吸系统解剖结构逐渐发生退行性改变。老年人呼吸系统最主要的生理改变如下。

1. 鼻黏膜变薄，腺体萎缩，鼻道增宽且比较干燥，对气流加温与湿化作用减弱。

2. 咽喉部肌肉及弹性组织逐渐萎缩，软组织松弛，腔道塌陷，咽喉黏膜变薄，感觉钝化，加之声门的保护性反射退化及咳嗽与喉反射减弱易致误吸而引起肺部感染。

3. 唾液流率、吞咽功能下降使口腔清理功能下降和气道黏膜纤毛清理功能下降是造成上呼吸道细菌定植和肺部感染的常见原因，吞咽与声门动作常不协调而增加吸入危险。

4. 肺弹性回缩力下降、胸壁顺应性和呼吸肌力下降。胸间质发生重构，弹性蛋白和胶原蛋白逆转。远端肺泡管、肺泡毛细血管数目下降，肺泡气体交换面积下降。小气道直径下降，呼气流速下降，而功能残气量增加。老年人呼吸系统生理性退行性改变是易致肺部感染的常见原因之一。

（二）免疫衰老

人体免疫系统功能随年龄增长而逐渐衰退，免疫衰老是老年人肺炎发病率和病死率增高的重要原因之一。机体免疫功能减退，T 淋巴细胞在免疫应答中的作用减弱，肺泡内衰老的 T 淋巴细胞虽能识别侵入的细菌，但对这些抗原刺激所产生的活力及增殖能力却明显减弱，肺内不能产生足够的特异性抗体来针对细菌起到最适宜的调理作用。同时，由于体液免疫水平的降低，对致病菌的防御功能大为减弱，细菌可在肺内生长、繁殖，致使感染病变发展迅速，易导致重症肺炎。

二、病因与分类

引起肺炎常见的病因有病原微生物感染、理化因素、免疫损伤、过敏因素和药物等，其中以病原微生物感染引起的细菌性肺炎最常见。老年人常常由于误吸而引起吸入性肺炎，根据发病场所不同又分为老年人社区获得性肺炎和老年人医院获得性肺炎。

（一）吸入性肺炎

吸入性肺炎（aspiration pneumonia，AP），是指由于误吸（吸入）而引起的肺实质的炎性病变。误吸是指口腔、咽腔中的液体、分泌物或胃内容物反流吸入喉和下呼吸道的过程。老年人伴有吞咽困难、管饲、不良口腔卫生、意识水平下降、合并多种慢性基础疾病等危险因素时，极易发生误吸，也是引起反复发生肺部感染的主要原因之一。误吸分显性误吸和隐形误吸两种，显性误吸仅占吸入的 10%，老年人大多为隐性误吸。发生何种吸入综合征取决于所吸入的量、吸入物性质、吸入频率及宿主对吸入物的反应。吸入综合征有 3 种类型：①吸入性化学性肺炎；②吸入性细菌性肺炎；③其他吸入综合征，可见于气道阻塞、肺脓肿、外源性类脂质肺炎、慢性肺间质纤维化和偶发分枝杆菌肺炎。老年人吸入性肺炎以吸入性化学性肺炎和吸入性细菌性肺炎常见，或两者兼而有之。吸入性肺炎也是老年人社区获得性肺炎及医院获得性肺炎的主要原因。

（二）社区获得性肺炎

社区获得性肺炎（community acquired pneumonia，CAP）是指在医院外罹患的感染性肺实质（含肺泡壁即广义上的肺间质）炎症，包括具有明确潜伏期的病原体感染在入院后潜伏期内发病的肺炎，肺炎支原体和肺炎链球菌是我国成人 CAP 的重要致病原。其他常见病原体包括流感嗜血杆菌、肺炎衣原体、肺炎克雷伯杆菌、金黄色葡萄球菌以及流感病毒等呼吸道病毒。对于高龄或存在基础疾病的患者，肺炎克雷伯菌及大肠埃希菌等革兰氏阴性菌则更常见。

CAP 的临床诊断标准如下。

1. 社区发病。

2. 肺炎相关临床表现

（1）新近出现的咳嗽、咳痰或原有呼吸道疾病症状加重，伴或不伴脓痰、胸痛、呼吸困难及咯血。

（2）发热。

（3）肺实变体征和（或）闻及湿性啰音。

（4）外周血白细胞 $> 10 \times 10^9/L$ 或 $< 4 \times 10^9/L$，伴或不伴细胞核左移。

3. 胸部影像学检查显示新出现的斑片状浸润影、肺叶或肺段实变影、磨玻璃影或间质性改变，伴或不伴胸腔积液。符合 1、3 及 2 中的任何 1 项，并除外肺结核、肺部肿瘤、非感染性肺间质性疾病、肺水肿、肺不张、肺栓塞、肺嗜酸性粒细胞浸润症及肺血管炎等疾病后，可建立临床诊断。

（三）医院获得性肺炎

医院获得性肺炎（hospital acquired pneumonia，HAP）是指患者入院时不存在、也不处于感染潜伏期，而于入院 48h 后在医院内发生的肺炎。HAP 包括呼吸机相关性肺炎、卫生保健相关性肺炎、老年护理院和康复院内发生的肺炎。VAP 是指气管内插管后至少 48 ～ 72h 发生的肺炎，机械通气后出现的肺部感染，属难治性肺炎。HAP 在我国医院感染中占首位，病死率高达 33% ～ 71%，老年人 HAP 的发病率约是成年人的 10 倍，相关的医疗费用急剧增加。HAP 临床诊断依据是 X 线检查出现新的或进展的肺部浸润影，加上下列 3 个临床症候中的 2 个或以上可诊断为肺炎：①发热 $> 38℃$；②血白细胞计数（WBC）增加或减少；③脓性气道分泌物。但 HAP 的临床表现、实验室和影像学检查特异性低，需注意与肺不张、心力衰竭、肺水肿、基础疾病肺侵犯、药物性肺损伤、肺栓塞、ARDS 等相鉴别。

三、危险因素

1. 吸烟或慢性阻塞性肺疾病导致肺损伤的人群。

2. 近期发生上呼吸道感染的老年人群。

3. 咳嗽反射不敏感以及因事故或外科手术导致咳嗽无力的人群。

4. 免疫功能低下、糖尿病或恶性肿瘤患者。

5. 不恰当地使用镇静药、昏迷患者。

6. 瘫痪的患者，如脊柱损伤或脑卒中、假性延髓麻痹是引起吸入性肺炎的常见原因。

7. 各种慢性疾病，如心肺疾病、脑血管疾病、帕金森综合征等神经系统疾病及各种病因引起的食管功能障碍、鼻饲管及人工气道等侵入性操作损害正常呼吸道的防御功能致误吸等均为诱发肺炎的危险因素。

四、临床表现

老年人肺炎与中青年肺炎迥然不同，其临床表现特点如下。

1. 起病隐袭。

2. 老年肺炎多发生在基础疾病之上，如慢性阻塞性肺疾病、冠心病、糖尿病、脑血管病等共病，临床症状常表现为难以解释的基础疾病症状加重、恶化，而呼吸系统疾病症状、体征多不典型，可无咳嗽、咳痰及胸痛等症状，但呼吸频率可加快。有咳嗽、咳痰者典型痰液有助于鉴别诊断，如肺炎链球菌肺炎为铁锈色痰，克雷伯杆菌肺炎为黏稠砖红色胶冻状痰。

3. 呼吸系统以外症状常常掩盖了呼吸系统主要症状，代之以心动过速或消化系统症状或中枢神经系统症状（嗜睡、淡漠、意识障碍，甚至昏迷等）。

4. 高龄患者常以典型的五联征（尿失禁、精神恍惚、不想活动、跌倒、丧失生活能力）中的一项或多项为表现特点。

5. 通常缺乏典型的肺实变体征，可闻及湿啰音。

6. 由于对感染反应低下，往往无畏寒、发热。

7. 菌血症较青年人多见，血培养获得致病菌较青年人常见。

8. 继发于支气管肺癌的阻塞性肺炎，常在同一部位反复感染。

9. 易合并真菌感染及**多药耐药性**（multiple drug resistance，MDR）菌。

10. 易发生重症肺炎、系统性炎症反应综合征及多器官功能障碍综合征（multiple organ dysfunction syndrome，MODS），预后差。

五、实验室检查

（一）血液常规

大多数老年人细菌性肺炎患者白细胞总数往往不升高，而以粒细胞百分比升高为主，往往提示急性感染。

（二）C 反应蛋白与降钙素原

C 反应蛋白与降钙素原亦是临床上常用的判断急性感染的敏感指标。肺部感染时，炎症反应可使机体两者水平增高，提示感染的严重程度，经抗菌药物治疗后均可迅速下降，如持续高水平或继续升高，提示抗菌治疗失败或出现感染性并发症

（静脉炎、二重感染、肺炎旁渗液等）。

（三）病原学诊断

1. 痰细菌培养与痰涂片　老年人常咳嗽无力，呼吸道排痰能力减弱，不能以正确的方法留痰，故所留置的痰液标本常不能真实代表下呼吸道感染的状况，因此，除做痰培养之外，尚须同时做痰涂片检查。指导患者规范的留置痰液标本方法及送检时间：

（1）痰液标本采集：尽量在应用抗生素治疗前采集标本。嘱患者先行漱口，并指导或辅助其深咳嗽，留取脓性痰送检。

（2）送检时间：尽快送检，不得超过 2h。

2. 病原学特点

（1）CAP 致病原的组成和耐药特性在不同国家、地区之间存在着明显差异，且随时间的推移而发生变迁。目前国内多项成人 CAP 流行病学调查结果显示：肺炎支原体和肺炎链球菌是我国成人 CAP 的重要致病原。其他常见病原体包括流感嗜血杆菌、肺炎衣原体、肺炎克雷伯杆菌及金黄色葡萄球菌；但铜绿假单胞菌、鲍曼不动杆菌少见。对于特殊人群如高龄或存在基础疾病的患者 [如充血性心力衰竭、心脑血管疾病、慢性肺部疾病（慢性阻塞性肺疾病、支气管扩张）、肾衰竭、糖尿病等]，肺炎克雷伯杆菌及大肠埃希菌等革兰氏阴性菌则更加常见。我国成人 CAP 患者中病毒检出率为 15.0% ～ 34.9%，流感病毒占首位，其他病毒包括副流感病毒、鼻病毒、腺病毒、人偏肺病毒及呼吸道合胞病毒等。5.8% ～ 65.7% 的病毒检测阳性患者可合并细菌或非典型病原体感染。

（2）老年 HAP 则以革兰氏阴性杆菌为最主要的条件致病菌，约占 60% ～ 80%，其中以肺炎克雷伯杆菌、铜绿假单胞菌最常见，口咽部革兰氏阴性杆菌的寄植是 HAP 重要的危险因素。

（3）多种病原菌混合感染：老年吸入性肺炎中常以革兰氏阴性杆菌为主的兼有厌氧菌、金黄色葡萄球菌和真菌等复合菌感染。老年人无论是 CAP 还是 HAP，厌氧菌都是常见的致病菌，特别是高龄、衰弱、意识障碍和吞咽障碍的患者。长期使用广谱抗生素和免疫功能低下的老年人易合并真菌感染及多重耐药菌产生。

3. 门诊治疗与住院肺炎患者病原学诊断方法的选择

（1）在门诊接受治疗的轻症 CAP 患者不必常规进行病原学检查，当初始经验性治疗无效时需进行病原学检查。

（2）住院发热患者应同时进行血培养和呼吸道标本的病原学检查。

（四）血气分析

老年肺炎患者应常规行动脉血气分析和氧合指数检测，有助于分析判断肺的氧合功能状况及呼吸衰竭、ARDS、酸碱失衡的诊断、病情评估、及时救治及疗效观察。

六、影像学检查

X线胸片是老年人肺炎诊断的重要手段，而肺部CT的分辨率高于常规X线胸片，特别是薄层CT或高分辨率CT（HRCT）的敏感性更佳，有利于早期诊断，故老年患者均应及时进行肺部CT检查。影像学特点：①大叶性肺炎，以肺泡腔病变为主。多表现为肺段和肺叶密度均匀增高阴影；②支气管肺炎（小叶性肺炎、局灶性肺炎），有慢性阻塞性肺疾病基础疾病的老年患者支气管肺炎比大叶性肺炎更多见，约占80%，多为沿支气管及周围间质炎性病变为主，肺纹理增粗、紊乱，沿肺纹理分布点片状或小片状模糊、密度不均阴影，多累及两下肺野；③间质性肺炎，病变主要累及肺的结缔组织支架，如支气管壁和小叶间隔。病灶多位于双侧中、下肺野，呈条索状、网状阴影，可合并融合性斑点状阴影，反复感染可形成慢性间质性纤维化。

七、诊断与鉴别诊断

老年人肺炎依据CAP与HAP诊断标准可明确诊断，肺部影像学是诊断的必备条件，病原微生物检查可明确病原学诊断。鉴别诊断应注意与心力衰竭、肺栓塞、肺结核和肺癌并肺部感染相鉴别。相应疾病的症状、体征、实验室检查和功能检查，以及必要的纤维支气管镜和病理检查等可协助明确诊断与鉴别诊断。

重症肺炎的诊断标准：符合下列1项主要标准或≥3项次要标准者可诊断为重症肺炎，需密切观察，积极救治，有条件时收住ICU治疗。主要标准：①需要气管插管行机械通气治疗；②脓毒症休克经积极液体复苏后仍需要血管活性药物治疗。次要标准：①呼吸频率≥30次/min；②氧合指数≤250mmHg（1mmHg=0.133kPa）；③多肺叶浸润；④意识障碍和/或定向障碍；⑤血尿素氮≥7.14mmol/L；⑥收缩压<90mmHg需要积极的液体复苏。

八、治疗

（一）一般治疗

1. 纠正缺氧　一般采用鼻导管或面罩给氧。对于不伴有CO_2潴留的低氧血症患者，其主要问题为氧合功能障碍，而通气量基本正常，可予以较高浓度（40%～60%）吸氧，使PaO_2提高到≥60mmHg或SaO_2≥90%。对于伴有明显CO_2潴留的慢性呼吸衰竭，如慢性阻塞性肺疾病、慢性肺源性心脏病等基础疾病者，应予以低流量（氧浓度＜35%）持续吸氧，使 $PaO_2 \geq 60mmHg$ 或 $SaO_2 \geq 90\%$。如发生吸入堵塞紧急情况，亦立即给予高浓度氧吸入及吸痰。

2. 促进排痰，畅通呼吸道　老年人常因咳嗽无力、排痰困难引起痰堵窒息而危及生命，应鼓励患者咳痰，痰液黏稠者可给予扩张支气管药物以平喘祛痰，结合局部给药雾化吸入，助以湿化痰液，有利排痰。适当多饮水，定时翻身叩背，当患者无力将痰液咳出而堆集在气管或咽喉部时，应及时应用吸痰器吸痰对促进排痰，畅通呼吸道、改善氧合具有重要的意义。

（二）抗菌药物治疗

抗菌药物治疗原则：肺炎一旦诊断，应根据患者不同的发病场所、年龄、基础疾病、临床特点、实验室及影像学检查、疾病严重程度、肝肾功能、既往用药和药物敏感性情况分析最有可能的病原菌并评估耐药风险，选择恰当的抗感染药物及时实施初始经验性抗感染治疗。

1. CAP 经验性抗感染治疗　是根据流行病学和临床推测最可能的病原体而选择最佳的抗生素治疗。《中国成人社区获得性肺炎诊断和治疗指南（2016）》推荐：①首剂抗感染药物争取在诊断 CAP 后尽早使用，以改善疗效，降低病死率，缩短住院时间。②对于门诊轻症 CAP 患者，尽量使用生物利用度好的口服抗感染药物治疗。建议口服阿莫西林或阿莫西林克拉维酸治疗。考虑支原体、衣原体感染患者可口服多西环素或米诺环素及呼吸喹诺酮类抗生素。③对于需要住院的 CAP 患者，推荐单用 β 内酰胺类或联合多西环素、米诺环素、大环内酯类或单用呼吸喹诺酮类。但与联合用药相比，呼吸喹诺酮类单药治疗不良反应少，且不需要皮试。④对于需要入住 ICU 及重症 CAP 的患者，推荐青霉素类 / 酶抑制剂复合物、第三代头孢菌素、厄他培南联合大环内酯类或单用呼吸喹诺酮类静脉治疗，而老年人或有基础疾病患者推荐联合用药。⑤对有误吸风险的 CAP 患者应优先选择氨苄西林舒巴坦、阿莫西林克拉维酸、莫西沙星、碳青霉烯类等有抗厌氧菌活性的药物，或联合应用甲硝唑、克林霉素。⑥年龄 ≥ 65 岁或有基础疾病（如充血性心力衰竭、心脑血管疾病、慢性呼吸系统疾病、肾功能衰竭、糖尿病等）的住院 CAP 患者，要考虑肠杆菌科细菌感染的可能，此类患者应进一步评估产 ESBL 菌感染风险（有产 ESBL 菌定植或感染史、曾使用第三代头孢菌素、有反复或长期住院史、留置置入物以及肾脏替代治疗等）高风险患者经验性治疗可选择头霉素类、哌拉西林他唑巴坦、头孢哌酮 / 舒巴坦或厄他培南等。

2. HAP 经验性抗感染治疗　老年人 HAP 的起病时间与肺炎的病原谱、耐药性和预后有密切关系。

（1）早发性 HAP（early—onset HAP）：指患者入院 48h 后、5d 内发生的 HAP，通常预后较好，感染多由非耐药菌所致。针对常见病原体，推荐的抗菌药物有头孢曲松、左氧氟沙星、莫西沙星、环丙沙星、氨苄西林 / 舒巴坦或厄他培南。

（2）迟发性 HAP：指患者入院 5d 后发生的 HAP，多由 MDR 病原体引起。可供选择的初始经验性抗菌药物有抗假单胞菌头孢菌素（头孢吡肟、头孢他啶）、或抗假单胞菌碳青霉烯类（亚胺培南、美罗培南）、或 β 内酰胺 /β 内酰胺酶抑制剂（哌拉西林 / 他唑巴坦）联合抗假单胞菌氟喹诺酮类（环丙沙星或左旋氧氟沙星）联合利奈唑胺或万古霉素。

治疗时应注意：①铜绿假单胞菌感染推荐联合用药，因为单药治疗易发生耐药；②如果分离出产超广谱 β 内酰胺酶（ESBLs）的肠杆菌科细菌，应避免使用第三代头孢菌素。

3. VAP 治疗　中华医学会重症医学分会制定的《呼吸机相关性肺炎诊断、预防与治疗指南（2013）》针对 VAP 治疗建议：①接受单药治疗的铜绿假单胞菌感染可能会诱导耐药，联合用药可降低不充分治疗及无效治疗的发生率，因此对于重症的多重耐药铜绿假单胞菌感染者可采用联合用药。②泛耐药或全耐药的鲍曼不动杆菌感染引起的 VAP 主张 2 类或 3 类抗生素联合用药。③大肠埃希菌和肺炎克雷伯杆菌是最常见的产 ESBLs 的革兰氏阴性杆菌，应避免单独使用第三代头孢菌素类药物。肠杆菌和肺炎克雷伯杆菌对碳青霉烯类药物的耐药增加，而替加环素仍有较高的敏感性，可作为一种治疗选择。④对于 MRSA 感染引起的 VAP，尚无足够证据证实万古霉素、替考拉宁、利奈唑胺中哪一类药物是治疗 MRSA 引起的 VAP 最佳选择。⑤对 MRSA 与革兰氏阴性菌的混合感染以及肝肾功能不全的患者，可选择替加环素进行治疗。值得注意的是，由于替加环素不能覆盖铜绿假单胞菌，因此使用替加环素治疗时应考虑联合用药覆盖铜绿假单胞菌感染。

4. 目标性抗感染治疗　一旦获得 CAP 病原学结果，即可参考体外药物敏感试验结果进行目标性治疗。

（三）支持治疗、对症治疗、并发症和并存病的处理

及时补液、支持治疗、对症治疗，注意纠正酸碱失衡、电解质紊乱以及应用免疫增强药物治疗。高热的老年患者慎用退热药，防止虚脱、休克。罹患肺炎的同时，原有慢性疾病（并存病）可恶化，所以治疗肺炎的同时要加强原有基础疾病的治疗，如控制血压、血糖，改善心脑循环、纠正心力衰竭，重视并发症和并存病的及时处理。

九、预防

老年肺炎重在预防，具体措施如下。

1. 加强口腔护理：保持良好的口腔卫生环境是预防吸入性肺炎的一个重要措施，对于有牙或无牙的老年患者同等重要。坚持饭后刷牙、每天清洗义齿及每周 1 次的口腔健康护理，不仅可以清除口咽部的病原菌，减少致病菌的寄植，还可以刺激口咽部的感觉神经，促进口腔黏膜物质的释放而增加吞咽反射功能。

2. 有误吸史的患者应指导其选择正确的饮食方式：①调配固体食物进食，防止流质食物、饮水呛咳而发生误吸；②饭后半小时睡眠，不宜平卧，可头部抬高，以防误吸；③对于假性延髓麻痹所致吞咽障碍，全身衰竭的患者仍应插胃管鼻饲来补充营养治疗和定期翻身叩背助以排痰；④物理治疗，使用吞咽模式训练仪进行康复训练。

3. 注意防寒保暖，预防受凉感冒。

4. 戒烟，保持室内通风换气。烟草依赖已被定性为慢性疾病，老年肺炎患者应把戒烟作为治疗目标。

5. 接种肺炎疫苗：免疫实施咨询委员会临床指南推荐 ≥ 65 岁的人群和伴有高危并发症者应使用肺炎球菌多糖疫苗。

6. 合理饮食，适量运动、增强体质，避免交叉感染，提高免疫力和抗感染能力。

十、健康教育

1. 预防感冒，注意气温变化，及时增减衣服；注意居室空气流通，避免到人群密集的场所；如出现流涕、咳嗽等上呼吸道感染症状，应及时就医用药，防止感染向下蔓延。

2. 保持呼吸道通畅，指导患者每天保证足够的饮水量，并进行有效的咳嗽排痰。

3. 指导患者在缓解期根据心肺功能进行适当的锻炼，锻炼形式应结合日常生活，如行走、慢跑、踏车、家务劳动等。锻炼初始一般坚持 5 ～ 10min，以后逐渐增加运动次数和强度，适应后每天 4 ～ 5 次，每次 20 ～ 30min。

第二节 　间质性肺疾病患者的管理与教育

间质性肺疾病（interstitial lung disease，ILD）是一组主要累及肺间质、肺泡和 / 或细支气管的肺部弥漫性疾病。ILD 并不是一种独立的疾病，它包括 200 多个病种，每一种疾病除有其各自的特点外，还具有一些共同的临床、病理生理学和胸部 X 线特征。表现为渐进性劳力性气促、限制性通气功能障碍伴弥散功能降低、低氧血症和影像学上的双肺弥漫性病变。病程多缓慢进展，最终发展为弥漫性肺纤维化和蜂窝肺，导致呼吸功能衰竭而死亡。

一、病因和发病机制

ILD 的发病机制尚不清楚，可能与接触粉尘或金属、自身免疫、慢性反复的微量胃内容物吸入、病毒感染、吸烟及遗传等因素有关。致病因素导致肺泡上皮损伤和上皮下基底膜破坏，启动成纤维细胞的募集、分化和增生，致使胶原和细胞外基质过度生成。损伤的肺泡上皮和炎症浸润的白细胞通过自分泌和旁分泌的形式，分泌多种炎症介质，促进肺纤维化过程。这种慢性损伤、炎症反应以及纤维增生修复过程，最终导致肺纤维化。

二、临床表现

通常为隐袭性起病，主要的症状是干咳和劳力性气促。随着肺纤维化的发展，发作性干咳和气促逐渐加重。进展的速度有明显的个体差异，经过数月至数年发展为呼吸衰竭和肺源性心脏病（简称肺心病）。起病后平均存活时间为 2.8～3.6 年。通常没有肺外表现，但可有一些伴随症状，如食欲减退、体重减轻、消瘦、无力等。

体格检查可发现呼吸浅快，超过 80% 的患者双肺底闻及吸气末期 Velcro 啰音，20%～50% 的患者有杵状指（趾）。晚期出现发绀等呼吸衰竭和肺心病的表现。

三、辅助检查

主要的辅助检查是 X 线检查和肺功能检查。X 线胸片显示双肺弥漫的网格状或网格小结节状浸润影，以双下肺和外周（胸膜下）明显。通常伴有肺容积减小。个别早期患者的 X 线胸片可能基本正常或呈磨玻璃样变化。随着病情的进展，大多数患者可出现直径为 3～15mm 的多发性囊状透光影（蜂窝肺）。HRCT 有利于发现早期病变，如肺内呈现不规则线条网格样改变，伴有囊性小气腔形成，较早在胸膜下出现，小气道互相连接可形成胸膜下线等。

肺功能表现为限制性通气功能障碍和弥散量减少。

实验室检查为非特异性变化，可以有红细胞沉降率（血沉）加快、血乳酸脱氢酶增高和免疫球蛋白增高；有 10%～26% 的患者类风湿因子和抗核抗体阳性。

四、诊断标准

诊断主要根据临床特征、胸部影像学表现、肺通气及弥散功能、病理活检，以及排除其他已知原因导致的 ILD。根据是否有外科肺活检的结果，有 2 种确诊标准。

（一）确诊标准一

1. 外科肺活检显示组织学符合寻常型间质性肺炎的改变。

2. 同时具备下列条件　①排除其他已知的可引起 ILD 的疾病，如药物中毒、职业环境性接触和结缔组织病等；②肺功能检查，有限制性通气功能障碍伴弥散功能下降；③常规 X 线胸片或 HRCT 显示双下肺和胸膜下分布为主的网状改变或伴蜂窝肺，可伴有少量磨玻璃样阴影。

（二）确诊标准二

无外科肺活检时，需要符合下列所有 4 条主要指标和 3 条以上的次要指标。

1. 主要指标　①除外已知原因的 ILD，如某些药物毒性作用、职业环境接触史和结缔组织病等；②肺功能表现异常，包括限制性通气功能障碍［肺活量（VC）减少，而 FEV_1/FVC 正常或增加］和（或）气体交换障碍［静态 / 运动时 $P_{(A-a)}O_2$ 增加或 DLco 降低］；③胸部 HRCT 表现为双下肺和胸膜下分布为主的网状改变或伴蜂窝肺，可伴有极少量磨玻璃样阴影；④经纤维支气管镜肺活检（TBLB）或支气管肺泡灌洗液（BALF）检查不支持其他疾病的诊断。

2. 次要诊断条件　①年龄 > 50 岁；②隐匿起病或无明确原因的进行性呼吸困难；③病程 ≥ 3 个月；④双肺听诊可闻及吸气性 Velcro 啰音。

五、鉴别诊断

由于 ILD 的症状、体征均无特异性，因此诊断 ILD 时需要与其他间质性肺疾病相鉴别。病史的详细询问十分重要，如个人史和职业史，有可能发现某些外源性过敏性肺泡炎的致病原因，为诊断农民肺、饲鸽肺等提供帮助。石棉、矽尘接触史有利于石棉、硅尘肺诊断。特定长期服用某些药物，如降压药、抗心律失常药、抗肿瘤药、免疫抑制药、抗癫痫药等可引起继发性肺纤维化；同时需与结缔组织疾病引起的继发性肺纤维化相鉴别，如严重的类风湿关节炎、硬皮病、混合性结缔组织病、干燥综合征等，各类结缔组织疾病都具有明显的肺外器官损害，以及特异的阳性生化和抗体指数，可用于鉴别诊断。另外，还需与肺泡细胞癌相鉴别，它也能表现为气短、肺内出现弥漫性结节性阴影，痰脱落细胞学检查、TBLB 可作鉴别。

六、治疗

目前的治疗效果有限。习惯上采用糖皮质激素或联合细胞毒性药物治疗，其使用剂量和疗程视患者的具体病情而定。目前推荐的治疗方案是糖皮质激素联合环磷酰胺或硫唑嘌呤，具体方法如下。

1. 糖皮质激素　泼尼松或其他等效剂量的糖皮质激素，0.5mg/（kg·d）（理想体重，以下同），口服 4 周；然后 0.25mg/（kg·d），口服 8 周；继之减量至 0.125mg/（kg·d）或 0.25mg/kg，隔天一次口服。

2. 环磷酰胺　按 2mg/（kg·d）给药。开始剂量可为 25 ～ 50mg/d 口服，第 7 ～ 14d 增加 25mg，直至最大量 150mg/d。

3. 硫唑嘌呤　按 2 ～ 3mg/（kg·d）给药。开始剂量为 25 ～ 50mg/d，之后每 7 ～ 14d 增加 25mg，直至最大量 150mg/d。

治疗至少持续 6 个月。治疗过程中需要监测和预防药物的不良反应，尤其是骨髓抑制、粒细胞减少甚至缺乏。

其他治疗药物包括 N- 乙酰半胱氨酸、γ- 干扰素、吡非尼酮、秋水仙碱、青霉胺等。这些药物的临床疗效尚有待进一步论证。老年患者因年龄及身体状况等原因，一般不考虑肺移植。

七、健康教育

1. 鼓励患者保持乐观情绪，树立长期治疗的决心。
2. 注意营养均衡，以高蛋白质、高纤维素、低盐饮食为主，吸烟者需戒烟。
3. 保持良好的卫生习惯，注意口腔卫生。
4. 避免到人多的场所活动，以防发生交叉感染。
5. 坚持呼吸功能锻炼和长期氧疗，促进肺功能的康复。
6. 定期随访，及时发现病情变化，掌握及时就医指征。
7. 遵医嘱长期正确用药，切忌自用、自停药物。

第三节　慢性阻塞性肺疾病患者的管理与教育

慢性阻塞性肺疾病简称慢阻肺，以持续存在的气流受限为特征，是一种可预防和治疗的疾病。气流受限多呈进行性发展，与气道和肺组织对香烟烟雾等有害颗粒或气体所致的异常慢性炎症反应有关。肺功能检查对确定气流受限有重要意义。慢阻肺主要累及肺，引起肺功能进行性减退，且其持续进展还可引起全身多器官的不良效应，如右心功能不全、营养不良、骨质疏松等。因此，慢阻肺也可被视为一种全身性疾病，严重影响患者的劳动力和生活质量，同时造成巨大的社会和经济负担。

慢阻肺是呼吸系统疾病中的常见病和多发病，发病率及死亡率逐年上升，每年因慢性阻塞性肺疾病死亡人数及致残人数均达 100 万左右。然而，只使用患者或医师报告的诊断可能会低估慢性阻塞性肺疾病的发生率，大于 50% 有着气道阻塞的患者从没有被医疗单位诊断过慢性阻塞性肺疾病。在老年人中，诊断不足更为常见，因为他们常常忽略这些症状的主诉，或者认为这些症状与其他的疾病有关。

一、病因和发病机制

（一）病因

确切的病因尚不清楚，可能是多种环境因素与机体自身因素长期相互作用的结果，如吸烟、职业性粉尘和化学物质的吸入、空气污染、反复感染、社会经济地位等。

（二）发病机制

1. 炎症机制　慢阻肺的特征改变是气道、肺实质及肺血管的慢性炎症，中性粒细胞、巨噬细胞、T 淋巴细胞等炎症细胞均参与慢阻肺的发病过程，炎症细胞分泌的多种生物活性物质对肺实质造成破坏。

2. 蛋白酶 - 抗蛋白酶失衡机制　吸烟、有害颗粒和感染等因素均可造成蛋白酶 - 抗蛋白酶失衡。蛋白水解酶对组织有损伤、破坏作用，抗蛋白酶对多种蛋白酶有抑制作用，α_1- 抗胰蛋白酶是活性最强的一种抗蛋白酶。蛋白酶增多或抗蛋白酶不足均可导致肺组织的破坏。

3. 氧化应激机制　氧化物可直接作用并破坏许多生物大分子如蛋白质、脂质和核酸等，导致细胞功能障碍或细胞死亡，还可破坏细胞外基质；引起蛋白酶 - 抗蛋白酶失衡；促进炎症反应等。

4. 其他机制　如自主神经功能失调、营养不良、气温变化等都有可能参与慢性阻塞性肺疾病的发生、发展。

老年人支气管和肺组织出现老化的改变，表现为支气管黏膜纤毛的变性、咳嗽反射减弱、肺的弹性回缩力下降、肺泡腔扩大等，这些因素导致呼吸道防御功能减弱、呼吸道退行性变、结缔组织增加、肺与胸廓弹性减退，从而使得老年人慢性阻塞性肺疾病发生率高于一般成年人。此外，吞咽功能异常、胃食管反流发生率高以及肾上腺皮质功能减退等对老年慢性阻塞性肺疾病的发生也有一定的作用。

二、临床表现

（一）症状

起病缓慢，病程较长。主要症状包括以下几个方面。

1. 慢性咳嗽　常晨间咳嗽明显，夜间有阵咳或排痰。

2. 咳痰　一般为白色黏痰或浆液性泡沫痰，偶可带血丝，清晨排痰较多。急性发作期排痰增多，可为脓性。

3. 气短或呼吸困难　早期在较剧烈活动时出现，以后逐渐加重，以至于在日常活动甚至休息时也感到气短，是慢阻肺的标志性症状。

4. 喘息和胸闷　部分患者，特别是重度患者或急性加重时出现。

5. 其他　晚期患者有食欲减退、体重下降等。

（二）体征

早期体征不明显。随病情加重，出现肺气肿的典型体征。

1. 视诊　可见桶状胸，肋间隙增宽，呼吸费力，部分患者呼吸浅快，严重者可见胸腹矛盾呼吸。

2. 触诊　两肺语颤减弱。

3. 叩诊　呈过清音，心浊音界缩小或消失，肺下界和肝浊音界下降。

4. 听诊　呼吸音减弱、呼气延长、心音遥远。合并感染时两肺可闻及干、湿性啰音。

老年慢性阻塞性肺疾病患者易反复发生呼吸道感染而引起慢性阻塞性肺疾病急性加重，表现为呼吸困难加重，咳嗽增加，痰量增多、性状改变；但有些体弱患者，因免疫反应弱，仅表现为乏力、食欲缺乏，呼吸道症状并无明显改变，但病情可能已重，甚至已合并呼吸衰竭，因此老年人应注意临床观察，警惕慢性阻塞性肺疾病急性加重的发生。

三、辅助检查

（一）肺功能检查

吸入支气管扩张药后第一秒用力呼气容积（FEV_1）占用力肺活量（FVC）的百分比，即一秒率（FEV_1/FVC）< 0.70 可确定为持续气流受限。但老年人，特别是那些年龄 > 70 岁的老年人，这个临界值可能会导致诊断过度。因此，更应该选择调整的比值来诊断。对于大多数老年人来说，比值 < 0.60 是异常的，提示阻塞性肺部疾病。第一秒用力呼气容积占预计值的百分比（FEV_1% 预计值）可用于评估慢阻肺严重程度的依据。

（二）胸部影像学检查

X 线检查早期可无异常变化，以后可出现肺纹理增粗、紊乱等非特异性改变，也可出现肺气肿改变。胸部 CT 检查可见慢阻肺小气道病变的表现、肺气肿的表现及并发症的表现，但其主要临床意义在于排除具有其他相似症状的呼吸系统疾病。

（三）血气分析

可出现动脉血氧分压（PaO_2）降低，伴或不伴二氧化碳分压（$PaCO_2$）升高。当发生失代偿性呼吸性酸中毒时，pH 降低。

（四）其他

慢阻肺合并细菌感染时，可出现外周血白细胞计数和中性粒细胞比例的升高。C反应蛋白、降钙素原可升高。痰培养可培养出致病菌。长期低氧血症可导致血红蛋白及红细胞计数增高。

四、鉴别诊断

（一）支气管哮喘

慢阻肺多为中老年发病，病情缓慢进展，多有吸烟史。哮喘患者多为早年发病，可有家族史、过敏性鼻炎病史，常表现为发作性呼吸困难，发作时双肺满布喘鸣音，可自行缓解或吸入支气管扩张药后缓解，肺功能检测为可逆性呼吸困难，支气管舒张试验阳性。部分患者因气道重塑导致气流受限可逆性减小，此时与慢阻肺难以鉴别。二者也可同时存在于同一患者，称为哮喘 - 慢阻肺重叠综合征（ACOS）。

（二）肺结核

老年人中发病率近年成增高趋势。常有结核中毒症状，如低热、盗汗、体重减轻等，可有慢性咳嗽、咳痰、咯血；痰液检查发现抗酸杆菌可确诊，抗感染治疗无效。

（三）支气管扩张

多见于儿童或青少年，主要表现为慢性咳嗽、咳大量脓痰和 / 或反复咯血，高分辨率 CT 可确诊。

（四）慢性间质性肺疾病

不明原因的乏力、进行性呼吸困难更为明显；双肺底可闻及 Velcro 啰音；肺功能检查呈限制性通气功能障碍。肺活检是确诊手段。慢阻肺患者可合并肺间质改变。

（五）其他原因所致呼吸气腔扩大

如代偿性肺气肿、老年性肺气肿等。肺顺应性降低，肺容量增加，残气量增大，容易与阻塞性肺气肿相混淆，但老年性肺气肿无慢性支气管炎的病史，肺功能检查无气道阻塞的表现。

五、并发症

1. 慢性肺源性心脏病和右心衰竭　老年慢阻肺患者因肺结构及血管改变，肺动脉压升高，常并发肺源性心脏病及右心功能不全。病情多较重，心力衰竭、心律失常发生率高。

2. 自发性气胸　慢性阻塞性肺疾病患者肺实质结构改变，多有肺气肿及肺大疱形成，可因剧咳、用力等发生自发性气胸。加之老年人肺退行性改变，顺应性降低，使得自发性气胸发生率增加。

3. 慢性呼吸衰竭　常在合并感染等病情急性加重时发生。

4. 继发性红细胞增多症　慢性缺氧引起红细胞代偿性增多，全血容量增加、血黏度增加，从而引起头痛、头晕、耳鸣、乏力等症状，易发生血栓栓塞。

六、治疗

（一）稳定期

一旦患者诊断为慢阻肺，应对患者进行个体化病情评估，以便于给予有效治疗。

1. 教育和劝导患者戒烟；因职业或环境粉尘、刺激性气体所致者，应脱离危险环境。

2. 支气管扩张药

（1）β_2 肾上腺素受体激动药：主要有短效的 β_2 受体激动药如沙丁胺醇气雾剂，特布他林气雾剂或口服制剂；长效的 β_2 受体激动药如沙美特罗、福莫特罗。

（2）抗胆碱能药物：短效抗胆碱能药物如异丙托溴铵气雾剂；长效制剂如噻托溴铵。

（3）茶碱类：短效剂型如氨茶碱；长效剂型如茶碱缓释或控释片。

目前认为，β_2 受体激动药和抗胆碱能药物的长效制剂均优于短效制剂；如单一制剂不能控制症状，建议联合应用，如 β_2 受体激动药联合抗胆碱能药物，而不是单纯增加某一药物剂量；基于疗效和不良反应，吸入支气管扩张药优于口服制剂。

3. 糖皮质激素　对于中度至重度的慢阻肺患者，联合吸入糖皮质激素和长效 β_2 受体激动药有利于改善患者肺功能和健康状况，减少急性加重的发生。目前不建议稳定期慢阻肺患者长期单一口服或单一吸入糖皮质激素治疗。近年来有报道 ICS 可导致肺炎发生风险增加。因此，在慢阻肺治疗中如何均衡保留与撤除糖皮质激素的利弊，还需综合考虑，仔细斟酌。

4. 祛痰药　痰液黏稠不易咳出的患者可考虑应用，如羧甲司坦、氨溴索、乙酰半胱氨酸等。DOLD 2015 提出 N- 乙酰半胱氨酸（NAC）是一种兼有抗氧化和抗炎作用的黏液溶解药，中、重度慢阻肺患者长期使用 NAC 600mg，2 次 /d，可预防急性加重。

5. 其他药物治疗　有研究表明，在老年、轻度慢阻肺、戒烟者中，在常规治疗的基础上加用阿奇霉素（0.25g/d，持续 1 年），可降低慢阻肺急性加重频率并提高患者的生活质量。在血清 25-（OH）D 水平严重降低（＜10ng/ml）的慢阻肺患者，补充维生素 D 后慢阻肺急性加重发生率明显下降。

6. 氧疗　对慢阻肺合并慢性呼吸衰竭的患者实施长期氧疗，可改善患者的生活质量，提高生存率。提倡在医师指导下施行长期家庭氧疗（LTOT）。LTOT 的指征（具有以下任何一项）。①静息时，$PaO_2 \leqslant 55mmHg$ 或 $SaO_2 < 88\%$，有或无高碳酸血症。② $56mmHg \leqslant PaO_2 < 60mmHg$，$SaO_2 < 89\%$ 伴下述之一：继发红细胞增多（血细胞比容＞55%）；肺动脉高压（平均肺动脉压 $\geqslant 25mmHg$）；右心功能不全导致水肿。一般采用鼻导管吸氧，氧流量为 $1.0 \sim 2.0L/min$，吸氧时间 ＞15h/d，使患者在静息状态下达到 $PaO_2 \geqslant 60mmHg$ 和（或）使 SaO_2 升至 90% 以上。

7. 辅助通气治疗　对于存在明显日间高碳酸血症的患者，无创辅助通气可改善患者生存率，降低住院风险。

8. 免疫调节治疗　流感疫苗的接种可降低疾病的严重性和病死率。对于高龄或重度以上肺功能障碍的慢阻肺患者，肺炎球菌多糖疫苗的接种可减少社区获得性肺炎的发生率，减少慢阻肺合并肺部感染及急性加重。

9. 呼吸功能的锻炼　可采取以下措施：①缩唇呼吸。用鼻吸气，用口呼气，呼气时缩唇，吸与呼时间之比为 1：2 或 1：3。规律呼吸，尽量将气体呼出，改善通气。②膈肌锻炼（腹式呼吸锻炼）。做深而缓的腹式呼吸，加强膈肌活动，增加肺泡通气量，使通气/血流比例失调得到改善。③全身性运动，如步行、做广播操、打太极拳等，锻炼呼吸循环功能。

10. 手术治疗　肺减容手术使部分患者生活质量有所提高，但远期疗效有待进一步观察。对于经过适当选择的、非常严重的慢阻肺患者，肺移植术可以改善患者的生活质量和肺功能。但因肺移植术技术难度高，费用昂贵，目前难以推广。

（二）急性加重期

慢阻肺患者急性加重是指咳嗽、咳痰、呼吸困难比平时加重或痰量增多，或咯黄痰，或者是需要改变用药方案。最常见的诱因是病毒或细菌感染。患者发生急性加重后，应根据患者的症状、辅助检查（动脉血气分析、血常规等）、初始治疗的反应等方面对患者进行病情评估，以决定门诊或住院治疗。

1. 氧疗　鼻导管给氧时，吸入氧浓度与给氧流量有关，估算公式是吸入氧浓度（%）= 21+4× 氧流量（L/min）。血氧饱和度目标值是 88% ～ 92%，特别是慢阻肺合并Ⅱ型呼吸衰竭患者，应给予低流量吸氧，避免吸入氧浓度过高加重二氧化碳潴留。一般氧气吸入浓度为 28% ～ 30%。

2. 抗菌药物　细菌感染是导致慢阻肺急性加重的重要诱因，因此抗感染治疗在慢阻肺急性加重的治疗中具有重要地位。老年慢性阻塞性肺疾病患者由于在感染时临床表现比较隐匿，免疫功能较差，选用抗生素剂量要充分，特别对于重度慢阻肺患者，开始经验性治疗时更要"重拳猛击"，后可根据痰培养结果调整抗生素，疗程不宜太短，同时要防止可能产生的不良反应。

3. 支气管舒张药物　药物同稳定期。可选择短效制剂，如短效 β_2 受体激动药单一吸入，或联合短效抗胆碱能药物雾化吸入。喘息症状明显者可应用茶碱类药物，应注意给药速度和剂量，以免过量中毒。

4. 糖皮质激素　慢阻肺急性加重患者短期全身应用糖皮质激素能缩短康复时间，改善肺功能和动脉血氧分压，减少治疗失败的概率和缩短住院时间。建议口服泼尼松 30～40mg/d，疗程为 10～14d。也可静脉给予甲泼尼龙，40mg/d，3～5d 后改为口服。老年慢性阻塞性肺疾病急性加重期住院患者宜在应用支气管舒张药的基础上，采用足量、短期冲击应用，不适合长期应用，防止出现胃出血等并发症。

5. 抗凝治疗　慢阻肺患者有高凝倾向。对长期卧床、红细胞增多症或脱水难以纠正的患者，如无禁忌证可考虑应用低分子肝素治疗。

6. 其他　合理补充液体和电解质以维持水、电解质平衡，改善营养状况，排痰治疗。老年人常伴有不同程度的营养不良，积极地进行营养支持，对疾病的控制具有重要的意义。注意识别和重视伴随疾病（如糖尿病、高血压）及合并症（如上消化道出血、休克）的处理。如患者有呼吸衰竭、慢性肺源性心脏病或心力衰竭，具体治疗方法可参阅有关章节。

七、预防

预防的关键在于避免发病的高危因素、急性加重的诱因和增强机体免疫力。戒烟是重要措施之一，简单易行且效果显著，在疾病的任何阶段戒烟都有助于防止疾病的进展；控制职业和环境污染，减少有害气体或颗粒的吸入。积极预防感染，可定期注射流感疫苗和肺炎球菌多糖疫苗。加强营养，适量体育锻炼，增强体质，可适当应用免疫增强剂。对慢性支气管炎患者，应定期监测肺通气功能，尽早发现气流受限并采取相应的防治措施。

八、健康教育

1. 指导患者和家属熟悉疾病过程、治疗方法，正确看待疾病，坚持康复治疗，鼓励患者在能力范围内自我护理。

2. 避免诱发因素，注意保暖，改善不良生活方式及生活环境，如戒烟等。

3. 坚持家庭氧疗 1 ~ 2L/min，每天不少于 15h。

4. 合理饮食，提高机体抵抗力。

5. 坚持体育锻炼和呼吸肌锻炼，适当休息。

6. 预防感冒，遵医嘱正确、合理用药，避免滥用药物，出现合并症时，应及时就诊。

第四节 胸腔积液患者的管理与教育

胸膜腔是位于肺和胸壁之间的一个潜在的腔隙。覆盖在肺实质表面上的为脏胸膜，覆盖在其余胸膜腔表面上的为壁胸膜。在两层胸膜表面上有一层很薄的液体（厚 2 ~ 10μm），在呼吸运动时起润滑作用。胸腔内压是肺和心脏的外表面与胸腔内表面的压力，对于维持正常的心肺生理学十分重要。由于肺、心脏和胸腔均是可扩张的器官，一个可扩张的物体的容量取决于该物体内外的压力差及其顺应性，因此，胸腔内压对这 3 个重要结构的容量起重要的决定作用。

一、胸腔积液诊断和病因鉴别

胸腔积液是胸膜疾病最常见的表现。流行病学调查显示结核性胸腔积液占 46.7%，恶性胸腔积液占 28.2%。诊断胸腔积液的步骤，首先应确定胸腔积液的存在，然后分辨胸腔积液的性质为漏出液或渗出液，最后确定胸腔积液的病因。

临床上判断患者是否有胸腔积液并不困难。少量积液（0.3L）在立位 X 线胸片上可仅表现为肋膈角变钝，有时易与胸膜粘连混淆，胸部 B 超可鉴别胸膜粘连和胸腔积液。

诊断性胸腔穿刺可区别胸腔积液的性质。漏出液外观清澈透明，无色或浅黄色，不凝固；而渗出液外观颜色深，呈透明或浑浊的草黄色或棕黄色，或血性，可自行凝固。两者划分标准多根据比重（以 1.018 为界）、蛋白质含量（以 30g/L 为界）、细胞数（以 500×10^6/L 为界），小于以上界线为漏出液，反之为渗出液，但其诊断的敏感性和特异性较差。目前多根据 Light 标准区分胸腔积液的性质。尤其对蛋白质浓度在 25 ~ 35g/L 者，符合以下任何一条可诊断为渗出液：①胸腔积液 / 血清蛋白比例＞ 0.5；②胸腔积液 / 血清乳酸脱氢酶（LDH）比例＞ 0.6；③胸腔积液 LDH 水平大于血清正常值高限的 2/3。有些积液难以确切地划分漏出液或渗出液，可见于恶性胸腔积液，是由于多种机制参与胸腔积液的形成。

漏出液的常见病因是充血性心力衰竭、肝硬化、肾病综合征和低蛋白血症等累及全身多系统疾病。渗出性胸腔积液的主要病因是结核性胸膜炎、恶性胸腔积液和类肺炎性胸腔积液。

二、类肺炎性胸腔积液及脓胸

肺炎是内科最常见的疾病之一。肺炎伴胸腔积液位居胸腔积液病因的第二位，渗出性胸腔积液病因的第一位。大多数类肺炎性胸腔积液通过有效的抗生素治疗，积液可以自行吸收。约 10% 的胸腔积液需要手术干预。

类肺炎性胸腔积液系指细菌性肺炎、肺脓肿和支气管扩张感染引起的胸腔积液；如积液呈稠厚、脓性外观者称为脓胸。

类肺炎性胸腔积液常由于细菌性肺炎累及胸膜所致，此外也可见于肺脓肿、支气管扩张等其他肺部感染性疾病等。外科手术后脓胸也较常见，其他的病因包括气胸行胸腔穿刺术或胸腔插管引流术后的并发症，食管穿孔，邻近部位的化脓性感染直接侵蚀、穿破或通过淋巴引流累及胸膜腔等。

既往的类肺炎性胸腔积液以肺炎链球菌或溶血性链球菌最常见，在抗生素普遍应用的现在以金黄色葡萄球菌为主。但近年来厌氧菌和革兰氏阴性杆菌感染呈上升趋势。

（一）病理生理

类肺炎性胸腔积液可分成 3 个阶段，但界限并不十分明确。

1. 渗出阶段　无菌性胸液迅速地渗出到胸膜腔。胸液的特征是白细胞计数低，LDH 低，葡萄糖水平和 pH 正常。如果在此阶段适当应用抗生素治疗，胸腔积液不会进行性增多，也不用胸腔内插管引流。

2. 纤维脓性阶段　如果没有进行适当的治疗，在某些情况下细菌可以从邻近的肺炎入侵到胸液。这一阶段是以大量的胸液为特征，胸液中有许多多形核细胞、细菌和细胞碎屑。纤维蛋白沉积在被累及的脏胸膜和壁胸膜。当此阶段发展时，积液倾向于形成包裹和形成限制膜。包裹预防脓胸的扩展，但增加胸腔插管引流的困难。当发展到这一阶段时，胸液 pH 和葡萄糖水平进行性下降，LDH 水平进行性增高。

3. 机化阶段　成纤维细胞从脏胸膜和壁胸膜表面向积液处生长，产生一无弹性的膜称为胸膜皮，影响肺的膨胀。胞液浓稠，如未及时治疗，脓液可突破胸壁或肺，形成胸壁脓性窦道或支气管胸膜瘘。

（二）临床表现

类肺炎性胸腔积液和脓胸的临床表现主要取决于患者是需氧菌或厌氧菌感染。

需氧菌肺炎伴有或不伴有胸腔积液者的普通肺炎临床表现基本相同。患者表现为急性起病，发热、寒战、胸痛、咳嗽、咳痰和血白细胞计数增高，有肺部炎症和胸腔积液的体征。无胸腔积液的肺部感染患者胸膜炎性胸痛发生率为 59%，伴胸腔积液者为 64%。患者出现症状未及时就医的时间越长，发生胸腔积液的可能性越大。如应用抗生素治疗 48h 以上仍发热，则提示为复杂性类肺炎性胸腔积液。患者如先表现为肺炎，然后出现胸腔积液则较易诊断为类肺炎性胸腔积液。年老体弱和 / 或应用糖皮质激素及免疫抑制药治疗的患者，可无上述急性症状而发病。

厌氧菌感染累及胸膜者多为亚急性起病，70% 的患者多于出现症状后 1 周就诊。许多患者口腔卫生较差，且有饮酒、意识丧失或误吸史。大多数患者血白细胞计数明显增高（中位数 23.5×10^9/L），并有轻度贫血。

（三）诊断

1. 确定肺部炎症　肺部炎症包括细菌性肺炎、肺脓肿和支气管扩张合并感染，根据临床症状、体征和胸部 X 线检查诊断并不困难。应尽早行痰培养和药物敏感试验，必要时行纤维支气管镜、环甲膜穿刺或经皮穿刺吸取分泌物培养，尽可能查明病原体，以指导临床治疗。

2. 确定有无胸腔积液　对每一例肺炎患者最初的检查都要注意是否有类肺炎性胸腔积液的存在。确定是否有复杂性类肺炎性胸腔积液是非常重要的，因为胸腔插管引流与否与其死亡率有关。

肺部体检结合胸部 X 线征象对中等量以上的积液确定较易，而少量胸腔积液则要通过细致的检查才能确定。前后位或侧位 X 线胸片肋膈角模糊或变钝，或膈肌模糊者提示有胸腔积液，可改变体位透视或侧卧位 X 线胸片确定，此时液体散开，肋膈角或膈肌变清晰。胸部 CT 对胸腔积液诊断效率更高，还可鉴别肺和胸膜病变，了解肺实质病变的位置和特征，有助于鉴别诊断和指导治疗。此外，胸部超声检查也可确定有无胸腔积液的存在和进行穿刺定位。

3. 确定积液的性质　胸腔积液早期可表现为无菌性浆液性渗出，pH > 7.30，葡萄糖 > 3.3mmol/L，LDH < 500U/L，细胞分类以多形核细胞为主。随着病情的进一步加重，类肺炎性胸腔积液的表现更为典型，表现为脓性渗出，pH < 7.10，葡萄糖 < 2.2mmol/L，LDH > 1 000U/L，中性粒细胞总数在 10×10^9/L 以上，此时胸腔积液涂片革兰氏染色或细菌培养可阳性。胸腔积液有臭味常提示厌氧菌感染，然而仅有约 60% 的厌氧菌性脓胸有恶臭味。

（四）治疗

治疗主要包括两个方面：一方面是选择合适的抗生素，另一方面是处理胸腔积液。

1. 抗生素的选择　所有类肺炎性胸腔积液患者均应给予抗生素治疗。胸腔积液革兰氏染色阳性者有助于指导抗生素的选择。初始的抗生素选择主要基于肺炎是社区获得性肺炎抑或医院获得性肺炎，以及患者病情的严重程度；另一方面，需要考虑抗生素透入胸腔积液的能力。

对于社区获得性肺炎病情不严重者，推荐的抗生素是单用氟喹诺酮类抗生素或高级大环内酯类抗生素联合 β 内酰胺类抗生素。对于严重的社区获得性肺炎，如果没有假单胞菌感染危险者，推荐的抗生素是 β 内酰胺类抗生素联合高级大环内酯类抗生素或呼吸氟喹诺酮类抗生素；如果怀疑有假单胞菌感染者，则抗生素中应包括具有抗假单胞菌活性的抗生素（如哌拉西林、哌拉西林 - 他唑巴坦、亚胺培南、美罗培南、头孢吡肟等）。因为类肺炎性胸腔积液中厌氧菌感染所致者占了相当比例，故所有患者应使用覆盖厌氧菌的抗生素（如克林霉素或甲硝唑）。此外，住院患者中很大一部分复杂性类肺炎性胸腔积液的病原体是甲氧西林耐药金黄色葡萄球菌（methicillin resistant Staphylococcus aureus，MRSA），所以如果培养阳性时应选用万古霉素。抗生素的使用疗程目前尚没有统一意见，目前，临床上一般推荐使用 4 周以上。

2. 胸腔积液的处理　类肺炎性胸腔积液的处理方法主要依据胸腔积液的性质而选择，包括临床观察、治疗性胸腔穿刺、胸腔插管引流、胸腔内注入纤溶药物、胸膜剥脱术。

（1）治疗性胸腔穿刺：反复行胸腔穿刺抽液（可在 B 超引导下）有助于类肺炎性胸腔积液的治愈，但由于患者需行多次穿刺，并可能因此导致住院时间延长，故目前临床应用逐渐减少。

（2）胸腔插管引流：临床上根据胸腔积液检查的情况决定是否须行胸腔插管引流，需要引流的情况包括①胸膜腔内积脓；②胸腔积液革兰氏染色阳性；③胸腔积液葡萄糖 < 2.2mmol/L；④胸腔积液培养阳性；⑤胸腔积液 pH < 7.00；⑥胸腔积液 LDH > 3× 正常血清值高线；⑦胸腔积液为包裹性。

胸腔插管闭式引流对大多数复杂性类肺炎性胸腔积液患者都是适合的初始引流方法。插管位置应有利于胸腔积液的引流，另一端连接水封瓶。如果患者脏胸膜已经覆盖有纤维素皮，在引流管加用负压吸引装置可能促进肺的膨胀，并加快脓腔的消灭。胸腔插管闭式引流成功的标志是患者在 24h 内临床情况和影像学结果得到改善。如果患者插管 24h 内没有明显的好转，需要考虑引流不理想或抗生素选择不正确。在这些患者需要重新回顾胸腔积液培养的结果，而引流不理想通常是由于插管位置不正确所致。此外，胸腔积液分房导致引流不充分，脏胸膜表面纤维素组织覆盖致使肺组织不能膨胀也可导致引流失败。如果引流不充分需要考虑胸部 CT 检查以明确是哪方面的问题。如果明确胸腔积液为多房性，需要考虑行 VATS 松解粘连。

如果胸腔插管闭式引流后患者临床情况和影像学结果得到改善，胸腔导管应留置到每天胸腔积液引流量 < 50ml，并且引流液颜色转为清澈黄色为止。应每天定量

引流液收集系统里的沉淀物（代表胸腔积液白细胞和坏死物），如果沉淀物每天＞5ml则不能停止引流。

（3）胸腔内注入纤溶药物：胸腔积液包裹会致使复杂性类肺炎性胸腔积液的引流困难，胸腔内给予纤溶药物可以破坏形成包裹的纤维蛋白膜而促进胸腔积液的引流。常用的药物为链激酶，但其有效性目前仍存在很多争论。目前正进行另一项胸腔内给予新型的纤溶药物——组织纤溶酶原激活剂（t-PA）以及 t-PA 联合重组 DNAase（链球菌 DNA 酶，链道酶）治疗复杂性类肺炎性胸腔积液的研究。综合而言，在新型纤溶药物被证明有效之前，胸腔内注入纤溶药物不推荐用于常规治疗。

（4）胸膜剥脱术：开胸行胸膜剥脱术可以去除脏胸膜和壁胸膜上所有的纤维组织，清除胸腔内积脓，促进肺的膨胀。胸膜剥脱术为胸部大手术，需要完全的胸廓切口，因此，不适用于显著衰弱的患者。对于胸膜腔感染急性期的患者，胸膜剥脱术仅在考虑控制胸膜腔的感染时使用，而不适用于仅仅为去除增厚的胸膜，因为这些增厚的胸膜通常在数月后自行缓解。如果 6 个月后患者的胸膜仍有增厚并且患者的肺功能显著下降致使活动受限时则应考虑行胸膜剥脱术。

【乳糜胸】

不同原因导致胸导管或其分支破裂、阻塞，使乳糜液溢入胸膜腔，即形成乳糜胸，乳糜胸约占所有胸腔积液的 2%，相对少见。可出现进行性呼吸困难、营养不良和免疫功能下降等表现，治疗较为困难。

一、病因

1. 创伤性

（1）医源性：胸腔手术、左锁骨下静脉穿刺。

（2）颈、胸部外伤累及胸导管。

（3）肋骨或脊椎骨折刺伤，压迫胸导管。

（4）咳嗽、举重、剧烈呕吐、打哈欠等动作，使胸导管断裂。

2. 非创伤性

（1）肿瘤：淋巴瘤、Kaposi 肉瘤、纵隔淋巴结转移瘤、肺淋巴管肌瘤病。

（2）良性病变：丝虫病、肝硬化、肾病综合征、结核病、SLE。

（3）特发性：新生儿先天性乳糜胸、成人特发性乳糜胸。

上述病因可导致：①对胸导管或其他淋巴管的直接损伤、侵蚀；②胸导管阻塞，淋巴管压力升高，产生淋巴、乳糜液反流，溢漏渗出。乳糜胸的发生部位取决于胸导管破损的部位，破裂在第 5 胸椎以下，发生右侧乳糜胸，在此水平以上，则形成左侧乳糜胸。乳糜液具有较强的抑菌作用，对胸膜刺激小，很少引起发热、胸痛等，但可使肺受压而出现呼吸困难。

二、诊断

患者出现呼吸困难、大量胸腔积液，胸腔穿刺发现乳白色胸腔积液，胸腔积液常规和三酰甘油、胆固醇含量测定胸腔积液为乳糜液，则可确立诊断。

1. 病史　存在上述导致乳糜胸的病因，并出现相应临床表现和实验室检查结果者。

2. 临床表现　呼吸困难，程度视胸腔积液发生的速度和量而不同。一般呈渐进性呼吸急促。胸导管破裂时，若纵隔胸膜完整，乳糜首先聚集、包裹，与后纵隔形成乳糜瘤（chyloma），可在 2～10d 后突然破裂，流入胸膜腔，此时患者常有呼吸困难加重或休克表现。先天性乳糜胸，患儿多在出生后数天内出现呼吸窘迫。因营养物质和淋巴细胞丢失，患者可由营养不良及免疫功能受抑制，易于并发感染。体格检查可发现胸腔积液的体征。

3. 实验室检查

（1）胸液检查：外观呈牛奶色，无味，不凝固。创伤性乳糜胸可呈血性、混浊。脂肪含量比血浆高，涂片苏丹Ⅲ染色见脂肪球。

（2）胸液脂蛋白分析：有乳糜微粒带出现。

（3）淋巴管造影：可发现淋巴管、胸导管阻塞和破裂部位。

（4）胸、腹部 CT：有助于病因诊断。

（5）开胸探查：术前可经淋巴管注入天然染料，用亚甲蓝经胃管内注入，可发现破损处染料渗出。

三、鉴别诊断

乳糜胸需与假乳糜胸、脓胸等鉴别。前者是胸液中含有大量胆固醇，使其混浊或呈乳状，而非乳糜液漏入胸腔。

四、治疗

1. 营养支持　低盐、高蛋白、高糖、低脂或中链三酰甘油膳食。必要时可禁食，全胃肠外营养。

2. 胸腔减压　胸腔穿刺抽液或闭式引流。

3. 病因治疗　抗感染、抗结核、抗肿瘤治疗。

第三章　老年循环系统疾病患者的管理与教育

第一节　高血压患者的管理与教育

高血压是最重要的心血管疾病危险因素之一，是全球范围内的重大公共卫生问题。随着年龄增长，高血压的患病率逐渐增高，因而在老年人群中其流行趋势较中、青年人群更为严重。大量证据表明，高血压可以显著增加老年人发生缺血性心脏病、脑卒中、肾衰竭、主动脉及外周动脉疾病等靶器官损坏的危险性，严重危害老年人群的生命健康与生活质量。与年轻患者相比，老年高血压的发病机制、临床表现和预后方面均具有一定特殊性，因此，应重视老年高血压的特殊性，并根据老年高血压的个体特点进行治疗。

一、临床表现

老年高血压患者的临床表现与一般成年患者相似，头痛与头晕为其最常见的主诉。少数重症患者可能以剧烈头痛、视物模糊、恶心、头痛等为首发症状，此时应警惕高血压脑病的可能。然而，由于许多老年患者已有多年的高血压病史，逐渐适应了较高的血压水平，因此常常无明显的临床表现。除此之外，老年高血压患者还具有以下特点。

1. 以收缩压增高为主，单纯收缩期高血压（ISH）更为常见。

2. 脉压增大。

3. 血压波动幅度增大。

4. 容易发生直立性低血压。

5. 常合并血压昼夜节律异常。

6. 常与多种疾病并存，并发症多。

7. 诊室高血压更为多见，易导致过度降压治疗。

8. 容易漏诊的高血压

（1）继发性高血压：如由动脉粥样硬化病变所致的肾血管性高血压、肾性高血压、嗜铬细胞瘤、原发性醛固酮增多症、呼吸睡眠暂停综合征，以及由某些药物（如非甾体抗炎药等）引起的高血压。

（2）隐匿性高血压：是指患者在诊室内血压正常，而动态血压或家中自测血压升高，其心血管疾病和卒中的发病率和病死率与持续性高血压患者相近。

二、辅助检查

多数老年患者通过诊室测量即可诊断高血压。对于部分疑似诊室高血压或隐匿性高血压的患者进行 24h 或 48h 动态血压检测有助于明确诊断。家庭自测血压对于确诊高血压也有帮助，但需要注意其测量结果的可靠性。高血压的主要危害在于导致心、脑、肾、外周血管等靶器官损害，防治高血压的目的则在于通过控制血压水平最大限度地降低患者心血管系统危险性，因而对于确诊高血压的患者还需通过询问病史、临床症状、体格检查以及必要的辅助检查了解患者是否存在其他心血管危险因素以及高血压所致的靶器官损害与其他并存疾病，为患者的心血管系统整体风险评估提供依据。

根据我国高血压防治指南，高血压患者需要进行的基本辅助检查包括：血常规、尿液分析、血糖、血脂、血尿酸、血肌酐、血钾以及心电图。若患者条件允许或病情需要，还应检查心脏超声、颈动脉超声、C 反应蛋白、尿微量白蛋白（糖尿病患者必查）、尿蛋白定量、眼底检查以及 X 线胸片。部分患者可能需要进行更为复杂的辅助检查，如心功能、肾功能、头部 CT 或磁共振成像、肾和肾上腺超声、肾动脉造影，并测定肾素、醛固酮、糖皮质激素和儿茶酚胺水平等，这些辅助检查有助于深入了解患者的靶器官损害情况并鉴别是否存在继发性高血压。

三、诊断及鉴别诊断

（一）老年高血压的诊断

老年高血压定义为年龄 ≥ 60 岁、血压持续或 3 次以上非同日坐位收缩压 ≥ 140mmHg 和（或）舒张压 ≥ 90mmHg。若收缩压 ≥ 140mmHg，舒张压 < 90mmHg，则定义为 ISH。

规范化测量血压对于正确诊断老年高血压至关重要，无论医务人员在医院测量还是患者或其家属院外自行测量血压，均应注意以下问题：①至少 3 次非同日测量血压达到上述标准方可确诊高血压。②测量血压前患者需要背靠座椅、双脚足地静坐至少 5min。③测量血压时将血压袖带与心脏保持同一水平。④由于老年人常伴有明显的动脉硬化，因而假性高血压更为常见，正确判定假性高血压有助于避免过度的降压治疗。对于诊疗过程中伴有血压过度降低表现且无明显靶器官损害的顽固性高血压患者应注意甄别是否为假性高血压。⑤老年人诊室高血压更为常见，对于诊室血压持续增高但无靶器官损害者应进行动态血压监测以评估是否存在诊室高血压。⑥与诊室血压测量相比，非诊室血压检测（家庭自测血压与动态血压检测）有助于避免医疗环境对血压测量结果的影响，使检测结果更为准确、客观，同时还可增加测量次数，更为全面地了解不同时间段内血压的波动情况。⑦监测立位血压，观察有无直立性低血压。

（二）老年高血压的鉴别诊断

根据有无明确病因，可将高血压分为原发性高血压（无明确病因者）与继发性高血压（存在引起血压升高的明确原因），其中，前者约占90%。对于确诊高血压的患者，鉴别诊断的主要目的是筛查有无导致血压升高的其他疾病，判断其为原发性高血压还是继发性高血压。若患者存在以下特点应注意除外继发性高血压：①严重或顽固性高血压；②年轻时发病；③原来控制良好的高血压突然恶化；④突然发生的血压显著升高；⑤合并周围血管疾病的高血压。继发性高血压包括以下常见类型。

1. 肾实质性高血压　由肾器质性疾病（如肾小球肾炎、肾病等）所致。经过详细了解病史、体格检查以及检验尿常规、尿蛋白定量、血肌酐等有助于明确诊断。

2. 肾血管性高血压　肾动脉狭窄也是继发性高血压的常见原因，多由大动脉炎或动脉粥样硬化所致。在临床上可表现为腹部血管杂音、高血钾、肾功能减退、肾体积缩小等，应用超声、增强螺旋CT、磁共振血管成像、肾动脉造影可明确诊断。

3. 嗜铬细胞瘤　血压严重升高且剧烈波动时应疑及本病，检测血液与尿液儿茶酚胺水平，并结合肾上腺超声或其他影像学检查可明确诊断。

4. 原发性醛固酮增多症　常表现为顽固性高血压伴低血钾，检测血液醛固酮水平、血钾和肾素活性，并结合肾影像学检查有助于确诊。

5. 库欣综合征　根据患者的特殊体形以及尿液氢化可的松检测可确诊。

6. 睡眠呼吸障碍性疾病　睡眠呼吸暂停综合征也是导致高血压的常见原因，纠正睡眠呼吸障碍后患者血压可有效降低。了解患者睡眠时是否打鼾，必要时辅以睡眠呼吸监测可明确诊断。

7. 药物所致的高血压　老年人常应用多种药物，其中部分药物（如非甾体抗炎药、口服避孕药、类固醇、甘草制剂等）可引起血压升高，了解患者用药情况可予鉴别。

四、治疗

以往曾认为老年人血压轻度升高是一种代偿性的生理改变，因而对其危害性认识不足。近年来，随之相关研究证据的逐渐积累，人们对老年高血压的认识亦不断深入，高血压对老年人心血管系统具有更大的危害，应加强防治。

（一）启动降压治疗的时机

对于一般成年人，只要血压水平≥140/90mmHg，即启动降压治疗（改善生活方式或降压药物治疗），但关于老年高血压患者何时启动降压治疗的研究证据尚很少。在迄今已经结束的大型随机对照试验中，均未入选收缩压为 140 ～ 159mmHg 的老年高血压患者，因此对血压轻度升高的老年高血压患者是否由降压治疗获益尚缺乏证据。流行病学资料显示，无论是中青年还是老年人，随着血压水平的升高，发生不良心血管事件的风险逐渐增大。因此，积极适度的降压治疗可能使老年高血压患者获益。当老年人血压 ≥ 140/90mmHg 时即应建议患者积极改善生活方式（特别是减轻体重与减少食盐摄入），血压 ≥ 150/90mmHg 可考虑启动药物治疗。

（二）降压治疗目标值及 J 形曲线

治疗老年高血压的主要目标是保护靶器官，最大限度地降低心血管事件和死亡的总风险。日渐增多的证据表明，对于血压中、重度升高的老年患者积极合理的降压治疗可以显著降低不良心血管事件发生率以及全因死亡率。在心脑血管疾病高发的老年人群中降压治疗获益更大。目前，尚不清楚老年患者的血压降至 140/90mmHg 以下是否有更大获益，老年患者血压的最佳目标值有待于更多临床研究确定。

迄今完成的关于老年人降压的随机化对照试验包括老年收缩期高血压研究、瑞典老年高血压研究、老年人认知功能和预后研究、高龄老年人高血压试验，以及日本老年高血压患者最佳收缩压研究等。在这些研究中除后者外，至研究结束时积极治疗组患者的血压均未能降至 140/90mmHg 以下。JATOS 研究虽然将受试者平均收缩压将至 138mmHg，但与对照组患者（收缩压降低至 147mmHg）相比，较低的血压水平未能给患者带来更多的临床获益。新近研究显示，70 ～ 79 岁的老年人收缩压控制在 135mmHg、≥ 80 岁者收缩压控制在 140mmHg 比收缩压控制在 < 130mmHg 的死亡、心肌梗死、卒中的风险更低。

基于现有临床证据以及我国高血压指南的建议，2011 年老年高血压的诊断和资料中国专家共识推荐将收缩压 < 150/90mmHg 作为老年高血压患者的血压控制目标值，若患者能够耐受可将血压进一步降低至 140/90mmHg 以下。对于收缩压水平介于 140 ～ 149mmHg 的老年患者，首先推荐患者积极改善生活方式（如减少食盐摄入），可考虑使用降压药物治疗，但在治疗过程中需要密切监测血压变化以及有无心、脑、肾灌注不足的临床表现。

若患者血压 ≥ 150/90mmHg，应在指导患者改善生活方式的基础上使用降压药物治疗。老年患者降压治疗应强调收缩压达标，不应过分关注或强调舒张压变化的意义，同时应避免过快、过度降低血压。强调在患者能耐受降压治疗的前提下，逐步降压达标。对于高血压合并心、脑、肾等靶器官损害的老年患者，建议采取个体化治疗、分级达标的治疗策略：首先将血压降低至 < 150/90mmHg，如果患者能够良好地耐受，可继续降低到 < 140/90mmHg。对于年龄 < 80 岁且一般状况良好、能耐受降压的老年患者，可在密切观察下将血压进一步降低到 130/80mmHg。对于 > 80 岁合并靶器官损害的高龄患者，本共识建议将 < 140/90mmHg 作为血压控制目标。

　　降压治疗的 J 形曲线现象近年来备受关注，血压过高可增加心、脑、肾等靶器官损害的危险，但过度降低血压可影响各重要脏器的血流灌注，同样会对患者产生不利影响。由于老年人血管弹性功能差、自主神经系统自动调节功能减弱，更易发生卒中及靶器官损害。冠心病患者舒张压水平低于 65 ～ 70mmHg 时可能会增加不良心脏事件的危险，而卒中与 J 形曲线的关系并不明显。由于我国老年人卒中发生率远高于西方人群，降压达标对老年高血压患者预防卒中尤为重要。对于伴有缺血性心脏病的老年 ISH 患者，在强调收缩压达标的同时应避免过度降低舒张压。各类降压药物的降压幅度与基线血压水平密切相关，基线血压越高其降压幅度越大。应用降压药物后收缩压下降幅度往往较大，而舒张压降低较少。因此，不应因为担心舒张压过低而放弃对老年人 ISH 的治疗。

　　（三）治疗策略

　　老年高血压患者的初始降压治疗应遵循以下原则：①小剂量开始，平稳降压；②慎重选药，严密观察；③多药联合，逐步达标；④因人而异，个体化治疗；⑤监测立位血压，避免低血压；⑥重视家庭自测血压及 24h 血压测量。老年高血压患者降压治疗时降压药应从小剂量开始，降压速度不宜过快，治疗过程中需密切观察有无脑循环低灌注及心肌缺血相关症状、药物不良反应，对于高龄、体质较弱、多种疾病并存者更应加强监测。老年高血压患者常同时存在多种心血管疾病的危险因素和（或）靶器官损害，应认真选择降压药物，避免因药物选择不当或矫枉过正对患者产生不利影响。多数老年高血压患者需要联合应用 2 种或 2 种以上降压药物才能达到降压目标，强调老年人降压治疗应为多种药物联合、逐步使血压达标，大多数患者联合应用降压药物时需从小剂量开始，逐渐增加药物种类及剂量。根据老年患者的个体特征、并存的临床及合并用药情况选择降压药物有助于获得更好的降压效果，在降压治疗的同时还应积极评估并干预患者的其他心血管危险因素。在药物治疗初期以及调整治疗方案过程中应注意监测立位血压，避免因直立性低血压或过度降压给患者带来的伤害。对于体位效应明显者应根据其坐、立位血压判断血压是否达标。动态血压监测有助于了解血压波动情况，条件允许时可作为老年高血压患者诊断及疗效监测的常规检查项目。家庭自测血压对于老年高血压患者监测血压及疗效评估有重要价值，应鼓励老年高血压患者选择使用合适的袖带式电子血压计并掌握基本测量方法，加强血压的自我管理。

（四）非药物治疗

非药物疗法是降压治疗的基石，包括纠正不良生活方式和矫正不利于身心健康的行为和习惯，以降低血压、控制其他心血管危险因素与并存的临床疾病。

1. 减少钠盐的摄入 由于老年人群中盐敏感性高血压更为常见，限制食盐摄入更为重要。建议每日摄盐量应少于 5g，高血压患者的摄盐量应更低。同时，也应警惕过度严格限盐导致低钠对老年人的不利影响。

2. 调整膳食结构 鼓励老年人摄入多种新鲜蔬菜、水果、鱼类、豆制品、粗粮、脱脂奶及其他富含钾、钙、膳食纤维、多不饱和脂肪酸的食物。

3. 控制总热量摄入并减少膳食脂肪及饱和脂肪酸摄入 饮食中脂肪含量应控制在总热量的 25% 以下，饱和脂肪酸的量应 < 7%。

4. 戒烟、避免吸二手烟 吸烟及二手烟增加高血压的发病风险，降低老年高血压患者的血管弹性，促进动脉粥样硬化斑块的进展，增加心脑血管事件发生率及病死率。戒烟并避免吸入二手烟对老年人心脑血管疾病防治、保持健康状态意义重大。

5. 限制饮酒 老年人应限制酒精摄入，不鼓励老年人饮酒。

6. 适当减轻体重 建议将 BMI 控制在 $25kg/m^2$ 以下。高血压患者 BMI 降低可改善胰岛素抵抗、糖尿病、血脂异常和左心室肥厚。

7. 规律适度的运动 运动有助于减轻体重和改善胰岛素抵抗，提高心血管系统调节能力，有助于降低血压。老年高血压患者可根据个人爱好和身体状况选择适合并容易坚持的运动方式，如快步行走，一般每周 3 ～ 5 次，每次 30 ～ 60min。

8. 减轻精神压力 避免情绪波动，保持精神愉快、心理平衡和生活规律。

注意事项：老年人（特别是高龄老年人）过于严格的控制饮食及限制食盐摄入可能导致营养障碍及电解质紊乱（如低钠血症），应根据患者具体情况选择个体化的饮食治疗方案。过快、过度减轻体重可导致患者体力不佳而影响生活质量，甚至导致抵抗力降低而易患其他系统疾病。因此，应鼓励老年人适度逐渐减轻体重而非短期内过度降低体重。运动方式更应因人而异，需结合患者体质状况及并存疾病等情况制定适宜的运动方案。

（五）老年高血压的药物治疗

合理选择降压药物不仅有利于提高老年高血压患者血压达标率，同时降低患者心血管疾病的发病率及病死率，预防靶器官损害（卒中、冠心病、心力衰竭和肾功能不全）。治疗老年高血压的理想降压药物应符合以下条件：①平稳有效；②安全性好，不良反应少；③服用简便，依从性好。

1. 常用降压药物及其作用特点 目前临床常用的降压药物主要包括 5 类，即钙通道阻滞药（CCB）、利尿药、血管紧张素转换酶抑制药（ACEI）、血管紧张素受体抑制药（ARB）及β受体拮抗药。一般认为，这5类药物均可用于老年高血压的治疗。由于老年高血压患者的病理生理机制和临床特征与中青年患者有所不同，因而其药物治疗原则亦有所差异。老年人使用利尿药和长效CCB降压疗效好、不良反应较少，推荐用于无明显并发症的老年高血压患者的初始治疗。若患者已存在靶器官损害，或并存其他疾病和（或）心血管危险因素，则应根据具体情况选择降压药物。

2. 降压药物联合治疗　降压药物联合治疗利用多种不同机制降压，降压效果好、不良反应少、更有利于靶器官保护，同时具有提高患者用药依从性和成本/效益比的优点。当使用单药常规剂量不能降压达标时，应采用多种药物联合治疗。通常，老年高血压患者常需服用2种或2种以上的降压药物才能使血压达标。可根据老年个体特点选择不同作用机制的降压药物，以达到协同增效、减少不良反应的目的。确定联合治疗方案时应考虑到患者的基础血压水平，并存的其他心血管危险因素以及靶器官损害情况。近年的临床研究表明，以长效二氢吡啶类CCB为基础的联合降压治疗不良反应小、疗效好，CCB与ACEI或ARB联合使用有更多临床获益；利尿药和β受体拮抗药长期大剂量联合应用时可加重糖脂代谢异常，非二氢吡啶类CCB与β受体拮抗药联合使用可诱发或加重缓慢性心律失常和心功能不全。

（六）合并其他疾病时的降压目标及药物选择

老年心血管高危人群（如冠心病、糖尿病、肾脏疾病、卒中患者等）降压治疗的最佳目标值尚不明确。大多数高血压指南建议将糖尿病患者血压控制在130/80mmHg，血管危险行动（ACCORD）降压试验结果表明，严格控制血压不能进一步降低糖尿病患者主要不良心血管事件的发生率。但是，包括ACCORD降压试验在内的多个临床试验显示积极控制血压显著降低卒中的发生率。对于老年高血压合并肾功能不全患者，迄今尚无相关的降压目标值研究。老年高血压患者常并发冠心病、心力衰竭、脑血管疾病、肾功能不全、糖尿病等，选择降压药物时应充分考虑到这些特殊情况并确定个体化的治疗方案。

（七）高龄老年高血压患者的降压治疗

建议将80岁以上的老年人群血压控制在150/90mmHg以内，如果患者能够良好耐受，可继续降低到＜140/90mmHg，但目前尚不清楚是否有更大获益。由于80岁以上的高龄老年高血压患者常伴心、脑、肾疾病和糖尿病、血脂代谢异常及联合使用多种药物，其临床特征更为复杂，治疗更困难，更容易发生药物不良反应。在强调降压达标的同时，需要注意伴随疾病的影响并加强靶器官的保护，避免过度降低血压。高龄老年高血压患者的降压药物选择应更谨慎，从小剂量开始，遵循平稳、缓慢适度的原则，尽量避免血压波动，根据患者对降压药的反应情况调整剂量或治疗药物种类。在患者能耐受降压治疗的前提下，在数周甚至数月内逐渐使血压达标。若治疗过程中出现头晕、直立性低血压、心绞痛等心、脑血管灌注不足症状时应减少降压药物剂量。

（八）老年高血压患者心血管病危险因素的综合管理

老年人高血压患者常与其他疾病或心血管疾病的危险因素（如血脂异常、糖尿病等）并存。多种危险因素并存对心血管系统的危害将显著增加。因此，在积极降压治疗的同时，还应加强对危险因素的综合管理。老年高血压患者的血脂、血糖管理以及抗血小板治疗原则与一般成年人群相似，其具体治疗方法参见我国现行的相关指南。

由于老年患者存在特殊性，在临床实践中应予以关注。

1. 血脂异常的老年人可从他汀类药物治疗中获益。通常，常规剂量他汀类药物治疗可使大多数患者的 TC 和 LDL-C 达标，一般无须大剂量服用他汀类药物。此外，老年人常服用多种药物，在应用他汀类药物过程中需注意药物之间的相互作用并监测不良反应。

2. 与一般成年患者相比，低血糖对老年人的危害更大。因此，应尽量避免使用容易发生低血糖的降糖药物，在应用降糖药物治疗的过程中应加强血糖监测。一般糖尿病患者糖化血红蛋白的目标值为< 7.0%，但对于老年患者（特别是一般健康状况较差或并存严重心血管疾病者）的血糖控制目标宜适当放宽。

3. 应用阿司匹林或其他抗血栓药物可显著降低老年人血栓事件的风险，但老年高血压患者需要认真评估抗栓治疗出血的风险，用药过程中注意监测药物的不良反应。

高血压对于老年人的危害更大，老年高血压患者发生靶器官损害以及死亡的危险显著增高。积极控制老年患者的血压可获得与中青年患者相似甚至更大的益处。目前，我国老年高血压患者的治疗率、控制率和达标率均很低，防治工作任重道远，亟待加强。希望借助于老年高血压诊断与治疗中国专家共识的推广，提高临床医师和患者对老年人群降压治疗的关注，使更多的老年高血压患者获益。

五、预后

老年高血压患者的预后主要取决于血压长期控制情况以及是否存在靶器官损害及其严重程度。如果能够坚持治疗并使血压持久达标，一般预后良好。若不进行降压治疗或血压控制不理想，将会显著增加冠心病、心肌梗死、心力衰竭、缺血性或出血性脑卒中、肾功能损害等并发症的发生率，对预后产生显著的不利影响。

六、健康教育

1. 疾病知识宣教　讲解引起血压升高的危险因素、靶器官损害和临床并发症表现、非药物治疗及药物治疗相关知识。

2. 生活方式指导　限制钠盐摄入，可增加钾的摄入量；平衡膳食，控制体重，使 BMI $< 24kg/m^2$，腰围男性 $< 90cm$，女性 $< 85cm$；不吸烟，避免被动吸烟；不饮或限制饮酒；生活有规律，注意劳逸结合。

3. 运动指导　除日常生活活动外，每周 $4 \sim 7d$，每天累计 $30 \sim 60min$ 的中等强度运动，如步行、慢跑、骑自行车、游泳等。

4. 用药指导　遵医嘱定时定量服药，忌治疗不定时复查。

5. 自我监测血压　使用经过国际标准方案认证的上臂式家用自动电子血压计，定期校准，每年至少一次。初诊和血压不稳定患者，建议早、晚测量血压，每次 $2 \sim 3$ 遍，取平均值；连续测量 7d，取后 6d 平均值；血压稳定且达标患者，可每周自测 $1 \sim 2d$，早、晚各一次。建议晨起排尿后、服药和早餐前，固定时间自测坐位血压。详细记录血压的数值、日期及时间。

6. 定期随诊　一级高血压或低、中危分层患者或仅服用 1 种降压药物者，每 $1 \sim 3$ 个月随诊一次；新发高危或高危未达标患者，每 $2 \sim 4$ 周随诊一次；血压达标且稳定患者，每个月随诊一次。若发现血压急剧升高、剧烈头痛、呕吐、大汗、视物模糊、面色及神志改变、肢体活动障碍等症状，应立即就医。

第二节　心肌病患者的管理与教育

近年来，由于诊断技术的快速发展及老龄人口的增加，老年心肌病发病率有逐渐增高的趋势。部分老年人的心功能不全，与心脏瓣膜病、冠心病、体循环或肺循环高压及先天性畸形无关，而是心肌病变所致。老年心肌病早期症状不典型，易漏诊，认识和区分老年人心肌病的特点，具有重要的临床意义。

老年心肌病以扩张型心肌病和肥厚型心肌病最为多见，下面将以这两种类型作以重点介绍。

一、临床表现

1. 扩张型心肌病　多起病缓慢，最初在劳动或劳累时有气短、呼吸困难症状，以后在休息及夜间可有阵发性发作。由于心排血量低，患者常感乏力。体格检查心率快，心尖冲动向左下移位，可有抬举性搏动，常可听到第三心音或第四心音，心率快时呈奔马律。可有相对性二尖瓣或三尖瓣关闭不全所致收缩期吹风样杂音、双下肢水肿等。血压多数正常，但晚期病例血压降低，脉压小，出现心力衰竭时舒张压可轻度升高。可反复发生各种心律失常，如高度房室传导阻滞、心室颤动、窦房传导阻滞可导致阿斯综合征，甚至死亡。此外，可发生脑、肾、肺等血栓栓塞。

2. 肥厚型心肌病

（1）呼吸困难：多于劳累后出现，由左心室顺应性减低、舒张末期压升高、肺淤血所致。

（2）心前区疼痛：多在劳累时出现，可似心绞痛，由于肥厚的心肌需氧增加而冠状动脉供血相对不足所致。

（3）乏力、头晕与晕厥：多在活动时发生，是由于心率加快，使原舒张期充盈欠佳的左心室舒张期进一步缩短，加重充盈不足，心排血量减低。

（4）心悸：是由于心功能减退或心律失常所致。

（5）心力衰竭：多见于晚期患者，由于心肌顺应性减低，心室舒张末期压显著增高，继而心房压增高。且常合并心房颤动。晚期患者心肌纤维化广泛，心室收缩功能也减弱，易发生心力衰竭与猝死。

3. 限制性心肌病　起病比较缓慢，早期可有发热，逐渐出现乏力、头晕、气急症状。体格检查时心音低，心率快，可有舒张期奔马律及心律失常。

4. 致心律失常性右室心肌病　部分患者有家族史，主要症状为反复晕厥，甚至猝死。心力衰竭时可出现肝大、颈静脉怒张、下肢水肿、腹水等。

二、诊断

1. 扩张型心肌病（DCM）　诊断需要排除引起心肌损害的其他疾病，如老年人应排除缺血性心脏病。左心室舒张期末内径（LVEDd）> 5cm（女性）和 > 5.5cm（男性），LVEF < 45% 和 / 或左心室缩短速率（FS）< 25% 可作为诊断依据。X 线胸片、心脏同位素、心脏计算机断层扫描有助于诊断，磁共振检查可发现心脏局限性肥厚的患者。

2. 肥厚型心肌病　诊断 HCM 应包括临床诊断、基因表型和基因筛选、猝死高危因素评估等。

老年 HCM 患者症状比年轻人严重。老年高血压患者由于患病时间长，左心室普遍增厚，在某些患者室间隔厚度可与左心室后壁厚度相近或略超过，判断是否为 HCM 有困难，尤其是左心室厚度 < 20mm 又无 SAM 症时应慎重。阳性家族史有助于 HCM 诊断，心电图上出现异常的 Q 波有助于诊断。另外，通过心血管磁共振显

像（CMR）检查，除可见心腔缩小，心肌肥厚外；在心肌肥厚部位发现局灶性或播散性的高增强，特别是累及室间隔和右心室游离壁，提示 HCM。

三、治疗

老年心肌病尚缺乏特殊治疗。晚期出现心力衰竭，治疗方案与其他心脏病引起心力衰竭的治疗相似。

1. 扩张型心肌病　治疗目标：阻止基础病因介导的心肌损害，有效地控制心力衰竭和心律失常，预防猝死和栓塞，提高 DCM 患者的生活质量和生存率。

（1）一般治疗及药物治疗：早期阶段应积极地进行药物干预治疗，可减少心肌损伤和延缓病变发展。在中期阶段，超声心动图显示心脏扩大、LVEF 降低并有心力衰竭的临床表现。此阶段应按中华医学会心血管病学分会慢性收缩性心力衰竭治疗建议进行治疗。①液体潴留者应限盐、合理使用利尿药。用药时应密切观察血压情况，防止大量利尿导致血压过低。②无禁忌证患者应使用 ACEI，不能耐受者使用 ARB。③应在 ACEI 和利尿药的基础上加用 β 受体拮抗药（无液体潴留、体重稳定），从小剂量开始，患者能耐受则每 2 ～ 4 周将剂量加倍，以达到静息心率 55 次 /min 为目标剂量或最大耐受量。④在有中、重度心力衰竭表现又无肾功能严重受损的患者可使用螺内酯、地高辛。老年人易有低氧血症，大多数患者有肾功能减退，心肌病变时对洋地黄的敏感性增高，应小剂量应用并监测血药浓度，以免发生洋地黄中毒。老年心肌病患者心力衰竭伴快速心房颤动时，可获得良好的治疗效果。⑤有导致心源性猝死风险的心律失常时，可选择抗心律失常药物治疗（如胺碘酮等）。

（2）非药物治疗

1）心脏再同步化起搏治疗（CRT）：部分慢性心力衰竭患者心室收缩同步性丧失，采用 CRT 可恢复正常的左、右心室及心室内的同步激动，改善心功能。

2）心脏辅助装置（LVAD）：对于晚期 DCM 患者，LVAD 可能提供帮助。

3）基因治疗　近年实验研究发现，补充正常基因、肝细胞生长因子基因治疗 DCM 仓鼠，可改善心功能、延长寿命。基因治疗方法的探索将有助于寻找治疗家族遗传性 DCM 的方法。

4）细胞移植：STAR-heart study 研究结果显示，采用骨髓干细胞治疗可能提高慢性心力衰竭患者左心室的功能，提高生活质量及生存率，但老年人应用的证据有限。

2. 肥厚型心肌病

（1）内科治疗：肥厚型心肌病时心力衰竭多由舒张功能受损引起，当心脏大小正常、左心室顺应性降低、左心室压力升高时，选用 β 受体阻滞药来改善左心室舒张功能和减轻梗阻。肥厚梗阻型心肌病，主要治疗是减轻或消除收缩期二尖瓣前向运动，减轻或解除流出道梗阻和二尖瓣反流。2011年美国心脏病学会基金会／美国心脏学会（ACCF/AHA）发布的HCM诊疗指南指出：β受体拮抗药为一线治疗药物，用于轻度流出道梗阻的患者，但对持续性梗阻无效。对于β受体拮抗药无效或有不良反应和禁忌证的伴或不伴有梗阻的HCM患者，建议应用维拉帕米或地尔硫䓬治疗。联合应用β受体拮抗药和维拉帕米后充血性心力衰竭症状仍然存在的梗阻性HCM患者，可以考虑加用口服利尿药。对于有严重流出道梗阻者，因上述治疗可以增大压力阶差，使临床症状恶化，用药应特别小心。

（2）非药物治疗

1）对于有严重症状、药物治疗效果不佳的HCM患者可行室间隔肌纵深切开术和肥厚心肌部分切除术，解除机械梗阻，修复二尖瓣反流。

2）间隔乙醇消融术指在冠脉间隔支内注入乙醇，造成该血供区间隔心肌坏死，达到减缓和解除流出道压差的效果。由于其微创和相对安全，随着技术和操作熟练，成功率增加，并发症降低。适用于存在外科手术禁忌证或不能耐受手术的患者。

3）置入除颤起搏器能有效终止致命性室性心律失常。

4）心脏移植：受供体不足、经费过高、排斥反应等制约，不能普遍开展。老年人由于全身器官的衰退，此方法更需谨慎。

四、预防与预后

老年人心肌病病程漫长，可以相对平稳多年，而后又反复发作慢性心功能不全达数年或更长时间。一旦出现严重的心力衰竭则预后不良。当老年人出现不明原因的心力衰竭，应考虑到心肌病的可能，最常见的临床表现是心脏储备功能下降及心功能不全。通常在应激情况下，如甲状腺功能亢进、贫血、手术、感染、劳累和过高热时，发生心功能不全。老年心肌病患者应注意避免诱发因素，积极防治呼吸道感染，发生感染应及早给予抗生素、化痰、平喘等措施。老年人常伴有多脏器功能减退，尤其是肾功能不全，对药物清除能力下降，地高辛应使用小剂量。老年心肌病合并其他心脏病时，血流动力学异常，临床症状有时比单一心肌病更严重。鼓励老年人参加能耐受的体育活动，对防治老年心肌病有益。针对老年患者多种用药及发病因素共存等情况，可以采取加强患者教育、提高患者的依从性、早期识别并发症、尽早识别药物的不良反应等措施。

五、健康教育

1. 指导患者及家属测量脉搏的方法，及时发现心律、心率的变化。

2. 限制钠盐和水的摄入，应进食高蛋白、富含维生素的易消化食物，饮食清淡，忌暴饮暴食，控制体重，戒烟酒。

3. 保持情绪稳定，加强心理辅导。指导患者正视心肌病和心力衰竭，配合治疗，学会减轻精神压力。

4. 注意预防便秘，适当应用缓泻药，以免用力排便诱发心力衰竭。

5. 心力衰竭者避免过度劳累，注意休息，作息时间规律，保证睡眠充足。应避免感染、高血压、糖尿病、贫血等导致心力衰竭加重的因素，从而加重病情。

6. 适当活动，心力衰竭稳定后在医务人员监测下进行适当的有氧运动，避免参加竞技类运动。

7. 遵医嘱进行定期随访。

8. 置入心脏起搏器患者健康教育

（1）术后 3 个月携带起搏器识别卡复查，随后至少每年复查一次。自测脉搏，如明显低于起搏频率应到医院检查。当出现 ICD 报警（声音或震动）或发生电除颤事件后需及时到医院就诊。

（2）使用起搏器对侧的耳朵接听电话，保持手机距离起搏器 15cm 以上。通过机场或商场等安检、防盗设备时，请向安检人员出示起搏器识别卡。生活中大部分家用电器不会影响起搏器，如果靠近某些电器设备时感觉脉搏异常甚至头晕，应立刻停止使用该设备或离开该场所。如症状不缓解，应到医院检查。

第三节　心力衰竭患者的管理与教育

心力衰竭是一种使老年人丧失劳动能力并影响其生活质量的临床综合征，在很大程度上是由衰老引发的一种典型的心血管系统紊乱，是 ≥ 65 岁老年人住院的主要原因。随着年龄的增加，心血管系统的结构和功能会逐渐发生明显的变化，心血管系统疾病的发病率明显增加，加之医学的发展使心血管疾病导致的过早死亡逐渐减少，最终导致心力衰竭的发病率随着年龄增长而呈指数增加。心力衰竭导致的经济负担十分沉重。心力衰竭住院患者的医疗费用是所有癌症住院患者费用的 2.4 倍，是心肌梗死患者的 1.7 倍。因此，老年心力衰竭的早期诊治和预防显得日益重要。

心力衰竭的定义为心脏泵出血液不能满足机体组织代谢的需要或只有心室内压

增加时心脏泵血才能满足机体需要的一种病理生理过程，主要表现是呼吸困难、无力和液体潴留。

一、病因与诱因

1. 病因　老年心力衰竭的病因与年轻人相似，但老年心力衰竭的病因更为复杂，常见病因有冠状动脉疾病、高血压心脏病、退行性心脏瓣膜病、心肌病、感染性心内膜炎、心肌炎、心包疾病等。高血压性肥厚型心肌病在老年女性中常见，常难以与典型的肥厚型心肌病相区别。高心排血量性心力衰竭以及与年龄相关的舒张功能不全在老年患者中均可见到。

退行性瓣膜病是老年心力衰竭患者的常见病因。目前需要外科手术治疗的主动脉瓣钙化性狭窄是最常见的老年心脏瓣膜病，而且在 70 岁以上老年患者中，主动脉瓣置换术是仅次于冠状动脉旁路移植术的心脏直视手术。风湿性瓣膜病患者在我国日渐减少，但仍然是老年心力衰竭的重要病因之一。另外，对于所有既往接受过瓣膜修补术或瓣膜置换术的患者，人工瓣膜功能障碍也是导致心力衰竭的潜在病因。老年人高心排血量性心力衰竭少见，但在诊断时常被忽略，病因包括慢性贫血、甲状腺功能亢进、维生素 B_1 缺乏症和动静脉瘘。少数老年心力衰竭患者未能发现心脏基础疾病，如果患者左心室收缩功能正常，心力衰竭可能与年龄相关的舒张功能障碍（心肌纤维化、心肌僵硬度增加）有关。

2. 老年心力衰竭的常见诱因　急性呼吸系统疾病（如肺炎、肺栓塞）或慢性阻塞性肺疾病急性发作都可引起心功能恶化，其他严重感染，如败血症或肾盂肾炎也可导致心力衰竭恶化。对于高血压患者，血压控制不佳是导致心力衰竭恶化最为普遍的原因。甲状腺疾病、贫血（如胃肠道疾病引起的慢性失血）、肾功能受损可直接或间接导致心力衰竭。在心脏诱发因素中，心肌缺血、心肌梗死、新发心房颤动（atrial fibrillation，AF）或心房扑动是导致急性心力衰竭最常见的诱因，其他诱因还包括室性心律失常，尤其是室性心动过速、缓慢型心律失常如严重的病态窦房结综合征或房室传导阻滞。心外的诱发因素包括服药依从性差、医源性容量负荷过重、药物性心律失常等。

二、临床表现

1. 症状　同年轻患者相似，老年心力衰竭患者最为常见的症状是劳累性呼吸困难、端坐呼吸、肺水肿、疲乏和运动耐量降低，但在老年人尤其是 ≥ 80 岁的患者中，心力衰竭的非典型症状的发生率增加，如非特异性全身症状（乏力、疲倦、活动能力下降）、神经系统症状（精神错乱、易怒、睡眠障碍）、胃肠道功能紊乱（厌食、腹部不适、恶心、腹泻）等。因此，老年人心力衰竭存在过度诊断和漏诊两个互相矛盾的方面。例如，老年患者劳力性呼吸困难和端坐呼吸可能是心力衰竭导致，也可能是慢性肺病、肺炎或肺栓塞导致；疲乏和运动耐量降低同样可由贫血、甲状腺功能减退、抑郁或体质弱导致。另一方面，老年人因活动受限或患有神经肌肉疾病可能较少出现劳力性呼吸困难或疲乏，最先可能出现非典型心力衰竭症状。临床医师必须保持高度警惕，否则可能忽视心力衰竭的存在。

2. 体征　与症状类似，老年心力衰竭患者的体征可能存在非特异性。典型的心力衰竭体征包括肺部湿性啰音、颈静脉怒张、肝颈回流征阳性、S_3 奔马律和下肢可凹性水肿。但应注意老年人的肺部湿性啰音可由慢性肺部疾病、肺炎或肺不张引起，外周水肿可由静脉功能不全、肾病或药物（如钙拮抗药）引起，而且老年患者即使存在明显的心功能降低，体格检查也有可能正常。

三、诊断及鉴别诊断

诊断老年心力衰竭时，应按顺序回答下列 4 个问题：有没有心力衰竭？基础病因是什么？诱因是什么？预后如何？

对于初诊患者必须进行临床评价，包括：①采集完整的病史并进行全面的体格检查，以评价导致心力衰竭发生和发展的心源性和非心源性疾病或诱因。②仔细询问饮酒史、违禁药物或化学治疗药物应用史。③评估心力衰竭患者耐受日常生活和运动的能力，如 6min 步行试验（6min 步行距离 < 150m 为重度心力衰竭，150 ～ 450m 为中度心力衰竭，≥ 450m 为轻度心力衰竭）。④所有患者检测血常规、尿常规、肝肾功能、血清电解质、空腹血糖、空腹血脂，检查甲状腺功能、12 导联心电图及 X 线胸片，必要时可测定血浆 B 型利钠肽（BNP）或 B 型利钠肽前体（pro-BNP），如 BNP < 35ng/L 或 NT-proBNP < 125ng/L，不支持心力衰竭诊断，而当 BNP > 100ng/L 或 NT-proBNP > 300ng/L 时可以考虑心力衰竭诊断；测定结果可预测心力衰竭患者的预后，但敏感性和特异性在急性心力衰竭时更高。⑤所有患者行二维和多普勒超声心动图检查，评价心脏大小、室壁厚度、左心室射血分数（left ventricular ejection fraction，LVEF）和瓣膜功能。⑥有心绞痛和心肌缺血的患者行冠状动脉造影检查。

对老年患者进行上述检查时必须考虑其承受能力，包括基础病因、共存疾病、心功能的损伤程度以及患者本人的意愿。例如，高龄心力衰竭患者若存在心绞痛合并糖尿病肾病，在进行冠状动脉造影之前应认真权衡其获益与造影剂肾病的风险孰轻孰重，同时在任何时候都要尊重患者的决定。

依据心力衰竭发病的缓急，心力衰竭可分为急性心力衰竭和慢性心力衰竭（chronic heart failure，CHF）。

依据 LVEF，心力衰竭可分为 LVEF 降低型心力衰竭（heart failure with reduced left ventricular ejectin fraction，HF-REF）和 LVEF 保留型心力衰竭（heart failure with preserved left ventricular ejectin fraction，HF-PEF），前者即传统概念上的收缩性心力衰竭，后者为舒张性心力衰竭。正确区分心力衰竭是由收缩功能障碍还是舒张功能障碍导致的，是心力衰竭诊断评估的一个重要目标，因为二者的治疗方法不同。

符合下列条件者可诊断为舒张性心力衰竭：①有心力衰竭的典型症状和体征。②LVEF 正常（＞45%），左心腔大小正常。③超声心动图有左心室舒张功能异常的证据。④超声心动图检查无心脏瓣膜病，并可排除心包疾病、肥厚型心肌病、限制型（浸润性）心肌病等。

仅通过临床特征不能区分 HF-REF 还是 HF-PEF，因此通过超声心动图、放射性核素血管造影、磁共振成像或冠状动脉造影检查评估左心室功能至关重要。通常超声心动图因价廉、有效而应用最为广泛。

四、严重程度分级

老年心力衰竭患者的预后取决于病变的严重程度，老年心力衰竭严重程度的判定方法与非老年患者相同。慢性心力衰竭的病情评估主要有美国纽约心脏病协会（New York Heart Association，NYHA）心功能分级标准和美国心脏病学会/美国心脏联合会心力衰竭 ABCD 分期标准。急性心力衰竭主要有用于急性心肌梗死 Killip 分级法、用于血流动力学监测的 Forrester 分级法和临床症状体征监测法三种分级方法。

多变量分析表明，以下临床参数均是公认的关键性预后参数，有助于判断心力衰竭的预后和存活：LVEF 下降、NYHA 分级恶化、低钠血症、运动峰耗氧量减少、血细胞比容降低、心电图 12 导联 QRS 增宽、慢性低血压、静息心动过速、肾功能不全（血肌酐水平升高、eGFR 降低）、不能耐受常规治疗以及难治性容量超负荷。

五、治疗

1. 老年慢性收缩性心力衰竭（HF-REF）的治疗　心力衰竭治疗的主要目标是提高生活质量、减少心力衰竭恶化的发生频率以及延长患者寿命，其次是提高患者的运动耐量、增强情绪适应能力和降低心力衰竭治疗所需的医疗资源和护理费用。

对老年心力衰竭患者进行优化治疗主要包括以下三个原则：①尽可能控制心力衰竭的诱发因素，如对主动脉狭窄者选择主动脉瓣置换术、对严重心肌缺血者采用冠状动脉重建术等。②注意非药物治疗和康复治疗。③慎重选择药物，积极进行一级预防和二级预防。

（1）一般治疗

1）去除诱发因素：如及时预防和控制呼吸道感染、心律失常（特别是快速AF）、电解质紊乱和酸碱平衡失调、贫血、肾损伤等可以引起心力衰竭恶化的诱因。

2）监测体重：每日测定体重非常重要，以早期发现液体潴留。若患者体重突然增加 2kg 以上，应考虑已有钠、水潴留（隐性水肿），需加大利尿药剂量。

3）调整生活方式：包括限钠（2 ～ 3g/d）、限水（一般应＜ 2L/d）、营养支持、休息和适度运动等。

4）心理和精神治疗：压抑、焦虑和孤独对心力衰竭的恶化有重要的影响，也是心力衰竭患者死亡的主要预后因素。综合性情感干预包括心理疏导，可改善心功能状态，必要时可考虑酌情应用抗抑郁药物。

5）注意下列药物可加重心力衰竭症状，应尽量避免使用。①非甾体抗炎药（non-steroidal anti-inflammatory drug，NSAID）和环氧合酶 -2 抑制剂，可引起钠潴留、外周血管收缩，减弱利尿药和 ACEI 的疗效，并增加其毒性。②皮质激素。③Ⅰ类抗心律失常药。④大多数钙通道阻滞药（calcium channel blocker，CCB），包括地尔硫䓬、维拉帕米、短效二氢吡啶类制剂。

（2）药物治疗

1）ACEI：ACEI 是证实能降低心力衰竭患者死亡率（约 24%）的第一类药物，也是治疗 CHF 的基石和首选药物。尽管尚缺乏针对 80 岁以上老年心力衰竭患者的循证医学研究，但许多有价值的临床研究已经表明，老年患者同年轻患者一样可从 ACEI 治疗中获益。

ACEI 在 CHF 中的应用方法：①除有禁忌证或不能耐受者外，全部 CHF 患者必须终身应用 ACEI，包括 B 阶段无症性心力衰竭和 LVEF ＜ 40% 者。② ACEI 的各种药物均可以选用，如卡托普利、依那普利等。③ ACEI 的禁忌证：既往应用 ACEI 出现过致命性不良反应者，如既往应用 ACEI 出现严重的血管性水肿、无尿性肾衰竭的患者以及妊娠妇女须绝对禁用。④ ACEI 合并用药：一般与利尿药合用，如无液体潴留亦可单独应用，一般无须补充钾盐；与 β 受体拮抗药合用有协同作用；与阿司匹林合用并无相互不良作用，并且对冠心病患者利大于弊；与 NSAIDs 合用对 ACEI 具有潜在的抑制作用，并可促进钠、水重吸收而使肾功能恶化。⑤应用方法：从极小剂量（如 1/4 片）开始，如果老年住院患者病情稳定，则可每日增加剂量，门诊患者可每周或每 2 周增加一次剂量，一旦达到最大耐受量即可长期维持应用；起始治疗后 1 ～ 2 周应监测血压、血钾和肾功能，以后定期复查。如果肌酐水平增高 < 30%，无须特殊处理；如果肌酐水平增高 > 30% ～ 50%，为异常反应，ACEI 应减量或停用；不应同时加用钾盐或保钾利尿药，必须同时应用时 ACEI 应减量，并加用袢利尿药，若血钾 > 5.5mmol/L，应停用 ACEI。

2）血管紧张素Ⅱ受体拮抗药：血管紧张素Ⅱ受体拮抗药（angiotensin receptor blocker，ARB）对 CHF 的疗效已经经过临床研究证实，并且其有益的结果在老年人和年轻患者中是相似的。

ARB 在 CHF 中的临床应用方法：① ARB 可用于 A 阶段患者，以预防心力衰竭的发生；亦可用于 B、C 和 D 阶段患者，对于不能耐受 ACEI 者，可替代 ACEI 作为一线治疗；对于常规治疗（包括 ACEI）后心力衰竭症状持续存在且 LVEF 低下者，可考虑加用 ARB。② ARB 的各种药物均可考虑使用，其中坎地沙坦和缬沙坦对 CHF 的疗效证据更为明确。③应用注意事项同 ACEI。

3）β 受体拮抗药：迄今已有 20 个以上安慰剂对照随机试验（逾 2 万患者）结果一致显示，β 受体拮抗药长期治疗能改善 CHF 临床情况和左心室功能，降低死亡率（约 35%）和住院率，并能显著降低猝死率。这些试验都是在应用 ACEI 和利尿药的基础上加用 β 受体拮抗药；亚组分析表明，在不同年龄、性别、心功能分级、LVEF，以及不论是缺血性还是非缺血性病因，不论是糖尿病还是非糖尿病患者，都观察到 β 受体拮抗药具有一致的临床益处。

β 受体拮抗药在 CHF 的应用方法：①所有 CHF 且心功能为 NYHA Ⅱ级或Ⅲ级、病情稳定的患者，以及 B 阶段、无症状性心力衰竭或 NYHA Ⅰ级的患者（LVEF < 40%），均必须应用 β 受体拮抗药，且需终身使用，除非有禁忌证或不能耐受。② NYHA Ⅳ级的心力衰竭患者需待病情稳定（4d 内未静脉用药，已无液体潴留且干体重恒定）后，在严密监护下由专科医师指导应用。③应在利尿药和 ACEI 的基础上加用 β 受体拮抗药。应用低剂量或中等剂量 ACEI 时即可及早加用 β 受体拮抗药。④禁用于患有支气管痉挛性疾病、心动过缓（心率 < 60 次 /min）、Ⅱ度及以上房室传导阻滞的患者（已安装起搏器者除外）。⑤推荐应用琥珀酸美托洛尔、比索洛尔和卡维地洛。应用时必须从极低剂量开始。如琥珀酸美托洛尔 12.5 ～ 25mg，每日 1 次；或酒石酸美托洛尔 6.25mg，每日 3 次；或比索洛尔 1.25mg，每日 1 次；或卡维地洛 3.125mg，每日 2 次。若患者能耐受前一剂量，每隔 2 ～ 4 周将剂量加倍，否则需延迟。⑥清晨静息心率 55 ～ 60 次 /min，即为 β 受体拮抗药达到目标剂量或最大耐受量之征。注意心率不宜低于 55 次 /min。⑦需注意监测低血压、心动过缓和房室传导阻滞，据此调整用药。

4）利尿药：对于有液体潴留的心力衰竭患者，利尿药是唯一能充分控制 CHF 患者液体潴留的药物，是标准治疗中必不可少的组成部分。合理使用利尿药是其他治疗 CHF 药物取得成功的关键因素之一。但噻嗪类和襻利尿药都不会改变 CHF 的自然病程，它们的主要作用是缓解症状。

CHF 时利尿药的应用方法：①所有 CHF 患者若有液体潴留的证据或既往出现过液体潴留，均应应用利尿药。②利尿药必须最早应用。因利尿药缓解症状最迅速，数小时或数天内即可发挥作用，而 ACEI、β 受体拮抗药需数周或数月。③利尿药应与 ACEI 和 β 受体拮抗药合用。④襻利尿药应作为首选。⑤从小剂量开始（氢氯噻嗪 25mg/d，呋塞米 20mg/d，或托拉塞米 10mg/d），逐渐加量。一旦病情控制（肺部啰音消失、水肿消退、体重稳定）即以最小有效量长期维持。每日体重的变化是调整利尿药剂量最可靠的指标。⑥长期服用应严密观察有无不良反应，如电解质紊乱、症状性低血压以及肾功能不全，特别是在服用大剂量和联合用药时。⑦在应用过程中，若患者出现低血压和氮质血症，应分析是血容量不足还是心力衰竭恶化，并做相应处理。⑧出现利尿药抵抗时（常伴有心力衰竭症状恶化），可用呋塞米 40mg 静脉注射，继以持续静脉滴注（10 ～ 40mg/h），2 种或 2 种以上的利尿药联合使用，或短期小剂量应用可增加肾血流的药物，如多巴胺 100 ～ 250μg/min。

5）醛固酮受体拮抗药：醛固酮受体拮抗药螺内酯和依普利酮是相对较弱的保钾利尿药。随机对照研究显示，常规药物加用螺内酯或依普利酮治疗可以降低 CHF 死亡率和再住院率，老年患者从螺内酯治疗中的获益大于或等于年轻患者。

醛固酮受体拮抗药在 CHF 中的应用方法：①适用于 NYHA Ⅲ级或Ⅳ级患者，急性心肌梗死后并发 CHF 且 LVEF < 40% 的患者亦可应用。②螺内酯起始量为 10mg/d，最大剂量为 20mg/d，酌情亦可隔日给予。依普利酮起始剂量为 25mg/d，逐渐加量至 50mg/d。③应用的主要危险是高钾血症和肾功能异常，入选患者的血肌酐浓度应 < 2.0mg/dl，血钾应 < 5.0mmol/L。对于老年或肌肉量较少的患者，血肌酐水平并不能准确反映肾小球滤过率，后者或肌酐清除率应 > 30ml/min。④在长期使用螺内酯的患者中，约有 10% 的患者因男性乳房发育而停药，此不良反应在依普利酮少见。⑤一旦开始应用醛固酮受体拮抗药，应立即加用襻利尿药，停用钾盐，ACEI 减量。

6）神经内分泌抑制药的联合应用

ACEI 和 β 受体拮抗药的联合应用：临床试验已证实二者有协同作用，可进一步降低 CHF 患者的死亡率，已是 CHF 的经典常规治疗，应尽早合用。

ACEI 与醛固酮受体拮抗药合用：临床试验证实 ACEI 加醛固酮受体拮抗药可进一步降低 CHF 患者的死亡率。

ACEI 加用 ARB：根据 VALIANT 试验，急性心肌梗死后并发心力衰竭的患者不宜联合使用这两类药物。

ACEI、ARB 与醛固酮受体拮抗药三药合用：会进一步增加肾功能异常和高钾血症的危险，故不宜联用。

ACEI、ARB 与 β 受体拮抗药三药合用：不论是 ARB 与 β 受体拮抗药合用，还是 ARB+ACEI 与 β 受体拮抗药合用，目前并无证据表明对心力衰竭或心肌梗死后患者不利。

7）地高辛：临床研究（DIG 试验、PROVED 和 RADIANCE 试验）证实地高辛治疗不增加 CHF 总死亡率，且可降低死亡和因 CHF 恶化住院的复合危险。地高辛可改善 CHF 症状，对已经接受适宜剂量的 ACEI、β 受体拮抗药和利尿药治疗但 CHF 症状仍存在的患者有益。

地高辛在 CHF 中的应用方法：①应用地高辛的主要目的是改善 HF-REF 的临床状况，因而适用于已在应用 ACEI（或 ARB）、β 受体拮抗药和利尿药治疗，而仍持续有症状的 CHF 患者。②也适用于伴有快速心室率的 AF 患者，但加用 β 受体拮抗药对运动时心室率增快的控制更为有效。③地高辛没有明显的降低 CHF 患者死亡率的作用，因而不主张早期应用。④急性心力衰竭并非地高辛的应用指征，除非合并快速心室率的 AF。⑤急性心肌梗死后患者，特别是有进行性心肌缺血者，应慎用或不用地高辛。⑥地高辛不能用于 II 度或高度传导阻滞（除非有起搏器）者；与负性传导药物合用时必须谨慎。⑦应用地高辛需采用维持量疗法，0.25mg/d。70 岁以上、肾功能受损或低体重的患者应使用较低剂量的地高辛，如 0.125mg 每日 1 次或隔日 1 次。⑧老年 CHF 患者应用地高辛会增加中毒的风险，应在用药后每隔 2～4 周或任何疑有中毒时进行血清地高辛浓度测定（有效药物浓度为 0.5～0.9ng/ml）。⑨由利尿药导致的低钾血症或高钾血症可加重地高辛的心脏毒性，因此维持正常的血清电解质水平至关重要。⑩地高辛的不良反应主要见于大剂量用药时，但治疗 CHF 并不需要大剂量的地高辛。

8）伊伐布雷定：是一种通过抑制窦房结起搏电流、减慢心率从而治疗 CHF 的新药，SHIFT 研究证实，窦性心律时心率≥ 70 次 /min、LVEF ≤ 35% 的 CHF 患者，基础治疗加伊伐布雷定 7.5mg，2 次 /d，复合终点较对照组减低 18%，LVEF 和生活质量改善。

伊伐布雷定在 CHF 中的应用方法：①适用于窦性心律的 HF-REF 患者。②按照指南应用常规治疗药物（ACEI/ARB、β 受体拮抗药、螺内酯、利尿药）已经达到推荐剂量或最大耐受量，心率仍然≥ 70 次 /min 并且持续有症状或不能耐受 β 受体拮抗药、心率 ≥ 70 次 /min 的有症状患者可以加用。③起始用药剂量为 2.5mg，2 次 /d，根据心率和其他症状、体征调整用量至最大剂量，即 7.5mg，2 次 /d，静息心率以 60 次 /min 为宜，不宜低于 55 次 /min。④不良反应少见，如心动过缓、光幻视、视物模糊、心悸、胃肠道反应等。

9）钙通道阻滞药（CCB）：由于缺乏 CCB 治疗 CHF 有效的证据，此类药物不宜应用。具有负性肌力作用的 CCB 如维拉帕米和地尔硫草，对心肌梗死后伴 LVEF 下降、无症状的 CHF 患者可能有害，不宜应用。若 CHF 患者并发高血压或心绞痛而需要应用 CCB 时，可选择氨氯地平或非洛地平。

10）抗凝血药和抗血小板药物：CHF 时抗凝血药和抗血小板药物的应用建议如下① CHF 伴有明确的动脉粥样硬化性疾病或心肌梗死史、糖尿病、脑卒中而需二级预防的患者，必须应用阿司匹林，剂量应为每日 75 ～ 150mg。② CHF 伴 AF 的患者应长期应用华法林抗凝治疗，并调整剂量使国际标准化比值达到 2 ～ 3，高龄患者达到 1.5 ～ 2.5。③有出血高风险但又必须抗凝的 CHF 患者，可以考虑抗血小板治疗。④ CHF 窦性心律患者不推荐常规抗凝治疗，但明确有心室内血栓或超声心动图显示左心室收缩功能明显降低、心室内血栓不能除外时，可考虑抗凝治疗。⑤单纯性扩张型心肌病患者不需要阿司匹林治疗。⑥大剂量的阿司匹林和非甾体抗炎药都可使病情不稳定 CHF 患者病情加重。

11）他汀类药物：研究表明，他汀类药物对 CHF 患者有益或无害，但除非有调脂治疗的适应证，一般不建议老年 HF-REF 患者常规使用他汀类药物。

（3）非药物治疗

1）心脏再同步化治疗（cardiac resynchronization therapy，CRT）和心脏再同步化治疗除颤器（CRT defibrillator，CRT-D）：在心功能 NYHA Ⅲ级、Ⅳ级伴低 LVEF 的 CHF 患者，临床研究（CARE-HF，COMPANION 等）已经证实 CRT 和 CRT-D 治疗可降低全因死亡率和因 CHF 恶化而住院的风险，改善症状和心室功能，提高生活质量。

CRT 和 CRT-D 的临床应用方法：①首先经过优化药物治疗 3 ～ 6 个月，仍持续有症状、预期生存期大于 1 年、状态良好者可以进入筛选。②心功能 NYHA Ⅲ ～ Ⅳ级，LVEF ≤ 35%，且伴有左束支传导阻滞及 QRS ≥ 150ms 者，推荐置入 CRT 或 CRT-D（Ⅰ-A）。③心功能 NYHA Ⅱ级，LVEF ≤ 30%，伴左束支传导阻滞及 QRS ≥ 150ms 者，推荐置入 CRT，最好是 CRT-D（Ⅰ-A）。④严格选择适当的治疗人群，应用超声心动图检查评价心脏收缩的同步性，同时应继续合理的抗心力衰竭药物治疗。

2）埋藏式心律转复除颤器（implantable cardioverter defibrillator，ICD）：临床证据（SCD-HeEF、MADIT-Ⅱ等）显示，ICD 对 NYHA Ⅱ～Ⅲ级、急性心肌梗死后 40d 以上、曾有致命性快速心律失常而预后较好者可以降低病死率，因此推荐用于上述患者。

ICD 的临床应用方法：①二级预防：CHF 伴低 LVEF，曾有心脏停搏、心室颤动或伴有血流动力学不稳定的室性心动过速，推荐置入 ICD 以延长生存（Ⅰ类，A级）。②一级预防：缺血性心脏病患者，心肌梗死后至少 40d，LVEF ≤ 35%，长期优化药物治疗（至少 3 个月）后心功能 NYHA Ⅱ级或Ⅲ级，合理预期生存期超过 1 年且功能良好，推荐置入 ICD 以减少心脏性猝死，从而降低总死亡率（Ⅰ-A）。③符合 CRT 适应证同时又是猝死的高危人群，尤其是心肌梗死后或缺血性心肌病的心功能不全患者，有条件者应尽量置入 CRT-D。

3）心脏移植：心脏移植可作为终末期 CHF 的一种治疗方式，主要适用于无其他可选择治疗方法的重度 CHF 患者。但由于供体受限，心脏移植不建议在 65 岁以上老年患者中进行。

2. 老年舒张性心力衰竭（HF-PEF）的治疗 约有 50% 的老年 CHF 患者左心室收缩功能尚存，然而很少有临床试验评估药物对这种 CHF 的治疗效果，因此 HF-PEF 的治疗在很大程度上仍然是根据临床经验。

（1）积极控制血压：HF-PEF 患者的达标血压宜低于单纯高血压患者的标准，即收缩压＜ 130mmHg，舒张压＜ 80mmHg。

（2）控制 AF 心率和心律：心动过速时舒张期充盈时间缩短，心排血量降低，因此慢性 AF 控制心室率或 AF 转复并维持窦性心律都会有益于 HF-PEF 患者。

（3）应用利尿药：可缓解肺淤血和外周水肿，但不宜过度，以免前负荷过度降低而致低血压。

（4）血运重建治疗：由于心肌缺血可以损害心室的舒张功能，冠心病患者如有症状性或可证实的心肌缺血，应考虑冠脉血供重建。

（5）逆转左心室肥厚，改善舒张功能可用 ACEI、ARB、β 受体拮抗药等。维拉帕米有益于肥厚型心肌病。

（6）地高辛不能增加心肌的松弛性，不推荐应用于舒张性心力衰竭。

（7）若同时合并 HF-REF，则以治疗后者为主。HF-PEF 的治疗包括积极治疗潜在的心脏疾病；小剂量到中剂量应用利尿药以减轻充血和水肿的症状；合并使用 ACEI、ARB 或 β 受体拮抗药可改善症状并可能减轻再住院的风险。但如果患者对起始治疗无效，应考虑换药治疗，可选用硝酸盐类药物、地高辛、钙通道阻滞药或联合使用药物。

3. 老年急性失代偿性心力衰竭（acute decompensated heart failure，AHF）的治疗 老年 AHF 通常突然起病，并且多为原有 CHF 急性失代偿；可以表现为 HF-REF，也可以表现为 HF-PEF。我国因 CHF 急性失代偿住院患者中 60% 是 60 岁以上的老年患者。病因主要为冠心病、风湿性瓣膜病和高血压。常见的诱因有 CHF 药物治疗不足、严重感染尤其是肺炎和败血症、心脏容量超负荷、高血压控制不利、心肌缺血、严重贫血与低蛋白血症、急性严重心律失常、肺栓塞、应用负性肌力药物不当等。入院时心功能都以Ⅲ级居多（42.5% ~ 43.7%），基本为 CHF 的急性加重。AHF 预后很差，急性肺水肿患者的院内死亡率为 12%，一年死亡率达 30%。

（1）老年 AHF 的临床表现：老年急性左心衰竭的临床表现。老年急性右心衰竭主要表现为低心排出量综合征、右心循环负荷增加，可有颈静脉充盈、肝大、低血压等。

（2）诊断内容与检测指标

1）老年 AHF 临床诊断应包括 3 个问题：①有无 AHF？患者的症状、体征有无其他原因（如肺部疾病、贫血、肾衰竭、肺栓塞等）？②诱因是什么？可否立即处理（心律失常、ACS、高血压、感染等）？③威胁生命的关键问题是什么？可否立即处理（血氧、血压、酸中毒等）？

2）辅助检查项目：下述检查有助于尽快做出 AHF 患者病情分析：心电图、胸部 X 线检查、超声心动图、动脉血气分析、血常规和血生化、BNP 及 NT-proBNP、心肌坏死标志物（cTnT 或 cTnI、CK-MB、肌红蛋白）等。

3）病情严重性分级：临床常用急性心肌梗死的 Killip 法、血流动力学监测的 Forrester 法和临床症状体征监测法 3 种分级方法。

（3）老年 AHF 的治疗

1）治疗目标：控制基础病因和诱因，缓解各种严重症状，稳定血流动力学状态，纠正水和电解质紊乱，维持酸碱平衡，保护重要脏器功能，降低死亡风险，改善近期和远期预后。

2）治疗方法

镇静药：①吗啡，1 ~ 2mg，缓慢静脉注射，密切观察疗效和呼吸抑制的不良反应，必要时重复 2 ~ 3 次，亦可皮下或肌内注射。伴二氧化碳潴留者则不宜应用；伴明显和持续性低血压、休克、意识障碍、慢性阻塞性肺疾病等患者禁忌使用。②亦可应用哌替啶，50 ~ 100mg 肌内注射。

利尿药：①首选呋塞米，先静脉注射 20 ~ 40mg，继以静脉滴注，5 ~ 40mg/h，其总剂量在最初 6h 应不超过 80mg，最初 24h 不超过 200mg。②亦可应用托拉塞米

10～20mg 或依那尼酸 25～50mg，静脉注射。③若襻利尿药疗效不佳，加大剂量仍未见良好反应，以及容量负荷过重的 AHF 患者，应加用噻嗪类和（或）醛固酮受体拮抗药：氢氯噻嗪，25～50mg，每日 2 次，或螺内酯，20～40mg/d。

支气管解痉药：①感染喘息明显者可用氨茶碱，0.125～0.25mg，以葡萄糖溶液稀释后静脉注射（10min），4～6h 后可重复一次；或以 0.25～0.5mg/（kg·h）静脉滴注。②亦可应用二羟丙茶碱，0.25～0.5mg，静脉滴注，速度为 25～50mg/h。此类药物不宜用于冠心病（如急性心肌梗死或不稳定型心绞痛）所致的 AHF 患者，不可用于伴心动过速或心律失常的患者。

血管活性药物：主要有硝酸酯类、硝普钠、重组人脑钠肽（recombinant human brain natriuretic peptide，rhBNP，奈西立肽）、乌拉地尔及酚妥拉明，但钙通道阻滞药不推荐用于 AHF 的治疗。

硝酸酯类药物静脉制剂：与呋塞米联合应用治疗急性心力衰竭有效且优于单用大剂量的利尿药，静脉应用硝酸酯类药物应十分小心滴定剂量，经常测量血压，防止血压过度下降。硝酸甘油静脉滴注的起始剂量为 5～10μg/min，每 5～10min 递增 5～10μg/min，最大剂量为 100～200μg/min。硝酸异山梨酯静脉滴注剂量为 1～10μg/h。亦可喷雾吸入或口服。硝酸甘油每 10～15min 喷雾一次（400μg），或舌下含服，每次 0.3～0.6mg；硝酸异山梨酯舌下含服，每次 2.5mg。

硝普钠：适用于严重的心力衰竭、原有后负荷增加，以及伴心源性休克的患者。临床应用宜从小剂量 15～25μg/min 开始，酌情增加剂量至 50～250μg/min，静脉滴注，疗程不要超过 72h。应用过程中要密切监测血压，停药时应逐渐减量，并加用口服血管扩张药，以避免反跳现象。

rhBNP：可应用于急性失代偿性心力衰竭。先给予负荷剂量 1.5μg/kg，缓慢静脉注射，继以 0.007 5～0.015μg/（kg·min）的速度静脉滴注；也可以不用负荷剂量而直接静脉滴注，疗程为 24～72h。

乌拉地尔：适用于高血压心脏病、缺血性心肌病（包括急性心肌梗死）和扩张型心肌病引起的急性左心衰竭。通常采用静脉滴注，100～400μg/min，可逐渐增加剂量，并根据血压和临床状况予以调整。伴严重高血压者可缓慢静脉注射 12.5～25mg。

正性肌力药物有以下几类。

洋地黄类：对 AHF 伴快速心室率的患者有益。一般应用西地兰 0.2～0.4mg 缓慢静脉注射，2～4h 后可以再用 0.2mg，伴快速心室率的心房颤动患者可酌情适当增加剂量。

多巴胺、多巴酚丁胺：多巴胺 250～500μg/min 静脉滴注，一般从小剂量起始，逐渐增加剂量，短期应用。多巴酚丁胺 100 ～ 250mg/min 静脉滴注，使用时注意监测血压，常见的不良反应有心律失常，偶可因心肌缺血加重而出现胸痛。正在应用 β 受体拮抗药的患者不推荐应用多巴酚丁胺和多巴胺。

米力农、氨力农：米力农首剂 25 ～ 50μg/kg 静脉注射（超过 10min），继以 0.25 ～ 0.5μg/（kg·min）静脉滴注。氨力农首剂 0.5 ～ 0.75mg/kg 静脉注射（超过 10min），继以 5 ～ 10μg/（kg·min）静脉滴注。常见的不良反应有低血压和心律失常。

左西孟旦：是一种钙增敏剂，其正性肌力作用独立于 β 肾上腺素能刺激，可用于正接受 β 受体拮抗药治疗的患者。首剂 12 ～ 24μg/kg 静脉注射（超过 10min），继以 0.1μg/（kg·min）静脉滴注，可酌情减半或加倍。对于收缩压＜ 100mmHg 的患者，不需要负荷剂量，可直接用维持剂量，以防止发生低血压。

3）非药物治疗：主动脉内球囊反搏（intra-aortic balloon pump，IABP）。① AHF 时的适应证：a. 心源性休克，且不能通过药物治疗纠正；b. 伴血流动力学障碍的严重冠心病（如急性心肌梗死伴机械并发症）；c. 顽固性肺水肿。②禁忌证：a. 存在严重的外周血管疾病；b. 主动脉瘤；c. 主动脉瓣关闭不全；d. 活动性出血或存在其他抗凝禁忌证；e. 严重的血小板缺乏。③撤除的参考指征：a.CI ＞ 2.5L/（min·m^2）；b. 尿量＞ 1ml/（kg·h）；c. 血管活性药物的用量逐渐减少，而同时血压恢复较好；d. 呼吸稳定，动脉血气分析各项指标正常；e. 降低反搏频率时血流动力学参数仍然稳定。

机械通气。AHF 者行机械通气的指征：①出现心跳呼吸骤停而进行心肺复苏时。②合并Ⅰ型或Ⅱ型呼吸衰竭。应用指征：a. 心肺复苏时；b. 严重呼吸衰竭经常规治疗不能改善，尤其是出现明显的呼吸性酸中毒和代谢性酸中毒并影响到意识状态的患者。

血液净化治疗。包括血液滤过（超滤）、血液透析、连续血液净化和血液灌流等。适应证：①高容量负荷如肺水肿或严重的外周组织水肿，且对襻利尿药和噻嗪类利尿药抵抗。②低钠血症（血钠＜ 130mmol/L）且有相应的临床症状如神志障碍、肌张力减退、腱反射减弱或消失、呕吐以及肺水肿等。在上述两种情况时应用单纯血液滤过即可。③肾功能进行性减退，血肌酐＞ 500μmol/L 或符合急性血液透析指征的其他情况。

心室机械辅助装置：急性心力衰竭经常规药物治疗无明显改善时，有条件的可应用此种技术，包括体外膜氧合器、心室辅助泵（可置入式电动左心辅助泵、全人工心脏）。根据急性心力衰竭的不同类型，可选择应用心室辅助装置，在积极纠治基础心脏病的前提下，短期辅助可帮助心脏恢复功能，较长时间的辅助可作为心脏移植或心肺移植的过渡。

外科手术：下述情况应考虑急诊手术。①不稳定型心绞痛或心肌梗死并发心源性休克的患者，经冠脉造影证实为严重左主干或多支血管病变，并确认冠脉支架置入术和溶栓治疗无效。②心肌梗死后出现机械并发症，如心室游离壁破裂、室间隔穿孔、重度二尖瓣关闭不全等。③急性主动脉夹层、主动脉窦瘤破裂、各种心导管检查和介入治疗并发症导致的急性心力衰竭（如急性冠脉损伤、二尖瓣球囊扩张术后重度反流、封堵器脱落梗阻、心脏破损出血以及心脏压塞）均需要行紧急手术。

4. 老年难治性心力衰竭的治疗 难治性心力衰竭的定义为对常规基础校正（如人工瓣膜置换术或血运重建）和对积极的非药物和药物治疗无效的心力衰竭，但在定义难治性心力衰竭之前，认真查找潜在的可治疗的病因至关重要。应仔细检查患者的治疗药物，确保患者使用的是最佳的治疗药物；并且与家属认真讨论患者的饮食和用药习惯，确保患者用药的依从性，后者尤其重要，因为很多患者没有进行饮食控制或定期服药，或两者并存而导致难治性心力衰竭的发生。

对于 HF-REF，可加大血管扩张药的治疗剂量，如 ACEI、硝酸甘油、硝普钠、乌拉地尔或奈西立肽（rhBNP）可能使 CHF 患者的症状和血流动力学情况得到明显改善。

如果患者存在持续的肺充血或外周水肿，可强化利尿治疗：襻利尿药与噻嗪类利尿药联合应用可有协同作用；呋塞米常规剂量加倍只能中度增加利尿效果，加用噻嗪类利尿药可产生显著利尿、降压作用；加用托伐普坦 7.5～30mg/d，可起到排水不排钠的作用；注意防治低钾血症、低钠血症、低血容量、肾功能恶化。

CHF 患者静脉使用正性肌力药物存在一定争论，包括多巴胺、多巴酚丁胺、洋地黄、磷酸二酯酶抑制药、左西孟旦等。大量临床经验证明有些难治性 CHF 患者静脉间断或持续给予正性肌力药物可显著改善 CHF 症状并提高患者的生活质量。

近来已经证实双心室起搏可明显改善严重 CHF 伴左束支传导阻滞或严重室内传导阻滞患者的症状，提高患者的生活质量和存活率，该治疗适用于心功能分级持续在Ⅲ或Ⅳ级且有 CHF 症状的患者。初步研究结果显示有些 HF-PEF 也可从永久性双腔起搏治疗中获益，但尚需进一步研究。

如果上述治疗无效，可以考虑有无非药物治疗的适应证。若患者存在明显的肾功能受损，可进行短期透析或血液超滤以去除多余体液并维持电解质平衡；如果短期透析治疗有效，可考虑长期透析。左心室辅助装置可考虑应用于内科治疗无效、预期 1 年存活率＜ 50%，且不适于进行心脏移植的患者。心脏移植适用于有严重心功能损害或依赖静脉正性肌力药物的患者，但由于供体的限制，不建议对 65 岁以上的患者进行心脏移植。

六、健康教育

1. 疾病预防　指导患者积极干预各种高危因素，包括控制血压、血糖、血脂，治疗原发病。避免可增加心力衰竭危险的行为，如吸烟、饮酒。避免各种诱发因素，如感染（尤其是呼吸道感染）、过度劳累、情绪激动、输液过快过多等。育龄妇女应在医师指导下决定是否可以妊娠与自然分娩。

2. 生活指导　饮食宜低盐低脂、易消化、富营养，每餐不宜过饱。肥胖者应控制体重，消瘦者应增强营养支持。所有稳定性慢性心力衰竭并且还能够参加体力活动者，都应当考虑运动锻炼。运动前应进行医学与运动评估，根据心肺运动试验制订个体化运动处方，运动方式以有氧运动为主，抗阻运动可作为有氧运动的有效补充。运动过程进行监测，随时调整运动量。

3. 用药指导与病情监测　坚持遵医嘱服药，告知患者药物的名称、剂量、用法、作用与不良反应。一般 1 ～ 2 个月随访一次，病情加重时应及时就诊。

4. 照顾者指导　教育家属给予患者积极的支持，帮助患者树立战胜疾病的信心，积极配合治疗，保持情绪稳定。必要时教会主要照顾者掌握 CPR 技术。

第四节　心律失常患者的管理与教育

心律失常是指心脏冲动的频率、节律、起源部位、传导速度和激动次序的异常。随着年龄的增加，老年人心律失常发病率明显增加。老年性心律失常不仅发生率高、危害性大，而且常伴有复杂的临床情况，从而增加治疗难度，成为心血管疾病和心律失常领域的一个难点。老年人的组织器官发生老化，生理功能下降；成人期所罹患的慢性病带入老年期，新发各种老年病，还会出现多种老年问题；这些慢性病都可能成为心律失常的病因或诱因，加上老年人各个器官功能开始衰退，导致老年人心律失常的治疗上也不同于成年人。而老年人最有特征的心律失常是缓慢型心律失常和心房颤动，为本章重点阐述内容。

一、老年人心律失常发生的机制及特点

1. 心脏形态结构的增龄性变化　随着年龄的增加，心肌的解剖、生理和生化发生变化，使心肌的正常生理性质发生改变，心肌发生纤维化、淀粉样变及瓣膜退行性变，传导系统纤维化、脂肪浸润，心肌的兴奋性增高、传导变慢，心律失常发病率明显增加。

2. 心脏本身疾病　随着年龄的增加，老年人并发各种心脏病的概率明显增加。

由于窦房结动脉或其发源动脉的动脉粥样硬化引起心房缺血及炎症、纤维化等，导致窦房结功能减退、房性心律失常发生率增加。冠心病引起的心肌梗死和心室扩大，可以导致心室过度牵张，心肌缺氧和心肌细胞内钾丢失，导致心肌细胞动作电位改变，引起室性心律失常。心室肌缺血，受损心室肌与正常心肌间的电生理不均匀性，可以诱发折返而引起反复发作或持续的室性心动过速。肺源性心脏病（简称肺心病）时多源房性早搏、房性心动过速较多见。充血性心力衰竭是各种器质性心脏病的晚期表现，常伴有室性心律失常、心房颤动。在老年心房颤动患者中常可见心房内有多量淀粉样物质沉着。老年人主动脉瓣、二尖瓣可有退行性变及钙化，退行性病变可涉及传导系统，引起房室传导阻滞或束支传导阻滞。

3. 药物作用　老年人常同时患有多种疾病，同时服用多种药物，加上老年人肝肾功能的增龄性下降，对药物的耐受性较低，药物生物利用度下降，有效血药浓度增加，易发生毒性反应，可以放大抗心律失常药物的致心律失常作用。如大环内酯类、喹诺酮类抗生素、抗疟疾药、抗组胺药、抗精神病药、抗抑郁药、抗惊厥药及部分抗肿瘤药物可能有致心律失常作用。

4. 临床特点　大部分患者起病隐袭，病史较长，进展缓慢；临床症状较年轻人明显，心率缓慢引起心、脑、肾等脏器供血不足的症状十分常见；大多数老年患者同时存在几种心律失常；老年人常存在多种疾病，尤其伴有中枢神经系统疾病时表述困难，易导致漏诊、误诊。老年人缓慢心律失常有其独特的临床特点。

（1）大部分患者起病隐袭、病史较长、进展缓慢。

（2）难于恢复或痊愈。

（3）房室传导阻滞程度往往较重，如不处理则预后差。

（4）临床症状较年轻人明显。

（5）老年人心脏传导阻滞一旦发生，常呈进行性发展，且大多发生于 His 束远端或束支（90%），少数发生于房室结水平。

二、老年心律失常的分类

老年人由于其特殊的病理生理特性，其心律失常可以分为以下几种。

1. 老年退行性心律失常　患者不伴有其他心血管疾病和疾病因素，明显属于因增龄引起的退行性变引起的心律失常。此类心律失常并不影响血流动力学，但是比较顽固。

2. 老年病理性心律失常　老年患者既往已有或新发生的各种心血管疾病或其他疾病因素引起的心律失常，称为老年病理性心律失常。其心律失常的发生是疾病发生发展过程中的一种症状。

3. 混合型　即在老年退行性变的基础上出现心血管疾病而导致的心律失常。

三、病因

老年人窦房结起搏细胞随着增龄而逐渐减少，甚至可减至正常人的 5% ～ 10% 或以下。窦房结动脉多呈单一血管，起始于右冠状动脉。老年人冠心病、心肌病、高血压等发病率较高，这些疾病可能损伤窦房结动脉，导致窦房结及其周围组织缺血、纤维化，以及发生窦房结退行性病变。如冠心病、心肌梗死、急性心肌炎可发生急性房室传导阻滞，高血压、各种类型的心肌疾病是导致慢性房室传导阻滞的常见原因；Lev 病，即左心骨架硬化症。可能由于高血压及二尖瓣、主动脉瓣长期受高压影响导致支架组织纤维化所致；Lenegre 病，为特发性 His 束、室束支退化症，其基本病理改变是在房室束以下的传导系统细胞逐渐丧失，代之以纤维化和脂肪浸润。

心房颤动是老年人最为特征性的心律失常。心房颤动可见于正常人，在情绪激动、运动、手术后、电击及酒精中毒时发生，多为阵发性心房颤动。持续性心房颤动的病因多继发于原有的心血管疾病，包括冠心病、瓣膜性心脏病（大多为二尖瓣性）、高血压，尤其是存在左心室肥厚、心肌病、感染性心内膜炎、心力衰竭，其他如慢性肺源性心脏病、肺栓塞、甲状腺功能亢进，自主神经系统通过提高迷走神经或交感神经张力可以触发易感人群心房颤动的发生。在老年心房颤动患者中，部分患者是慢快综合征中心动过速期的表现。

四、老年人常见的缓慢性心律失常

由于传导系统的退行性改变，老年人心脏传导阻滞的发生率随年龄增高而增加，因此老年人缓慢性心律失常的发生率明显高于年轻人。老年人缓慢性心律失常的最常见类型有病态窦房结综合征、房室传导阻滞和室内传导阻滞。

（一）病态窦房结综合征

病态窦房结综合征是指因窦房结起搏功能低下和（或）传导障碍而发生的严重心动过缓为主的综合征。

1. 临床表现

（1）心电图：病态窦房结综合征根据心电图表现可分为 4 型。Ⅰ型，窦性心动过缓，严重者心率可降至 40bpm 以下；Ⅱ型，窦性停搏或窦房传导阻滞；Ⅲ型，心动过缓 - 过速综合征；Ⅳ型，窦房结、房室结双结病变。

（2）动态心电图：窦性心律持续而显著的心动过缓（低于 40bpm 以下），停搏＞3s 以上，可导致黑矇、晕厥等与心动过缓相关的临床症状。

（3）窦房结功能测定：常用指标为窦房结恢复时间（SNRT）和窦房结固有心率（IHR）。老年人SNRT＞1 600ms为异常。老年人IHR$_p$＜［118.1－（0.57×年龄）］×82%可判断为窦房结功能低下。

2. 治疗　原发病的治疗十分重要，诊断明确并有与心动过缓相关症状的老年人应及时安装心脏起搏器。由于很多老年人合并有许多心脑血管疾病，所以老年人的耐受力较年轻人差，而且预后不良，这就要求临床医师重视患者的症状，症状明显者，不一定到停搏＞3s才考虑安装起搏器。

起搏器的选择：显著窦性心动过缓、房室传导正常者首选AAIR型，伴房室传导阻滞者首选DDDR型，显著窦性心动过缓、房室传导正常者首选AAIR型，伴房室传导阻滞者首选DDDR型，窦房传导阻滞或窦性停搏但平均窦性心律正常者可选AAI或DDD型，频发快速性房性心律失常者选有模式转换功能的DDD型或VVIR型起搏器。

（二）房室传导阻滞

老年人房室传导系统随年龄增加结缔组织逐渐增多，60岁以后中心纤维体和室间隔上部钙化逐渐增加，房室结内细胞成分和His束传导细胞含量也逐渐减少。是导致老年人容易发生房室传导阻滞的病理基础。

1. 临床表现　老年人房室传导阻滞大多为缓慢发展过程，传导阻滞程度可有Ⅰ度、Ⅱ度Ⅰ型、Ⅱ度Ⅱ型和Ⅲ度。有些老年人的房室传导阻滞可以呈间歇性表现，需要做24h动态心电图或反复在症状出现时做心电图才能明确诊断。除了器质性心脏病外，有些间歇性房室传导阻滞可能继发于一过性心肌缺血或睡眠呼吸暂停综合征患者，后者在长间歇呼吸暂停中出现传导阻滞，此时常同时伴有血氧饱和度显著下降。

2. 治疗

（1）急性房室传导阻滞：主要针对病因治疗。急性下壁心肌梗死和急性心肌炎患者在渡过急性期后房室传导阻滞常可以减轻或消失，因此对于此类Ⅱ度以上房室传导阻滞可以选择临时心脏起搏、肾上腺皮质激素及异丙肾上腺素对症治疗。难于恢复的房室传导阻滞应安装永久心脏起搏器。

（2）慢性房室传导阻滞：Ⅱ度以上有相关症状的慢性房室传导阻滞，包括长时间不能恢复的急性房室传导阻滞，应选择安装永久性心脏起搏器，窦房结功能正常者可选择DDD或VDD型，窦房结功能不良者应首选DDDR型，频发房性快速性心律失常者可选择有起搏模式转换功能的DDD型或VVIR、VVI型起搏器。

间歇性房室传导阻滞：如排除因睡眠呼吸暂停综合征或某些不常用药物导致的房室传导阻滞，有相关症状的Ⅱ度以上房室传导阻滞包括长时间不能恢复的急性房室传导阻滞的老年患者应安装永久性心脏起搏器。

（三）室内传导阻滞

心室内传导阻滞又称为束支阻滞，可分为单束支阻滞、双束支阻滞和三束支阻滞3种类型。

1. 临床表现

（1）单束支阻滞：单束支阻滞包括左、右束支阻滞和左前分支、左后分支阻滞，左、右束支阻滞又可分为完全性阻滞和不完全性阻滞。老年人单束支阻滞的发生率较高。右束支阻滞可发生于老年慢性阻塞性肺疾病患者或健康人。左束支阻滞多见于器质性心脏病如高血压、冠心病及心肌病等患者。左前分支阻滞多发生于老年冠心病、心肌病患者，也常见于健康老年人。

单束支传导阻滞的临床意义比较复杂，除了观察其是否与器质性心脏病有关，还应观察单束支阻滞的动态变化情况，如传导阻滞是否从无到有，阻滞程度是否逐渐加重等。

（2）双束支阻滞和三束支阻滞：双束支阻滞多为右束支阻滞伴左前分支阻滞，较少见的是右束支阻滞伴左后分支阻滞，以及左前分支和左后分支交替阻滞。后者如发生二分支的完全性阻滞，则与左束支主干的完全性阻滞难于鉴别。

三束支阻滞：三束支阻滞是指右束支、左前分支及左后分支均出现传导阻滞，可有多种组合方式，如三支均发生完全性传导阻滞，则与Ⅲ度房室传导阻滞不易鉴别。不完全三束支阻滞的常见形式是左、右束支传导阻滞交替出现，或双束支阻滞伴不同程度（Ⅰ度或Ⅱ度）的房室传导阻滞等。

老年人双束支阻滞和（或）三束支阻滞的病因：老年人双束支和（或）三束支阻滞常提示患者有较大面积或弥漫性心肌损害，后者可出现与缓慢性心律失常相关的严重症状。有些患者可能合并较严重的心功能不全，预后较差。

2. 治疗　老年人发生束支传导阻滞，特别是单束支阻滞和双束支阻滞，多无心动过缓及心脏停搏表现。如未合并其他原因导致的心动过缓，患者可无症状，临床意义仅取决于患者是否存在心脏器质性疾病。但在持续性或间歇性三束支阻滞的老年患者中，则可能出现与心动过缓及心脏停搏相关的严重症状，其临床意义同完全性房室传导阻滞，必须立即安装心脏起搏器。

（四）老年人缓慢性心律失常的介入治疗的特殊性

心脏起搏器是治疗缓慢性心律失常的有效方法。老年人缓慢性心律失常除了典型的Ⅱ度以上房室传导阻滞及病态窦房结综合征外，还有些表现为心房颤动伴缓慢心室率等。因此，心脏起搏器置入术是老年患者中最常施行的心脏介入性手术之一。老年以及高龄均不是心脏起搏器置入术的禁忌证。相反，由于老年人心脏老龄化改变，常有心功能（包括收缩功能和舒张功能）下降，心脏的自律性降低和传导能力减弱，心功能代偿能力较差，发生缓慢性心律失常的机会增加，缓慢性心律失常时出现的症状较重。老年患者如有安装心脏起搏器适应证，应当及早积极地安装心脏起搏器，以防止心脏意外事件的发生。患者安装心脏起搏器后，还可以改善症状，提高老年人的生活质量。同时由于老年人其自身的特点，其起搏器置入有其特殊性。

1. 老年人起搏器的安装尽量选用生理性起搏，心脏生理性起搏可以减少心脏病的发病率和死亡率。很多研究提示，生理性起搏器与心室起搏相比，慢性心房颤动、卒中、心力衰竭和心血管事件的发生率明显减少。

2. 老年人容易发生起搏器综合征。起搏器综合征是非生理性心室按需起搏器（VVI）的常见并发症，老年人容易发生起搏器综合征。

3. 老年人心功能代偿能力低，心室舒张期顺应性下降，心室的充盈需更多地依赖于心房的活动，房室协调活动能提高心排血量、改善运动耐量。房室同步起搏更有利于老年患者。

4. 单腔心房按需起搏（AAI）是最简单的生理性起搏器，应注意的是患者不能合并有房室传导阻滞。有研究提示，对年龄 ≤ 70 岁，PR 间期 ≤ 0.22s，或年龄 > 70 岁，PR 间期 ≤ 0.26s 的病态窦房结患者，以 100 次 /min 起搏心房，房室传导仍为 1 : 1 时，安装 AAI 起搏器应是安全的。

5. VDD 起搏器为单电极双腔起搏器，手术方式简便、快捷，较适合老年患者。然而，对有潜在窦房结功能不全或心功能不全，需提高心率以改善心功能的老年患者，则不适合选用 VDD 起搏器。

6. 频率应答型起搏器的起搏频率可随活动量自动改变，以适合生理需要。老年人安装心室频率应答型起搏器后，活动能力、临床症状、运动耐力均比固定起搏频率的心室起搏器提高。

（五）心脏起搏器置入术常见并发症

1. 出血和感染　如皮下或囊袋内出血，出血合并感染。

2. 糖尿患者术后创面不易愈合。

3. 起搏器囊袋穿孔　无菌性囊袋穿孔多见于老年女性。

4. 心肌穿孔　特别是老年女性患者，右心室壁较薄弱，容易发生心室壁穿孔。心肌穿孔多见于临时起搏器术后，也可发生在永久起搏器术中。

5. 术后发生起搏和感知失灵多见于电极脱位，老年人心肌萎缩，电极头部不易固定，电极导管置入后容易发生脱位。老年人心肌应激性较差，起搏电压阈值较高，容易导致起搏失灵和感知障碍。

五、老年人常见快速型心律失常

（一）心房颤动

1. 心房颤动的分类

（1）首诊心房颤动（first diagnosed AF）：第一次被确诊的心房颤动，与心房颤动持续时间及相关症状无关。

（2）阵发性心房颤动（paroxysmal AF）：能在 7d 内自行转复为窦性心律者，一般持续时间＜ 48h。

（3）持续性心房颤动（persistent AF）：常指持续 7d 以上，需要药物或电复律才能转复为窦性心律者。

（4）长期持续性心房颤动（Long-Standing Persistent AF）：心房颤动持续时间≥ 1 年并决定进行节律转复治疗的心房颤动。

（5）永久性心房颤动（permanent AF）：不再考虑节律控制策略的患者，一旦再决定进行节律转复治疗时，则永久性心房颤动患者将被重新诊断为"长期持续性心房颤动"。

2. 临床表现　心房颤动的症状取决于有无器质性心脏病、心功能基础、心室率快慢及发作形式等。特发性心房颤动和心室率不快时可无症状。反之，可有病因相关表现、心悸、气促、乏力和心前区不适感，尤以初发或阵发性者明显，严重者可出现晕厥、急性肺水肿、心绞痛或心源性休克等。心房颤动时由于心房无机械收缩和血流淤滞等，易形成左房或心耳血栓，脱落时易发生动脉栓塞事件，尤以脑栓塞的发生率、致死率和致残率最高。其中，又以风湿性心脏病二尖瓣狭窄伴心房颤动患者最易发生，且有反复发作倾向。心脏听诊时第一心音、心律均绝对不规则，由于部分心动周期心排出量不同程度减少，常致脉搏短绌、强弱不等和血压测量结果差异较大等。如心律变为规则时，应考虑是否恢复了窦性心律、转变为心房扑动及房室传导比例固定、发生完全性房室传导阻滞、出现房性心动过速、房室交界性心动过速或室性心动过速。

3. 心电图特点　P 波消失，代之以连续、极不规则的、形态与振幅以及时间间距不一致的颤动波，称为 f 波，f 波的频率为 350 ～ 600 次 /min，心室律绝对不规则，在未接受治疗或房室传导正常者，心室率一般为 100 ～ 160 次 /min。QRS 波群通常正常，当心室率过快，出现心室内差异传导，QRS 波形态增宽变形。

4. 治疗　应积极寻找和治疗心房颤动原发疾病和诱因。治疗原则：预防血栓栓塞、控制心室率和恢复并维持窦性心律。

（1）预防血栓栓塞：除了低危患者（孤立性心房颤动、年龄＜ 65 岁）或存在禁忌证，所有心房颤动患者及均应行抗栓治疗以预防血栓栓塞并发症。

国际权威指南推荐 CHA_2DS_2-VASc 积分对非瓣膜心房颤动进行初始卒中危险评

估：主要危险因素（年龄≥ 75 岁、脑卒中病史，积分 2 分）和临床相关的非主要卒中危险因素（女性、年龄 65 ～ 74 岁、高血压、心力衰竭、糖尿病、血管病变，积分 1 分）。建议直接根据危险因素选择抗栓治疗策略，存在 1 个主要危险因素或 2 个以上临床相关的非主要危险因素，即 CHA2DS2-VASc 积分≥ 2 分者需服用口服抗凝药物；存在 1 个临床相关的非主要危险因素，即 CHA2DS2-VASc 积分为 1 分者，口服抗凝药物或阿司匹林均可，但优先推荐口服抗凝药物；无危险因素，即孤立性心房颤动、年龄＜ 65 岁，可服用阿司匹林或不进行抗栓治疗。

目前预防心房颤动血栓栓塞的药物主要分为抗凝药物和抗血小板药物。对于 CHA2DS2-VASc ≥ 2 分的患者服用口服抗凝药，可以选择的口服抗凝药物有华法林、达比加群、利伐沙班、阿哌沙班等。抗血小板药物包括阿司匹林和氯吡格雷。

在所有口服抗药中，华法林是目前为止使用时间最长的药物。华法林的治疗窗非常狭窄，大多数老年患者由于高龄引起的生理改变以及并存多种疾病而需服用多种药物等特点，都可影响华法林的代谢，使出血倾向增加，仅有 2/3 有抗凝适应证的患者应用了华法林，在老年人群中，因摔倒而停用华法林也是影响治疗的原因。华法林抗凝治疗，初始时每周监测 INR 值，稳定后每个月监测一次。服用华法林抗凝的靶目标为国际标准化比值（INR）为 2.0 ～ 3.0。INR 在 3.0 ～ 4.0，颅内出血的风险增加而血栓栓塞事件发生率并不比 2.0 ～ 3.0 低。2011 年 ACCF/AHA/HRS 心房颤动指南中规定＞ 75 岁的老年人 INR 目标值为 1.6 ～ 2.5，2011 年老年心房颤动诊治中国专家建议＞ 75 岁的老年人 INR 目标值为 1.6 ～ 2.5。

对于拒绝服用口服抗凝药物或有服用禁忌的患者，可联用 75 ～ 100mg 阿司匹林和 75mg 氯吡格雷替代。心房颤动持续时间＜ 48h 并伴有卒中危险因素者，转复前也需进行肝素抗凝治疗。心房颤动持续时间≥ 48h 应在复律前 3 周口服抗凝药物治疗，心律转复后继续治疗 4 周。

（2）控制心室率：老年心房颤动患者往往有基础心脏疾病，并且维持时间较长，不管是以何种方式转复为窦性心律的可能性较小。即使能够转复，也往往复发。在持续性心房颤动的心室率控制与电复律对比研究和心房颤动治疗策略研究也发现心室率控制在预防死亡和心血管疾病死亡上并不比节律控制差。比较持续性心房颤动节律控制、心室率控制及电复律疗效的随访调查研究、心房颤动治疗策略研究，以及心房颤动的节律控制与心室率控制——药物治疗心房颤动的研究等这些研究的结果显示，心室率控制和长期抗凝治疗更适用于无症状或症状轻微的持续性心房颤动患者。

心房颤动治疗目标是减慢快速心室率，单用或联合 β 受体拮抗药、洋地黄或钙离子通道阻滞药，甚至胺碘酮。对于运动状态下出现心房颤动相关症状患者，评估运动时心率控制水平，必要时调整药物剂量，控制心率在生理水平。有症状心房颤动，静息心率控制在 80 次 /min 以下。永久性心房颤动，药物治疗不合适或心律控制不理想可以采用房室结消融术。有症状心房颤动且左心室射血分数保留的患者心率控制可以适当放宽（平静心率＜ 110 次 /min）。但对于心力衰竭合并快心室率心房颤动的患者，洋地黄类药物是最佳选择。在其他治疗无效或存在禁忌的情况下，可以口服胺碘酮以控制心室率。决奈达隆不能用于控制永久性心房颤动心室率治疗。心房颤动合并预激不能使用抑制房室结的药物如地高辛、非二氢吡啶类钙通道阻滞药或 β 受体拮抗药。心房颤动合并预激的情况下，对于房室结的抑制可以使心房颤动转变为心室颤动，而出现严重的临床事件，当出现血流动力学改变的情况下，可以选择直流电复律终止心房颤动。

（3）恢复和维持窦性心律：长期有效且安全的维持窦性心律能够改善和消除症状，延缓病程进展，逆转解剖和电重构改变。应当指出，维持窦性心律不是要完全消除心房颤动发作，长期的药物治疗可能引发严重的不良反应，因此应强调与注重药物治疗的安全性。重视窦性心律维持治疗的临床化和个体化，即指伴不同临床心血管疾病、心功能的心房颤动患者应视情况选用电复律或药物。

初次发作的心房颤动在 24 ～ 48h 可自动转复为窦性心律。心房颤动持续 7d 以内，尤其是持续时间＜ 48h 的患者，药物复律非常有效，＞ 7d 患者电复律治疗优于药物复律。心房颤动持续时间越长，复律成功率越低。无禁忌的条件下，氟卡尼、多非利特、普罗帕酮和静脉用伊布利特可用于心房颤动或心房扑动复律。胺碘酮也可用于心房颤动药物复律。但老年人往往合并有许多基础疾病，药物复律需要充分评估，之前要反复评价心脏功能及电解质情况。心功能不全患者禁用Ⅰ类抗心律失常药物，在低钾、低镁的情况下使用Ⅲ类抗心律失常药物容易诱发尖端扭转型室性心动过速。另外，对于药物复律无反应的心房颤动或心房扑动合并快速心室反应患者，推荐直流电复律。心房颤动或心房扑动合并预激且血流动力学不稳定情况下推荐直流电复律。直流电复律之间窦性心律维持具有临床意义周期的情况下可以反复电复律。电复律前需要使用镇静药或麻醉药，之前需要评价患者肺功能。

心房颤动或心房扑动≥ 48h 或持续时间不明确，复律前应用华法林抗凝治疗 3 周，复律后继续抗凝治疗 4 周。心房颤动或心房扑动≥ 48h 或持续时间不明确且需要紧急复律，应尽快启动抗凝治疗并至少持续 4 周。对于心房颤动或心房扑动＜ 48h 且高危卒中患者，复律前或复律后立即静脉用肝素或低分子量肝素或 Xa 因子抑制剂或直接凝血酶抑制剂，随后长期抗凝治疗。心房颤动复律后，根据血栓栓塞风险决定是否长期抗凝治疗。心房颤动或心房扑动≥ 48h 或持续时间不明确或复律前 3 周未行抗凝治疗，在复律前行经食管超声检查（TEE），若左心房无血栓则行复律，另外，抗凝治疗在 TEE 前开始，并且至少持续至复律后 4 周。心房颤动或心房扑动 ≥ 48h 或持续时间不明确，复律前 3 周和复律后 4 周需要抗凝治疗。对于心房颤动或心房扑动 < 48h 且低危血栓栓塞风险患者，复律前可以静脉用肝素、低分子量肝素、一种新型口服抗凝药或不抗血栓治疗。

心房颤动是一种慢性疾病，无论是阵发性还是持续性，无论以何种方式转复为窦性心律，大多数患者都可能复发，因此通常需要服用抗心律失常药物来维持窦性心律。胺碘酮是维持窦性心律最有效的药物，但胺碘酮需要定期监测甲状腺功能及肺部情况，对于老年患者还需要注意肝肾功能的影响。胺碘酮延长 QT 间期，在低钾低镁的情况下有导致尖端扭转室性心动过速的风险，需监测 QTC。决奈达隆是不含碘的胺碘酮样药物，在降低心房颤动复发方面，胺碘酮优于决奈达隆，但是决奈达隆的耐受性更好，但不宜应用于左室功能受损、近期心力衰竭失代偿或心功能Ⅳ级（NYHA 分级）的患者。

（4）导管消融根治心房颤动：随着技术快速发展，导管消融治疗心房颤动的疗效不断提高。对有症状的阵发性心房颤动，以及药物治疗无效、有明显症状的持续性心房颤动或长期持续性心房颤动，可考虑行导管消融。但对于年龄 > 75 岁或左心房直径 > 45mm 者，不宜考虑导管消融。此外，对于心室率过快、药物不能控制者，可选择房室结改良术加置入起搏器治疗。心房起搏作为预防心房颤动的方法目前正在探索，目前使用心脏起搏器预防心房颤动者主要是窦房结功能不全合并阵发性心房颤动患者。对于预激合并心房颤动患者，在心房颤动转复以后要积极消融旁路，避免心房颤动发作时转为心室颤动。

对于心房颤动发生的高危者（各种器质性心脏病患者）长期服用相关药物（ACEI、ARB、他汀类药物等），改善心肌重构，延缓患者心脏的形态学和功能重构，进而延缓和减少心房颤动的初发和复发。

（二）室性心律失常

室性期前收缩是老年人常见心律失常，多无症状，室性心动过速和心室颤动是猝死的主要原因。老年人室性心律失常的处理原则与年轻人相同，但要考虑抗心律失常药物对老年人的耐受性、致心律失常作用和不良反应。

老年人无器质性心脏病室性期前收缩或非持续性室性心动过速无须药物治疗。症状明显者应去除患者诱发因素，可选用镇静药或 β 受体拮抗药。

伴有器质性心脏病的室性期前收缩患者主要治疗基础疾病，控制诱发因素。在此基础上用 β 受体拮抗药作为首选治疗，Ⅲ类抗心律失常药物可用于复杂室性期前收缩的患者，不应使用Ⅰ类抗心律失常药物。

发生于器质性心脏病患者的非持续性室性心动过速很可能是恶性室性心律失常的先兆。心腔内电生理检查是评价预后方法之一。如果电生理检查不能诱发持续性室性心动过速，治疗主要针对病因和诱因，在此基础上应用 β 受体拮抗药有助于改善症状和预后。对于上述治疗效果不佳且室性心动过速发作频繁、症状明显者可以按持续性室性心动过速应用抗心律失常药物预防或减少发作。对于电生理检查能诱发持续性室性心动过速者，应按持续性室性心动过速处理。如果患者左心功能不全或诱发出血流动力学障碍的持续性室性心动过速或心室颤动，应首选埋藏式心脏复律除颤器（ICD）。无条件者按持续性室性心动过速药物治疗。

老年人发生持续性室性心动过速，多预后不良，容易引起心脏猝死，无论有无器质性心脏病，有无心脏结构和功能异常都应紧急处理。除了治疗基础心脏病、认真寻找可能存在的诱发因素外，必须及时治疗室性心动过速本身。终止发作的治疗：血流动力学稳定和非持续性室性心动过速可用利多卡因、胺碘酮或普罗帕酮静脉注射。而对持续性室性心动过速伴有严重的血流动力学障碍者应选用同步直流电转复。预防复发：积极有效治疗病因；排除急性心肌梗死、电解质紊乱或药物等可逆性或一过性因素所致的持续性室性心动过速是置入埋藏式自动复律除颤器（ICD）的明确适应证。药物可选用 β 受体拮抗药、Ⅲ、Ic 类药物。

恶性心律失常是指伴有血流动力学障碍的持续性室性心动过速或心室颤动，有明确的器质性心脏病。①频率在 230bpm 以上的单形性室性心动过速。②心室率逐渐加速的室性心动过速，有发展成心室扑动和 / 或心室颤动的趋势。③室性心动过速伴血流动力学紊乱，出现休克或左心衰竭。④多形性室性心动过速，发作时伴晕厥。⑤特发性心室扑动和 / 或心室颤动。ICD 是治疗恶性室性心律失常最有效的方法，其治疗致命性室性心律失常、预防心脏性猝死的作用明显优于抗心律失常药物，已成为无可逆性诱发因素的心脏性猝死高危患者的首选治疗措施。β 受体拮抗药能降低心肌梗死、心力衰竭的总死亡率，是恶性心律失常一级预防的首选用药。

1. 向患者及家属讲解心律失常的常见病因、诱因及防治知识。教会患者及家属测量脉搏的方法，及时发现心律、心率的变化，及早发现心律失常的发生。

2. 改变不良生活习惯，戒烟、酒，避免浓茶、咖啡等刺激性食物。保持大便通畅，避免排便用力而加重心律失常。

3. 指导患者保持生活规律，劳逸结合；保持情绪稳定，避免精神紧张、激动。无器质性心脏病者应制订活动计划，积极参加体育锻炼。

4. 告知患者不得随意增减药物的剂量或种类。心房颤动射频消融术后患者按时服用抗凝药，不能擅自停药，服药期间观察有无出血现象。

5. 术后根据医嘱复查。术后 3 个月内为观察期 / 心肌恢复期，若再次出现心房颤动，应及时、就近做心电图检查，及时来院就诊。

第四章　老年消化系统疾病患者的管理与教育

消化性溃疡（peptic ulcer，PU）指在各种致病因子的作用下，黏膜发生的炎性反应与坏死性病变，病变可深达黏膜肌层，其中以胃、十二指肠溃疡最常见。老年人消化性溃疡的发病率随年龄递增而增加。其临床表现有许多特点和中青年的溃疡病不同，症状不典型，常伴有心肺疾病及肾功能减退，并发症的发生率高且很严重，应引起临床医师的高度重视。

一、临床表现

老年消化性溃疡临床表现与中青年不同，具有以下特点。

1. 胃溃疡（gastric ulcer，GU）多于十二指肠溃疡（duodenal ulcer，DU）。老年人常伴有动脉粥样硬化，胃黏膜下小动脉壁增厚，动脉腔变细，局部血流供应减少，从而导致胃黏膜萎缩变薄，固有层细胞和腺体减少。十二指肠液、碳酸氢盐分泌减少，胃排空液体延缓，使胃黏膜屏障保护作用降低是发生溃疡的主要原因。

2. NSAID 溃疡发病率高　老年人常伴有心脑血管疾病、骨关节病等，需长期服用 NSAID，容易发生严重的胃黏膜损伤，导致 NSAID 溃疡或使溃疡病加重。文献报道，在美国发生的药物不良反应中 25% 与应用 NSAID 有关。在英国，25% 的药物不良反应与应用 NSAID 有关。长期用药者至少有 10% ～ 20% 的患者会出现消化不良症状，胃溃疡（GU）发生率为 12% ～ 13%，十二指肠溃疡（DU）发生率为 2% ～ 19%，NSAID 使溃疡并发症（出血、穿孔等）发生的危险性增加 4 ～ 6 倍，有将近 35% 的溃疡并发症与应用 NSAID 有关。导致 NSAID 溃疡的高危因素包括：年龄＞ 60 岁；既往有消化性溃疡史；吸烟、酒精；同时使用抗凝药物、抗血小板药物或糖皮质激素等。

3. 溃疡部位变迁、巨型溃疡多见　中青年人溃疡多见于十二指肠、胃窦和胃小弯，老年人胃溃疡常位于胃的近端，即胃体上部、胃底部。这和随年龄增长，胃体窦交界带上移有关。因此，梗阻在老年消化性溃疡不多见，如出现梗阻应考虑胃癌的可能。据国外文献报道，40% 的老年人胃溃疡发生于胃体部，国内老年人胃体部溃疡为中青年患者的 5 ～ 6 倍。老年人复合性溃疡发生率较高，据报道，高龄组复合性溃疡占消化性溃疡总的百分比高达 9.09%，而低龄组仅为 4.31%，两组相比差异显著。巨型溃疡指胃溃疡直径 ≥ 3.0cm，十二指肠溃疡直径 ≥ 2.0cm。老年人巨型溃疡较多见，特别是 70 岁以上的患者，溃疡多位于后壁，与摄入 NSAID 有关，需与溃疡型胃癌相鉴别。

4. 症状不典型：老年消化性溃疡的症状常不典型，典型胃痛仅占 39%，即使有疼痛也失去正常的节律，而中青年患者典型胃痛占 51.2%。老年人胃痛常放射至背部（穿透至胰腺）、左侧腰部、脐周，甚至胸部、剑突上方，高位溃疡或合并反流性食管炎的患者可表现为胸骨后痛，酷似不典型心绞痛。1/3 的老年患者仅感上腹部不适或食欲减退。其临床症状与内镜表现、并发症之间无明确关系，临床症状并不能预示最终的临床结果。这与老年人痛觉迟钝有关，使用 NSAID 的患者还与药物本身具有局部及全身镇痛作用有关。

5. 并发症较多而重　NSAID 溃疡常以溃疡出血或穿孔为首发症状。而这些并发症的发生常无任何报警症状。内镜证实胃或十二指肠已出血糜烂、溃疡，甚至 50%～55% 的出血患者无相应临床症状。更重要的是，无症状的 NSAID 溃疡更易并发出血穿孔，15% 的患者可有呕血，而黑便发生率可高达 50%。由于老年人常伴有严重的心肺疾病、肾功能减退、糖尿病、动脉硬化等，一旦发生并发症均较严重，预后差。

国内资料显示：老年消化性溃疡并发大出血者占 20%，慢性出血者，若黑便不为患者注意，容易延误诊断。老年人溃疡穿孔的临床表现和体征常不明显，仅为腹部轻中度压痛、肌紧张，这与中、青年溃疡穿孔时剧烈腹痛及板状腹不同。

6. 幽门螺杆菌感染率不增高：HP 感染率并未随着年龄的增长而有升高趋势，原因可能是部分老年患者曾接受过抗 HP 治疗，部分患者使用 PPI 导致 HP 移位到胃体。因此，HP 感染可能并不是老年人溃疡增多的主要原因，而更重要的是 NSAID 相关的溃疡。

二、诊断

临床上，消化性溃疡典型的症状为节律性、周期性上腹部疼痛和（或）不适，具有典型症状，有助于本病的诊断，但是有溃疡样疼痛者并不一定患消化性溃疡，部分溃疡患者的疼痛并不典型，有的甚至无疼痛，因此，单凭症状难以确诊。胃镜检查是诊断消化性溃疡最主要的方法。高龄老人也可做胃镜检查，伴有严重心肺疾病者，可选择上消化道钡剂检查。胃镜检查过程中应注意溃疡的部位、形态、大小、深度、病期以及溃疡周围黏膜的情况。胃镜检查对鉴别良恶性溃疡具有重要价值。必须指出，胃镜下溃疡的各种形态改变对病变的良恶性鉴别都没有绝对的界线。因此，对胃溃疡患者应常规做活组织检查，治疗后应反复查胃镜直至溃疡愈合。对不典型的或难愈合的溃疡，要分析其原因，必要时做进一步相关检查如上消化道钡剂、超声内镜、共聚焦内镜等检查以明确诊断。NSAID 溃疡以胃部多见，分布在近幽门、胃窦和胃底部，溃疡形态多样，大小不等，严重者呈现大而深的溃疡，甚至多发性溃疡。

三、治疗

针对可能的病因治疗，注意休息，避免剧烈运动，避免刺激性饮食、戒烟戒酒。老年人避免 NSAID、抗血小板药物、抗凝药物、糖皮质激素等。

（一）老年人抑酸治疗的原则

抑酸治疗是缓解消化性溃疡症状、愈合溃疡的最主要措施。PPI 是首选的药物。胃内酸度降低与溃疡愈合存在直接的关系，如果用药物抑制胃酸分泌，使胃内 pH 升高 ≥ 3，每天维持 18 ～ 20h，则可使几乎所有十二指肠溃疡在 4 周内愈合。消化性溃疡治疗通常采用标准剂量的 PPI，每日一次，早餐前半小时服药。治疗十二指肠溃疡疗程 4 周，胃溃疡为 6 ～ 8 周，通常胃镜下溃疡愈合率均在 90% 以上。对于存在高危因素及巨大溃疡的患者建议适当延长疗程。PPI 的应用可减少上消化道出血等并发症的发生率。对于 HP 阳性的消化性溃疡应常规进行 HP 根除治疗，在抗 HP 治疗结束后，仍应继续使用 PPI 至疗程结束。

目前认为，老年人胃酸分泌并未随着年龄增长而降低，我国人群慢性萎缩性胃炎多以胃窦部黏膜改变为主，对胃酸分泌影响较小，从理论上讲，只有胃体黏膜萎缩的患者，才会发生明显的胃酸分泌改变，况且，老年人食管和胃黏膜抗损伤和修复的能力均降低，因此，对于老年消化性溃疡应用抗酸药仍然是合理和必要的选择。但对于抗酸药种类和剂量，应采取个体化策略，由于老年人的肝对药物的代谢转化能力降低，肾对药物的清除能力降低，药物的生物利用度提高，半衰期延长，肝、肾负担加重，因此，在老年人用药时，要充分评估肝、肾功能，合理选择药物。老年人抑酸治疗药物中 PPI 是最有效、安全的药物。

（二）老年人根除 HP 治疗

根除 HP 是消化性溃疡的基本治疗，是溃疡愈合及预防复发的有效措施。"第四次全国幽门螺杆菌感染处理共识报告"提出：我国 HP 感染率总体上仍很高，成人中感染率达到 40% ～ 60%。老年人 HP 感染率并未随年龄增长而升高，甚至低于中青年。因此，在根除 HP 治疗方案选择时，需慎重考虑联合用药对老年人肝肾功能的影响，而且，老年人往往伴有多种疾病，同时服用多种药物，应避免根除 HP 药物与多种药物之间的相互作用，根除 HP 治疗的疗程不宜过长，次数不宜过多。

（三）老年人 NSAID 溃疡的防治

PPI 是预防和治疗 NSAID 溃疡的首选药物。PPI 能高效抑制胃酸分泌，显著改善患者的胃肠道症状，预防消化道出血，并能促进溃疡愈合。胃黏膜保护剂具有增加 PG 合成、清除并抑制自由基、增加胃黏膜血流等作用，对 NSAID 溃疡有一定的治疗作用。NSAID 溃疡并发症的预防可根据不同的风险程度采用不同的方案。

（四）消化性溃疡并发出血的治疗措施

消化性溃疡合并活动性出血的首选治疗方法是胃镜下止血，同时使用大剂量 PPI 可有效预防再出血，减少外科手术率与病死率。

消化性溃疡并发急性出血时，应尽可能做急诊胃镜检查，24h 内的胃镜干预能够改善高危患者的预后。Forrest 分级 Ⅰa～Ⅱb 级患者，应在胃镜下进行适当的止血治疗。胃镜治疗联合大剂量静脉使用 PPI，可显著降低再出血率与外科手术率。PPI 通过抑制胃酸分泌，提高胃内 pH，降低胃蛋白酶活性，减少对血凝块的消化作用，提高血小板的凝集率，从而有助于巩固胃镜治疗的止血效果。

内镜检查后的药物治疗：①有活动性出血、裸露血管或黏附血凝块的患者在内镜下治疗成功后，应给予静脉 PPI 治疗，必要时，加用生长抑素静脉滴注或皮下治疗。②有扁平黑斑或清洁基底的溃疡患者可静脉或口服 PPI 治疗。

（五）老年消化性溃疡复发的预防

HP 感染、长期服用 NSAID 是导致消化性溃疡复发的主要原因，其他原因尚有吸烟、饮酒等不良生活习惯。对复发性溃疡的治疗，应首先分析其原因，做出相应的处理。根除 HP 后，溃疡复发率显著低于单用抑酸药治疗组和根除治疗组，提示 HP 是导致溃疡复发的主要因素，这其中包括未进行 HP 根除治疗和根除治疗后 HP 再次转为阳性者。后者包括再燃和再感染两种可能，近年来，多项研究表明再燃可能是 HP 感染复发的主要因素，应对 HP 再次进行根除治疗。对非 HP 感染、HP 根除失败及其他不明原因的复发性消化性溃疡的预防，建议应用 PPI 或 H_2 受体拮抗药维持治疗。长期服用 NSAID 是导致消化性溃疡复发的另一重要因素，如因原发病需要不能停药者可更换为选择性 COX-2 抑制剂，并同时服用 PPI。对合并 HP 感染者，应行根除治疗。对不能停用 NSAID 者，长期使用 PPI 预防溃疡复发的效果显著优于 H_2 受体拮抗药。从药理机制上讲，选择性 COX-2 抑制剂可避免 NSAID 对 COX 非选择性抑制，减少消化道黏膜损伤的发生，但研究表明，仍有 1%～3% 的高危人群使用选择性 COX-2 抑制剂发生溃疡，因此，对此类患者仍建议同时使用 PPI 维持治疗。

目前使用的许多胃黏膜保护剂通过增加胃黏液碳酸氢盐的分泌，加强胃黏膜屏障，抑制胃酸、胃蛋白酶，促进内源性 PG 的合成，刺激新生血管形成，增加胃黏膜血流量，加快胃黏膜上皮的修复，使黏膜下组织结构恢复和重建，从而提高溃疡愈合质量，降低复发率。

（六）老年消化性溃疡治疗要点

对于没有并发症的老年消化性溃疡，应首选内科治疗，治疗原则与中青年大致相同。但是，由于老年人机体改变及溃疡特点的不同，治疗中应注意以下要点：①由于老年人胃黏膜存在血管扭转，血管壁增厚等退行性变，导致胃黏膜供血减少，修复功能降低；老年人胃黏液分泌减少，"黏液屏障"减弱，胃黏膜易受损伤；老年人胃排空能力较中青年明显延迟，所以，老年人消化性溃疡往往严重且愈合较慢，疗程较长，溃疡复发率高（一年的复发率高达50%以上），多数学者认为老年是溃疡复发的高危因素，主张在溃疡治愈后，尤其对有过并发症的患者，延长疗程或采取长期维持治疗。②老年人常合并心、脑、肺、肾等病变，存在重要脏器的功能衰退或不全，用药时易产生某些不良反应。因此，治疗中需注意药物不良反应监测，及时调整用药。③老年消化性溃疡发生穿孔者，如患者条件许可，应尽快手术治疗，但手术死亡率远较中青年高。④对活动性出血者，应先采取积极的内科治疗，包括维持血容量稳定、静脉注射 PPI、静滴生长抑素、静脉滴注止血药、口服凝血酶等，必要时内镜下止血。据报道，老年消化道出血患者手术死亡率可高达25%，因此，在选择手术治疗时需严格掌握适应证，术前进行全面、客观的个体化评估。

五、健康教育

1. 疾病知识宣教　消化性溃疡易复发，应采取预防措施，包括戒烟戒酒，慎用非甾体抗炎药，在好发季节要注意规律起居。

2. 教会患者识别危险信号，若出现腹痛、恶心、呕吐、黑便或柏油便等症状，应及时到医院复查。

3. 指导患者放松技巧，如打太极拳、观看喜剧等，必要时可咨询心理医师，帮助患者应对压力，保持情绪稳定、心情舒畅。

4. 饮食指导　告知患者要食用易消化、营养丰富的食物，不可暴饮暴食，不可食用油腻、刺激性食物，不可食用辛辣、生冷食物，应少吃多餐，必要时可以制作并发放饮食宣传手册。

第五章　老年泌尿系统疾病患者的管理与教育

第一节　急性肾损伤患者的管理与教育

急性肾损伤（acute kidney injury，AKI）是指以下任一临床情况：① 48h 内血清肌酐（Scr）水平增高≥ 26.5mmol/L（0.3mg/dl）；②已知或推测在过去 7d 内 Scr 增加至大于或等于基础值的 1.5 倍；③尿量＜ 0.5ml/（kg·h）并持续 6h 以上。

一、病因

（一）与年龄相关的因素

1. 肾的结构与功能　正常成人从 40 岁以后，肾重量逐渐减轻、体积缩小。与年轻时比较，70 ～ 80 岁老年人的肾长径平均缩短 2.0cm，肾体积减少主要是肾皮质变薄。成人在 40 岁后肾小球滤过率（GFR）每 10 年约下降 10%，研究发现，GFR 的轻微变化也是发生 AKI 的独立危险因素。

2. 机体成分　与 20 岁左右的年轻人比较，65 岁以上老人血浆容量减少 8%，体内总水含量减少 17%，体内细胞外液容量减少 40%，故老年患者对血容量的变化更为敏感。

3. 用药　临床上约 1/3 的处方药物量为老年患者使用，而 65 岁以上老年人的药物不良反应是年轻人的 2 倍。国内统计结果显示，老年 AKI 约 40% 以上与药物相关。药物的毒力程度、药物在肾组织和血浆的浓度、同时应用 2 种或 2 种以上肾毒性药物等均与老年 AKI 的发生密切相关。

（二）与临床病变相关的因素

1. 肾前性因素　各种原因导致的出血、胃肠道液体丢失、皮肤液体丢失、使用利尿剂、低蛋白血症、降压药物过量使用、肝肾综合征、败血症休克、心源性休克以及非甾类抗炎药、血管紧张素转化酶抑制剂等药物介导的血流动力学改变等均可引发 AKI。90% 以上的手术相关 AKI 为肾前性因素所致。肾脏的灌注与跨肾灌注压（Transrenal Perfusion Pressure，TPP）[TPP= 平均动脉压（MAP）– 中心静脉压（CVP）] 明确相关。因静脉输液过多、机械通气使用较高 PEEP 或腹腔内压力增加时，可引起 CVP 增高也可导致 TPP 的降低。

2. 肾实质性因素 如急进性肾炎、缺血或肾毒性药物介导的急性肾小管坏死、急性间质性肾炎、血栓或胆固醇结晶等引起的肾小血管栓塞等。在老年患者中，药物引起的 AKI 更为多见。引起 AKI 的常见药物主要有碘对比剂、抗生素、NSAIDs、抗病毒药物、抗肿瘤药物等。静脉注射甘露醇、右旋糖酐、淀粉代血浆以及丙种球蛋白等高渗液体也可引起渗透性肾病导致 AKI。抗肿瘤药引起的肾损害常与药物剂量过大或溶瘤综合征有关。误用肾毒性中草药以及滥用和过量服用中草药导致的肾损害越来越多见。骨髓瘤、轻链病、高尿酸结晶等引起的肾内梗阻也可导致 AKI。

3. 肾后性因素 尿路梗阻引起的肾后性 AKI 是老年人社区获得性 AKI 的重要原因。老年患者尿路梗阻 70% 以上是非恶性因素所致，如前列腺肥大、神经源性膀胱引起的尿潴留、尿路结石、梗阻性肾盂肾炎和尿道狭窄等；恶性因素主要是前列腺癌、膀胱癌、盆腔及腹膜后肿瘤等。

国内的临床研究表明，老年 AKI 以肾前性 AKI 为主，约占 64.3%，最常见者为各种感染、心力衰竭等引起的有效血容量不足和脱水引起低血容量；其次是应用肾毒性药物（占 22%）及外科手术相关 AKI（占 14%）。值得注意的是老年人 AKI 较少单独发生，常作为某种病因诱发的多器官功能衰竭表现的一部分出现。

二、临床表现

AKI 早期常没有明显的临床症状，但严重的 AKI 常可能出现以下临床表现：

1. 尿量减少 发病后数小时或数日出现少尿（尿量 < 400ml/d）或无尿（尿量 < 100ml/d）。但如果为非少尿型 AKI，患者的尿量可正常甚至偏多。

2. 水负荷加重 由于水、钠潴留，可以导致全身水肿、血压增高和低钠血症。严重者可出现呼吸困难、咳嗽、咳粉红色泡沫痰、胸闷、充血性心力衰竭等表现。

3. 电解质紊乱 可以出现高钾血症、低钠血症、低钙血症，严重者可出现心律失常等表现。在伴有高分解代谢或伴大量细胞坏死的 AKI 患者（如横纹肌溶解、溶血或肿瘤溶解）甚至可以出现高磷血症。

4. 酸碱失衡 AKI 严重时常伴有代谢性酸中毒，主要表现为厌食、恶心、呕吐严重者可出现昏睡、精神错乱等神经精神症状。

5. 感染 在高分解代谢型 AKI 以及多尿期时容易发生肺部、泌尿道和全身感染。

三、辅助检查

1. AKI 时 Scr 和 BUN 可进行性上升，尤其是高分解代谢者上升速度较快，横纹肌溶解引起的 Scr 上升较快。但值得注意的是体重低和肌肉容积少的老年患者，Scr 的升高可能不明显，此时需要注意血清胱抑素 C 的变化，或采用公式评估 GFR 的变化。

2. 尿液检查 尿常规及尿沉渣检查，如尿蛋白定性和尿中细胞、管型和晶体情况；尿液生化检查，如尿钠、钠滤过分数、尿渗透压等有助于 AKI 的鉴别诊断。尿 N- 乙酰 -β-D- 氨基葡萄糖苷酶（NAG）、尿胱抑素 C、肾损伤分子 -1（KIM-1）等可以作为 AKI 早期诊断的生物学标记物。

3. 血清电解质如血钾、血钠、血钙、血磷以及碳酸氢根离子浓度均可发生不同程度的变化。

4. 血清学异常 如自身抗体（抗核抗体、抗 ds-DNA 抗体、抗中性粒细胞胞质抗体、抗 GBM 抗体等）阳性，补体 C3 水平降低，常提示可能为肾实质性病变引起的 AKI。

5. 血、尿或痰培养 AKI 患者伴有发热时，应该注意是否伴有感染，应留取相应标本进行细菌培养，以确定是否可能发生脓毒血症等情况。

6. 泌尿系统超声检查 鉴别有无尿路梗阻、判断肾脏大小以及肾、输尿管和膀胱等部位是否有结石或肿瘤形成。

7. 腹部 CT 扫描 可以评估尿道梗阻，确定梗阻部位，明确是否有腹膜后感染或腹膜后恶性肿瘤等病变。

8. 肾组织活检 对临床表现不典型、原因不明的肾性 AKI，在有条件以及患者可耐受时可以考虑行病理活检确诊。

四、治疗

1. 去除 AKI 相关病因 老年患者 AKI 的病因通常不是单一的，首先应该积极寻找和纠正肾前性和肾后性因素；老年患者通常用药种类繁多，因此对于老年患者要仔细检查患者的用药情况并停用可能的肾毒性药物。

对于没有明确容量缺失，也未应用肾毒性药物的老年患者，应注意患者是否有心排血量降低和 / 或 CVP 显著增高的症状和体征，如绝对或相对的低血压状态、微循环不良和血乳酸水平升高等情况。当收缩压 < 100mmHg 时，在确定没有血容量不足的情况下应尽快使用升压药物。由于小剂量多巴胺［0.5 ～ 3.0μg/（kg·min）］对伴有 AKI 的患者可以明显升高肾内血管阻力，而能提升血压的多巴胺剂量［通常 > 3.0μg/（kg·min）］常可能导致肾内血管收缩，对 AKI 患者的预后无益，且会造成一些不良后果，如心率明显增快等，目前的相关指南均不推荐使用多巴胺来预防或治疗 AKI。

在低血压血管扩张的 AKI 患者中采用去甲肾上腺素可有效地恢复血压，改善肾脏血流量和尿量的情况。小剂量的去甲肾上腺素 [< 0.3μg/（kg·min）] 在一般情况下常能有效地提升动脉压，且不良反应较少，但是，较大剂量的去甲肾上腺素 [> 0.3μg/（kg·min）] 可减少内脏和肾内血流量，不良反应明显增加。使用去甲肾上腺素需要有中心静脉置管，以避免药物外渗导致皮肤坏死。

对于老年患者，临床上还要特别注意相对低血压引起的所谓"血压正常的 AKI"，即未进行良好控制的长期高血压患者在短期内使用较强的降压药物将其高水平的血压控制到所谓"正常"水平，引起其肾灌注不良而导致 AKI 发生，对于这类患者应注意不要一味追求快速降压"达标"。

2. 维持尿量和血容量正常　AKI 发生后出现少尿或无尿通常会给老年患者心、肺功能的维持和临床用药带来极大的困难，因此少尿型 AKI 患者尿量的增加或恢复是治疗的重点。首先要仔细监测患者的每日出入量、体重变化和心、肺功能情况；其次，要保证患者的血容量正常和 MAP 的稳定，老年危重患者 MAP 在 80mmHg 以上，肾才能有效灌注；最后，在有水负荷过重的情况下谨慎选择使用药物利尿。

药物利尿首选袢利尿药，根据液体潴留的程度，选择个体化的剂量。循证医学证据显示持续静脉滴注利尿药（如呋塞米 10 ～ 40mg/h，每日总量不超过 200mg）较一次性大剂量静脉注射利尿剂能产生更大的利尿效应且不良反应较少。

在 AKI 少尿期，应以"量出为入"的原则控制液体入量。对于容量缺乏的患者，维持 CVP 在 8 ～ 10cmH₂O，一般可纠正低血容量状况；当 CVP ≥ 12cmH₂O 时，应严格控制入量、减慢补液速度或停止补液。监测 CVP 时，应特别注意腹腔内压力增加、机械通气使用较高 PEEP、肺动脉高压、右心室功能不全、三尖瓣反流等均可以引起 CVP 增高。如果出现利尿药抵抗或治疗无效的情况，应选择使用血液净化治疗。

3. 维持体内平衡，加强营养支持　老年 AKI 患者常可出现严重的电解质紊乱和酸碱失衡，其中高钾血症和代谢性酸中毒最为常见。补充碱性液体，及时纠正严重的代谢性酸中毒对 AKI 患者的预后改善极为重要；经口服或经直肠给以离子交换树脂可以降低血钾水平，但其起效时间需要 4 ～ 6h，如果肾功能不能很快恢复，应考虑行血液净化治疗。

对于危重 AKI 患者，KDIGO 指南建议使用胰岛素治疗维持血糖水平在 6.1 ～ 8.3mmol/L，总能量摄入达到 20 ～ 30kcal/（kg·d），对于无须透析治疗的非分解代谢的 AKI 患者，建议补充蛋白质 0.8 ～ 1.0g/（kg·d）；对于使用肾脏替代治疗的 AKI 患者，补充蛋白质在 1.0～1.5g/（kg·d）；对于使用连续性肾脏替代治疗（CRRT）或伴有高分解代谢的 AKI 患者，补充蛋白质应不超过 1.7g/（kg·d）。

4. 避免发生高血压、心力衰竭、严重感染等并发症　AKI 患者发生高血压和心力衰竭主要与水钠潴留有关。感染和败血症是老年 AKI 患者死亡的独立危险因素。老年患者最常见的感染是肺部感染，胆道、肠道和泌尿系感染也不少见。积极发现和治疗各种感染，对患者皮肤、身体上各种导管及其心理状况等进行专业护理，根据肾脏清除情况合理应用各种抗感染药物等也是老年患者 AKI 治疗的重要措施。

老年人出现危重疾病时，可以出现明显贫血和促红细胞生成素（EPO）的缺乏，补充 EPO 可以明显缓解临床症状，改善患者的预后。

5. 血液净化治疗的时机　KDIGO 指南将 AKI 行血液净化治疗的时机分为生化指标适应证和临床适应证两大类：

（1）生化指标适应证：顽固性高钾血症（血钾＞6.5mmol/L）；血尿素氮＞27mmol/L；难以纠正的代谢性酸中毒（pH＜7.15）；难以纠正的电解质紊乱（低钠血症、高钠血症或高钙血症）；溶瘤综合征伴有的高尿酸血症和高磷酸盐血症；尿素循环障碍和有机酸尿症导致的高氨血症和甲基丙二酸血症等。

（2）临床适应证：尿量＜0.3ml/（kg·h）持续 24h 或无尿 12h；AKI 伴有多器官衰竭；难以纠正的容量负荷过重；累及终末器官（心包炎，脑病，神经病变，肌病和尿毒症出血）；需要输注血制品和静脉营养；重度中毒或药物过量；严重的低体温或高体温等。然而，对老年 AKI 患者进行血液净化治疗前老年科医师需协助肾脏病专科医师平衡考虑治疗的益处和风险，采用个体化的最佳治疗方案。

血液净化治疗的方法可以采用腹膜透析、各种方式的血液透析和血液滤过等，但对于血流动力学不稳定的老年患者采用血液滤过更为合适。

6. AKI 行血液净化治疗的剂量　在稳定的 AKI 患者中，采用隔日一次，每次 4h 以上，血流量在 250ml/min 的透析方案是充分的，但对于有高代谢状况的患者，需要增加透析频次以达到水、电解质和酸碱平衡的目的。

老年 AKI 患者多为重症 AKI，常需要进行血液滤过或连续性血液滤过治疗。由于重症 AKI 常伴有高分解状态，尿毒素等代谢产物产生迅速并高水平蓄积，体内炎症介质大量生成，常需要清除更多的水、代谢产物、炎症介质以及各种毒素，需要更强的营养支持，故需要更高的置换液剂量来增加肾脏的清除率以打破多器官衰竭的恶性循环。置换液剂量的设定应依据治疗目的、患者代谢状态、营养支持需求、患者残存肾功能、心血管状态以及血管通路和血流量状况、有效治疗时间等综合考虑。

五、预后

AKI 的临床预后与其病因特征密切相关，此外，年龄、原有的慢性疾病、多重用药及合并多器官功能衰竭等多种因素均显著影响患者的预后。老年 AKI 1～2 级患者预后主要取决于诊治的及时性和有效性，大多数患者的肾功能可以恢复或部分恢复，部分患者可直接进入慢性肾病阶段。

老年 AKI 3 级（即 ARF）的预后通常较差，临床上重症感染、败血症、呼吸衰竭、心力衰竭及消化道出血是导致 ARF 重症患者死亡的主要原因。研究显示，老年 ARF 的病死率为 41.2%，约 62.5% 的老年 ARF 患者需要接受血液净化治疗。国内的一项统计数据表明，老年 ARF 的病死率为 53.3%，而老年院内获得性 ARF 的病死率为 67.9%。老年 ARF 死亡的预测因素有：年龄 ≥ 70 岁以上，伴发有糖尿病、高血压、慢性肾脏病，同时出现心力衰竭、感染、败血症、使用碘对比剂、梗阻性肾病、少尿、需要行肾脏替代治疗、伴发有 1 个以上器官衰竭者预后不良。合并多脏器衰竭、营养不良是老年 ARF 患者达到透析或死亡等终点事件的危险因素，并可明显影响患者的存活时间。此外，在伴有 AKI 的危重患者中，肾脏病专科会诊的延迟与患者的病死率增高以及透析治疗依赖性的增加也有密切关系。

六、预防

AKI 的预防在很大程度上依赖于医师、患者和患者家属对此病的认识和警惕性，如早期、积极地处理各种危险因素，避免使用潜在的肾毒性药物。预防的关键是积极发现患者存在的可能危险因素，如原有肾脏病或肾功能不全、肝脏疾病史，出现低容量血症及休克、酸中毒、电解质紊乱，具有过敏体质或家族过敏史，用药剂量过大或同时联用肾毒性药物等。

使用抗生素前要充分了解患者的肾脏功能状况，根据肾功能调整药物剂量，尽量少用或不用有肾毒性的抗生素；使用抗生素时不要无限制地增加剂量、延长疗程；使用中应监测尿常规、肾功能，发现肾损害要及时停药。使用抗肿瘤药物，要注意经肾脏排泄的药物，如铂类、氨甲蝶呤等可能导致的肾损伤。

外科手术引发 AKI 的高危因素有：年龄 > 70 岁；具有基础肾脏疾病；术前 Scr 增高；术前 5d 之内使用了对比剂；伴发有糖尿病、高血压、血管病变、慢性心力衰竭以及其他脏器功能不全的患者。预防措施包括围手术期间充分补足血容量或及时纠正低血容量，维持 MAP 在 80mmHg 以上，CVP 在 10～12cmH_2O，尿量 > 40ml/min；术后尽快撤除各种导管，降低院内感染率。

对于需要血管内使用碘对比剂的患者，应当评估 AKI 发生的风险。对于 AKI 高危患者，应当考虑其他造影方法，或使用最小剂量的对比剂，推荐使用等渗或低渗碘对比剂，并在造影检查前后进行水化治疗。应避免过度使用利尿剂，不恰当地使用利尿剂可能增加对比剂相关 AKI 风险，增加危重症 AKI 患者的病死率。对于少尿或无尿患者，使用对比剂的风险明显增高，尽量不采用含碘对比剂检查。如果必须进行血管造影检查，则需要在使用对比剂后进行血液净化治疗，目前的研究表明，在使用含碘对比剂之前进行预防性血液净化治疗并不能预防对比剂肾病的发生。

由于老年患者的 AKI 病理机制和处理十分复杂，专科诊断和治疗的条件要求较高，因此，积极邀请肾脏专科医师的会诊，对减少老年患者 AKI 的并发症、降低死亡率尤为重要。

七、健康教育

1. 疾病预防　指导患者慎用氨基糖苷类等肾毒性抗生素；尽量避免需用大剂量造影剂的影像学检查；避免接触重金属、工业毒物等；误服或误食毒物时，应立即进行洗胃或导泻，并采用有效解毒药。

2. 生活指导　恢复期患者应加强营养，增强体质，适当锻炼；注意室内空气清洁，开窗通风，避免与呼吸道感染者接触，尽量避免去公共场所，注意个人清洁卫生，预防感染；指导患者根据病情和活动耐力进行适当的活动，以增强机体抵抗力，但避免劳累；避免妊娠、手术、外伤；指导家属关心、照料患者，给患者以情感支持，使患者保持稳定、积极的心理状态。

3. 饮食指导　强调合理饮食对本病的重要性。以清淡、流质或半流质饮食为主。要给予高热量、高维生素、低蛋白、低钾、低钠、低磷饮食，并适量补充必需氨基酸。

4. 病情监测　指导患者准确记录每天的尿量和体重；掌握自我监测血压的方法，每天定时测量；定期复查血常规、肾功能、血清电解质。

5. 用药指导　遵医嘱用药，避免使用肾毒性药物，不要自行调整用药。

6. 管路护理　已行透析治疗者应指导患者透析通路的维护。拟行维持性血液透析的患者，指导有计划地使用血管以及尽量保护前臂、肘关节等部位的大静脉。

第二节　慢性肾衰竭患者的管理与教育

慢性肾衰竭（chronic renal failure，CRF）是指各种病因造成的慢性进行性肾实质损害，致使有效肾单位减少，肾明显萎缩或肾正常的结构消失，不能维持肾的基本功能，临床出现以代谢产物潴留，水、电解质、酸碱平衡失调，内分泌功能失调，出现全身各系统受累为主要表现的临床综合征。各种慢性肾脏疾病的终末阶段，肾小球滤过率降至 15ml/（min·1.73m²）以下，出现尿毒症毒素的蓄积、水电解质酸碱平衡紊乱等，称为尿毒症，又称终末期肾病（end stage renal disease，ESRD），或慢性肾脏病（chronic kidney disease，CKD）5 期。随着人类寿命的延长，人口老龄化问题越来越突出，老年 CRF 的患病率逐年上升，老年慢性肾衰竭的诊治问题日益突出，如何提高这些患者的生活质量、延长生存时间、减少并发症和死亡率、改善预后等均成为全社会关心的问题。

一、发病机制

老年人 ESRD 发病率高，与老年人肾的增龄性改变有关。肾的重量在 40～50 岁时达到高峰（250～270g），此后随着年龄的增长逐渐减轻，大约每 10 年减重 10%，至 70～90 岁时仅为 180～200g，较 20 岁减少 20%～40%。其中萎缩主要发生在肾皮质，因此剖面可见肾皮质明显变薄。

组织学方面，主要表现为硬化的肾小球数目增多，年轻人仅有 5% 的肾小球硬化，而 80 岁的老年人硬化的肾小球可达 30% 以上，导致功能健全肾小球数目进行性减少并出现代偿性增大。肾小球基底膜出现局灶或弥漫性增厚，系膜区增宽、系膜基质增加。老年人肾小管萎缩，上皮细胞退行性改变，远曲小管的管腔扩张，可有较多憩室或囊肿形成，肾间质纤维化也随年龄增加而加重，尤其在 60～70 岁以后，肾髓质和乳头区域胶原纤维明显增多。肾血管的改变是肾小球肾小管损害的原因之一，这些变化可能包括：①肾小动脉和肾小球毛细血管丛硬化；②动脉粥样硬化；③肾内血流短路形成；④肾小血管微血栓形成。

老年人的肾功能也逐渐减退，首先表现在肾血流量的变化，40 岁以后流入肾的血液进行性减少，每 10 年约下降 10%。作为检测肾功能指标的肾小球滤过率也逐年减少，40 岁以后肾小球滤过率每 10 年约下降 10%。内生肌酐清除率每 10 年约下降 7～8ml/（min·1.73m²）。值得注意的是，尽管老年人肾小球滤过率、内生肌酐清除率逐渐下降，但尿素氮、血肌酐不一定升高，因此不应该以尿素氮、血肌酐是否超过正常值作为判断肾功能是否正常的唯一标准。老年人肾小管功能也同时出现了老化的表现，如肾小管浓缩稀释功能明显减退，导致老年人既容易发生脱水又容易因体液过多导致水潴留、水肿或心力衰竭。老年人排酸能力比青年人低约 40%，易发生酸中毒。尽管老年人肾功能有降低的趋势，但由于这一过程是缓慢发生的，在一般情况下，无明显不适症状，但是在某些生理、病理因素发生急剧变化时，肾功能减退加速，出现临床症状。

二、临床表现和常见并发症

慢性肾衰竭在不同阶段，临床表现不尽相同。患者前期临床表现不明显，可有腰酸、乏力、夜尿增多等轻度不适，随着病情进展，逐渐出现少尿、水肿、高血压等一般肾脏疾病常有临床表现。大多数患者常无特异性的表现，因应激状态引起肾功能急剧恶化或直到终末期肾病时才出现慢性肾衰竭的临床症状和各种并发症。

1. 消化道症状　食欲缺乏、恶心、呕吐是临床最早和最突出的表现。

2. 心血管系统症状　心血管疾病是影响 CRF 预后的主要因素，我国透析登记资料显示半数以上透析患者死于心血管并发症；CRF 患者心脑血管疾病的发生率大大增加，国内统计资料显示，72% 的患者开始透析时已出现心脑血管并发症。与非老年 CRF 患者相比，老年患者心血管疾病的患病率更高。CRF 患者的心血管疾病可表现为缺血性心脏病、慢性心力衰竭、脑血管病变和外周血管病变等。尿毒症毒素潴留、容量负荷过度、贫血、钙磷代谢异常、慢性炎症等因素综合作用导致 CRF 患者心血管疾病的发生。

3. 肾性贫血及血液系统损害　贫血常为缺铁性贫血。老年 CRF 患者贫血非常常见，研究显示贫血的严重程度和肾功能损害程度有关。此外还与基础肾脏病的原因有关，糖尿病肾病、慢性间质性肾损害合并慢性炎症的患者更易出现贫血且程度较重。老年 CRF 患者出现贫血时应注意排查是否存在营养不良、出血、肿瘤等因素。CRF 后期由于机体血小板和凝血功能异常，既容易出现出血又容易出现血栓形成。

4. 神经系统症状　由于尿毒症毒素蓄积、营养不良、内分泌及代谢紊乱等因素作用，CRF 患者可出现脑病、周围神经病变和自主神经病变等神经系统损害表现。脑病常表现为精神欠佳、嗜睡、记忆力下降、定向和定位的缺陷，严重可以出现昏迷、谵妄等。外周神经病变以多发性、对称性、混合型感觉和运动神经病变为特点。

5. 矿物质和骨代谢紊乱　钙磷代谢和骨代谢紊乱是 CRF 特别是血液透析患者的重要并发症之一，大量证据表明，高磷血症、增高的钙磷乘积和甲状旁腺功能亢进可以促进血管钙化和增加心血管事件的发生率，与透析患者的死亡风险紧密相关。CRF 时常出现骨的矿化及代谢异常，早期无症状，晚期可出现骨痛、骨折、皮肤瘙痒、肌病和肌无力以及神经系统病变等。老年患者与成年人相比，比较容易出现继发甲状旁腺功能低下，发生无动力性骨病，导致高钙血症，可出现精神系统症状如淡漠，严重昏迷。高钙血症也进一步加速肾功能的恶化。

6. 免疫缺陷与感染　随着透析技术的发展，透析时间延长和老年透析患者的增加，感染等长期并发症越来越引起人们的关注。国内报告显示，感染是导致透析患者死亡的第二位原因，仅次于心血管并发症。相比年轻 CRF 患者，老年患者更容易发生各种感染。

7. 营养不良　临床表现为面色萎黄、消瘦等，主要因素可能为老年人小肠黏膜萎缩，消化吸收功能减退；食欲缺乏；过度限制蛋白质摄入；透析中蛋白质的丢失。营养不良与死亡率增加密切相关。

三、辅助检查

（一）尿常规检查

尿常规检查可发现尿比重异常、蛋白尿、血尿、管型等。慢性肾衰竭由于肾实质破坏，肾的浓缩功能下降，尿比重经常比较低。尿蛋白常阳性，可伴或不伴血尿。尿中可出现各种管型，包括蛋白管型、蜡样管型，提示肾脏存在长期严重病变。

（二）肾功能检查

肾小球功能：慢性肾功能不全的分期主要依据肾小球滤过率程度，评估肾小球滤过率常通过化验血肌酐、尿素氮和胱抑素 C，根据血清肌酐、胱抑素 C 计算肾小球滤过率，目前应用的公式比较多，常用的有 Cockcroft-Gault 公式，CKD-EPI 公式，MDRD 公式，每个公式都有一定的局限性，如 CKD-EPI 公式不包括患者的体重，对于成年患者可能比较合适，对老年患者可能容易高估了患者的肾功能水平，MDRD 公式来源于美国的糖尿病肾病患者的饮食管理研究，对于美国黑人可能比较合适。肌酐清除率由于肾小管有分泌肌酐的作用，因此，收集 24h 尿量同时测量血尿肌酐，肌酐清除率的检测方法也有高估肾功能的可能，而且有存在尿量留取不准确的问题，存在一定的局限性，临床上的应用也比之前少。

慢性肾衰竭时常伴随小管功能降低，小管重吸收功能受损时，尿溶菌酶、尿 β_2-微球蛋白、尿 α_1-微球蛋白、尿视黄醇结合蛋白等小分子蛋白增高；夜尿增多，尿比重降低。

（三）血常规

慢性肾衰竭患者常有不同程度的贫血，一般为正细胞缺铁性贫血，随着肾功能减退而加剧。白细胞计数可正常或增高。晚期患者血小板计数可降低，且常有出血倾向，一般认为是某些尿毒症毒素引起血小板功能异常。由于贫血，红细胞沉降率可能加快。

（四）血生化

血液电解质紊乱是慢性肾衰竭常见表现之一，高钾血症常见，主要由于终末期肾病患者少尿或无尿，导致钾排泄减少。低钾血症可见，常因长期饮食摄钾不足，长时间利尿剂使用等因素造成。常出现钙磷代谢失调，主要表现为血磷升高，血钙降低。血镁多维持正常或正常偏高水平。

慢性肾衰竭和透析患者常伴随脂代谢异常，常表现为血三酰甘油水平增高，胆固醇水平增高，低密度脂蛋白水平升高，高密度脂蛋白水平降低。

（五）血气分析

慢性肾衰竭患者酸碱平衡紊乱多为代谢性酸中毒，血气分析中表现为碳酸氢根浓度下降，动脉血二氧化碳分压下降，缓冲碱浓度减少，剩余碱呈负值。

（六）肾活检

慢性肾衰竭的原因众多，针对病因治疗是延缓其进展的有效措施。对于病因不明的，推测疾病仍有活动或可逆可能的急性肾衰的患者，肾活检有助于治疗和改善预后。但对于肾脏已经萎缩的老年患者，肾活检出血的风险增加，一般不建议肾活检。

（七）其他辅助检查

其他辅助检查，如血糖、血尿酸、血清蛋白电泳、血清补体、循环免疫复合物、血清甲状旁腺水平等检测，心电图、X线、B超、CT、磁共振、骨密度等检查，可为进一步明确慢性肾衰竭的病因，检测病情进展和发现并发症等提供帮助，可根据病情需要酌情选用。

四、诊断和分期

1. 诊断思路　CRF 的诊断应包括以下几项内容：①明确 CRF 的诊断：根据病史、临床表现和 eGFR 或内生肌酐清除率确定 CRF 的分期；②诊断原发疾病：确立 CRF 的病因诊断有助于判断病变进展速度和远期预后，如高血压肾损害肾功能减退的速度较缓慢，而糖尿病肾病则肾功能的进行性下降非常迅速；③寻找促使肾功能恶化的加重因素；④明确各种并发症发生的情况。

推荐使用 2012 KDIGO 指南中的肾功能分期标准进行 CKD 分期，首先存在下列情况之一即可诊断 CKD：①肾有结构或功能异常（即血、尿成分异常或影响血异常或病理学异常）≥ 3 个月，伴或不伴 GFR 降低；② GFR < 60ml/（min·1.73m²）≥ 3 个月，有或无肾损害证据。在此基础上将 CKD 分为 5 期，CKD3 ～ 5 期均存在

不同程度的 CRF。

2. 诊断中需注意的问题　CKD 分期的判定主要依据 GFR 数值，由于 GFR 的直接的测定法比较复杂，因此临床上根据血清肌酐、胱抑素 C 等为基础的 GFR 评估公式来估测肾小球滤过率（eGFR）和肌酐清除率（Creatinine Cleance Rate，CCR）。临床上使用较多的包括 Cockcroft-Gault、CKD-EPI 和 MDRD 公式等。但随着年龄的增加，老年人肌肉体积逐年减少，血清肌酐水平降低，因此可能会高估肾功能的水平。胱抑素 C 是反映肾功能水平的指标之一，不受年龄和肌肉团块的影响，但有研究认为胱抑素 C 受性别、吸烟和炎症影响。这些公式在老年人的应用均有一定的局限性，在一定程度上可能存在低估或者误判断老年人的肾功能状况。

五、鉴别诊断

对于病史不清，缺乏动态观察资料，就诊时即表现为肾衰竭者，需认真鉴别是急性肾衰竭还是慢性肾衰竭。若病史资料出现短期内尿量进行性减少，近期明确的肾毒性药物应用史，明显的体液丢失等，B 超检查双肾大小正常的，多提示急性肾衰竭；既往肾脏病、高血压，或者没有肾脏病史，但是 B 超检查双肾萎缩，往往提示慢性肾衰竭。贫血常见于慢性肾衰竭，也可见于急性肾衰竭。此外，急性肾衰竭多无明显的钙磷代谢异常。肾脏体积大小对鉴别慢性肾衰竭和急性肾衰竭有重要意义，常通过 B 超检查辨别，慢性肾衰竭由于肾小球硬化、肾小管萎缩和间质纤维化，双肾体积常缩小，因此肾脏体积增大多提示急性肾衰竭，但需注意糖尿病肾病，肾脏淀粉样变时肾体积常增大。肾实质厚度，肾实质回声及肾内结构对鉴别诊断亦有重要参考价值。肾活检病理诊断对鉴别急、慢性肾衰竭有重要意义，但应该严格把握指征，慢性肾衰竭常表现为硬化性肾炎，肾小球硬化，肾间质纤维化，急性肾衰竭则可有新月体肾炎，肾小管坏死或间质性肾炎等表现。此外，指甲肌酐可反映近 3 个月来的血肌酐水平，对鉴别急，慢性肾衰竭有重要参考价值，适用于肾体积正常、从病史资料又难以鉴别的肾衰竭患者，指甲肌酐升高鉴别急慢性肾衰竭。但是指甲肌酐的检查有一定的难度和不稳定性，临床上应用不多。

六、治疗

CRF 的治疗主要有非透析治疗、血液透析、腹膜透析及肾移植 4 种方法，采取哪一种治疗方式应根据患者的病情、患者和家属的意愿和医疗资源来决定。一般早、中期选择保守治疗来延缓或逆转 CRF 的发展。到了 ESRD 阶段，药物治疗不能缓解，则需采用替代疗法，但透析和肾移植的费用较高，给患者带来较大的经济负担，且并不是每个肾衰竭患者都有接受肾移植的机会。因此，应及早进行规范有效的治疗，以延缓或逆转病情的进展。

（一）非透析治疗（保守治疗）

非透析治疗又指保守治疗或药物治疗，是指通过饮食控制和药物的治疗，改善症状和提高生活质量，减少并发症的一种治疗手段。

1. 营养治疗　低蛋白饮食是限制饮食中的蛋白质，可补充酮酸、氨基酸，同时保证足够能量摄入的饮食疗法。目的在于延缓肾损害的进展，推迟进入透析的时间，并保证良好的营养状态。蛋白质的摄入量 0.5 ～ 0.8g/（kg·d），动物蛋白的比例应占 50% ～ 60%，α 酮酸制剂补充量为 0.1 ～ 0.2g/（kg·d）。在实施低蛋白饮食的过程中需保证充足的热量摄入，以减少机体组织蛋白的分解消耗，即每日能量摄入为 35kcal/（kg·d）（60 岁以下），30 ～ 35kcal/（kg·d）（60 岁或者以上）。以上的体重均指标准体重，计算方法为：标准体重（kg）= 身高（cm）–105，或者 = ［身高（cm）–100］× 0.9。

2. 降压治疗　降压治疗可显著降低老年 CRF 患者心脑血管疾病的发病率和病死率。对于小于 80 岁的老年人，建议将血压控制在 < 140/90mmHg；大于 80 岁的高龄老年人血压控制在 < 150/90mmHg，如果患者耐受良好，可降低到 140/90mmHg，但目前尚不清楚是否有更大获益。血压和老年人的生存率之间同样存在 J 型现象，在强调降压达标的同时，需要注意伴随疾病的影响并加强靶器官的保护，避免过度降低血压。高龄老年高血压患者的降压药物选择应更谨慎，从小剂量开始，遵循平稳缓慢适度的原则，避免血压波动。若治疗过程中出现头晕、直立性低血压、心绞痛等心脑血管灌注不足症状时应减少降压药物剂量。对于舒张压 < 60mmHg 的单纯性收缩期高血压患者，如血压 < 150mmHg，宜观察，可不用药物治疗；如收缩压在 150 ～ 179mmHg，可谨慎给予小剂量降压治疗，如收缩压 ≥ 180mmHg，可酌情加用降压药并密切观察。

治疗老年高血压的理想降压药物应符合以下条件：平稳有效；安全性好，不良反应少；服用简便依从性好。临床常用的 6 类降压药物钙通道阻滞药（CCB）、利尿剂、血管紧张素转换酶抑制剂（ACEI）、血管紧张素受体抑制剂（ARB）、β 受体拮抗药和 α 受体拮抗药均可用于老年高血压的治疗。应注意严重肾衰竭或双肾动脉狭窄者慎用或禁用 ACEI 和 ARB 类药物；eGFR < 25ml/（min.1.73m^2）时噻嗪类利尿剂无效。

3. 降脂治疗　老年人 CKD 的心血管疾病的死亡风险较高，多项随机临床试验结果显示，他汀或他汀 / 依折麦布联合能够减少非透析依赖性 CKD 患者心血管疾病和死亡的风险。2013 年 KDIGO（kidney disease improve global outcome）发布的慢性肾脏病患者血脂管理指南提出，对于老年 C 患者推荐以他汀为主的治疗方式，与血 LDL-C 水平无关。KDIGO 指南内容包括：没有透析或肾脏移植的老年 CRF 患者，推荐他汀单药或者他汀 / 依折麦布联合治疗；透析前未接受降脂治疗的老年患者，透析时不推荐使用降脂药物；透析前已使用他汀或依折麦布治疗的老年患者，透析时可维持原来的治疗方式；接受了肾移植的成人，推荐他汀单药治疗。

4. 纠正贫血治疗　贫血的治疗包括造血原料的提供，以及红细胞生成素（EPO）的补充。老年人需注意铁是强氧化剂，补铁过量会增加心脑血管疾病的发病率。K/DOQI 指南推荐铁剂治疗靶目标为转铁蛋白饱和度（TSAT）> 20%，铁蛋白 100 ～ 500ng/ml 为宜。EPO 的剂量在每周 50 ～ 150U/kg，治疗靶目标为血红蛋白 110 ～ 120g/L，血细胞比容在 33% ～ 36%。按照笔者的经验，高龄老年人活动较少，目标值略低可能更安全。对于有缺血性心脏病的患者，血红蛋白应保证在 90g/L 以上，否则容易诱发心绞痛。

5. 代谢性酸中毒治疗　纠正代谢性酸中毒的常用药物是碳酸氢钠，较轻患者 1.5 ～ 3.0g/d 即可，中、重度患者 3 ～ 8g/d，每日剂量分 3 次服用。另外，也可以补充枸橼酸钠、枸橼酸钾等其他碱性药物。当血 pH 在 7.30 以下时，应使用 5% 的碳酸氢钠 100 ～ 125ml 静脉注射纠正酸中毒，不宜一次剂量过大，可多次重复给药，避免由于存在血脑屏障，导致外周组织纠正酸中毒快于脑组织，出现脑水肿。

6. 高钾血症的处理　多有明确的诱发因素，应以预防为主。治疗如下：

（1）减少钾的摄入：避免摄入高钾食物，如干果、水果、咖啡、低钠盐等。

（2）停用可导致血钾升高的药物：包括抑制肾素 - 血管紧张素 - 醛固酮系统的药物、抑制钾在远端肾小管分泌的药物（如螺内酯、氨苯蝶啶）等。

（3）促进机体钾的排出：①应用排钾利尿药，如氢氯噻嗪、呋塞米、依他尼酸等。②应用阳离子交换树脂以减少肠道钾吸收和促进体内钾的排出。如降血钾树脂，口服剂量为 7.5 ～ 30g，每日 1 ～ 2 次服用。

（4）促进钾的转移：①碳酸氢钠的应用：5% 的碳酸氢钠溶液 100 ～ 125ml 缓慢静脉滴注，治疗过程中密切注意心电图和呼吸的变化。由于短时间内进入大量的钠盐，有诱发肺水肿的危险，对有心功能不全等高危因素者应谨慎使用。②极化液疗法：常用 10% ～ 25% 葡萄糖溶液 200 ～ 250ml 加入胰岛素静脉滴注，一般葡萄糖和胰岛素的比例为 3 ～ 4 : 1。葡萄糖在细胞内合成糖原时需 K^+ 参与，K^+ 向细胞内转移。

（5）如果血钾 > 6.5mmol/L，并伴有明显的心电图异常，必须采取果断措施，除给予前述方案外，还需积极采取保护心脏的急救措施对抗钾的毒性作用。①注射钙剂：钙可迅速拮抗高钾对心肌的毒性作用，可用 10% 葡萄糖酸钙 10 ～ 20ml 于 5 ～ 10min 内静脉推注，注射后数分钟即可见效；但持续时间较短（仅半 h），故半小时后可重复 1 ～ 2 次；②晚期肾功能不全患者如果出现急、慢性高钾血症，建议立即给予透析治疗。

7. 利尿治疗　利尿药物主要是根据 GFR 的水平和容量负荷的情况来选择。eGFR < 30ml/（min·1.73m²）时，不选择噻嗪类利尿剂，应选择袢利尿剂，如呋塞米、托拉塞米，丁尿胺等。急性肾损伤或慢性肾脏病基础上急性肾损伤需要利尿治疗时，我们的经验是静脉滴注呋塞米的效果好于静脉推注，可使用呋塞米 100 ～ 200mg 加生理盐水缓慢静点 6 ～ 10h，1 日 2 次，如效果不佳，可考虑透析替代治疗，呋塞米的最大剂量 400 ～ 500mg/d。

8. 慢性肾脏病矿物质和骨异常的治疗　钙磷代谢异常的治疗以降低过高血磷，维持正常血钙为目标，KDIGO 指南建议将血钙和血磷水平维持在正常水平。对于高磷血症可通过限制磷的饮食摄入、使用磷结合剂、增加透析对磷的清除等方法治疗。低钙血症可通过口服补钙、补充维生素 D 制剂治疗，口服钙制剂包括碳酸钙、葡萄糖酸钙、枸橼酸钙等，维生素 D 制剂常用骨化三醇（1，25-（OH）₂D₃），骨化三醇是维生素 D₃ 的最重要活性代谢产物之一，可使肠道吸收钙的能力恢复正常，纠正低血钙及过高的血碱性磷酸酶和甲状旁腺素浓度。ESRD 时肾脏产生骨化三醇不足，在 CRF 的患者中应常规使用，在治疗过程中应避免钙磷乘积过高，导致血管和软组织钙化；骨化三醇的受体遍及血管、心脏及肠道等，它还具备了许多改善骨质疏松以外的心血管保护作用。临床上老年人过量应用骨化三醇后容易出现 iPTH 过度抑制，发生低转化性骨病，容易发生高钙血症，若高钙血症持续存在或反复存在，需限制使用含钙的磷结合剂、骨化三醇、维生素 D 制剂等，停止使用高钙透析液，可使用鲑鱼降钙素降钙治疗；严重高钙血症引起神志变化的患者还可以通过透析或血滤的方法降低血钙。

继发性甲状旁腺功能亢进治疗的目标是抑制甲状旁腺激素的合成、分泌，抑制甲状旁腺腺体的增生。K/DOQI 建议将甲状旁激素（intact parathyroid hormone，iPTH）控制在 150 ～ 300pg/ml，KDIGO 建议将 iPTH 控制在正常值的 2 ～ 9 倍。对于全段甲状旁激素（intact parathyroid hormone，iPTH）超出正常值上限的患者，应首先纠正存在的高磷血症、低钙血症和维生素 D 缺乏。此外，骨化三醇可以在多个方面抑制 PTH 的分泌，可通过口服及静脉方式用于治疗继发性甲状旁腺功能亢进。严重甲状旁腺功能亢进且药物治疗失败者，可行甲状旁腺切除术。

肾性骨病的治疗有维持正常血钙、血磷水平尽可能接近正常；避免继续发生甲旁亢和转移性钙化，减少 PTH 分泌；避免接触毒性物质（如铝、氟化物），减少在骨内的沉积；纠正代谢性酸中毒等措施。

治疗方案的实施要根据肾功能的分期进行规范化的分阶段治疗。整个治疗过程要检测血 iPTH、血磷、血钙水平的变化。

（二）肾脏替代治疗

1. 肾脏替代治疗开始的时机　恰当的肾脏替代治疗可协助患者维持机体内环境稳定，改善患者症状、提高患者生活质量。过早肾脏替代治疗不但浪费医疗资源，增加家庭和社会的经济负担，而且可能对患者预后造成不良影响，过晚开始肾脏替代治疗会降低患者生活质量，影响患者寿命。

目前，还没有明确标准用于确定起始替代治疗的时间。既往把 GFR 降低作为开始肾脏替代治疗的主要指征。2002 年 K/DOQI 建议当 GFR 下降到小于 10.5ml/（min・1.73m^2）时应当开始透析治疗，除非患者在这种情况下尿量能维持正常因而无水肿、体重稳定、标准化蛋白氮的出现率不小于 0.8g/（kg・d），并且没有尿毒症症状和体征。近几年多项临床研究表明，以特定 eGFR 水平作为透析起始指征并不恰当，即使在校正透析前糖尿病和其他伴随疾病等因素的情况下，在较高 eGFR 水平开始透析的患者透析后 1 年死亡率也要高于在较低 eGFR 水平开始透析的患者。基于这些研究结果，2012 年 KDIGO 慢性肾脏病临床实践指南和 2015 年 K/DOQI 血液透析充分性临床实践指南均主张主要根据患者的临床表现来确定开始透析的时机，而不仅仅是肾功能的水平，需要评估的临床表现包括尿毒症的症状和体征、蛋白质能量消耗的证据、代谢紊乱和容量负荷的程度等。尿毒症的临床表现并无特异性，给临床医生和患者确定透析起始时间增加了难度，尤其对于伴随疾病较多的老年人，确定透析开始时机更加困难。

2. 腹膜透析　近年来随着 PD 技术的不断提高，特别是透析管由单联管改为双联管后，PD 的并发症发生率下降，质量、生存率明显提高。另外，医疗价格的调整，使得 PD 治疗的费用有所降低，对经济条件差的老年患者十分有利。PD 还有方法简便，可在家庭进行，不需要体外循环，无急剧的血流动力学变化，患者内环境相对稳定，清除中分子毒素有优势，对残余肾功能影响小等优点，适应老年人活动不便、不能耐受血流动力学迅速变化等特点。

PD 存在一些缺点，如可伴随蛋白丢失，易导致营养不良，不适合病情危重及高分解代谢的患者；水分和溶质清除缓慢，不利于高钾血症、体液潴留等的快速解救；随着残余肾功能的丢失，PD 治疗难以达到充分；容易发生腹膜炎、腹透插管相关并发症、代谢并发症等。老年人本身存在微血管改变，毛细血管基底膜变厚、腹膜纤维胶原化、孔径缩小，导致毛细血管代谢率下降；长期高血压、动脉粥样硬化，单位面积内有功能的毛细血管较前减少，容易影响溶质转运，导致透析效能下降。随着 PD 技术的改进，PD 患者生存率有一定提高。腹膜透析患者的营养不良可能与 PD 液蛋白质和游离脂肪酸的丢失有关，可以通过使用氨基酸腹膜透析液和增加摄入蛋白质来解决。老年人由于活动减少，外口和隧道感染的概率也减少，另外，管路感染在老年人中也比年轻人少。

3. 血液透析治疗　相对于 PD 而言，HD 有一些优势，它可以在短时间内清除体内多余的水分和毒素，尤其适合肺水肿、高血钾和药物中毒的快速解救。HD 治疗也有一些缺点：① HD 需要建立体外循环，对血流动力学有较大影响，老年 ESRD 患者常存在多个脏器病变，特别是心脑血管疾病，不能很好地耐受血流动力学的迅速变化，透析中更容易出现低血压、心律失常等各方面急性并发症，增加死亡风险。② HD 需要建立血管通路，老年透析患者由于常合并糖尿病、动脉粥样硬化、心功能不全等因素，有时无法建立有效的血管通路。③初次进入 HD 或血清毒素水平很高的患者，治疗后可出现脑水肿和透析失衡综合征。因此，对于老年而言，血液透析提倡个体化，在血液透析治疗之前，要根据患者的实际情况，选择正确、合理的透析方案。

对此，本文系统地总结了一些相关措施，详细内容如下：①血液透析患者的血压与水负荷密切相关，所以保持干体重对于维持血压很重要；大部分血液透析患者透析前血压往往难以控制，一般需要多种降压药联合使用；但血液透析患者往往血压波动较大，透析前高，透析后血压较前下降，所以透析日降压药可适当减少，对某些经常透析中低血压患者透析日降压药可停用；长期透析的患者有可能由于营养不良、过度脱水等原因出现低血压，宜逐渐减少降压药的剂量和种类，甚至停用降压药；由于目前使用的多为无糖透析液，透析 4h，进食后易导致透析中低血压，为了保证透析的顺利进行，老年人在透析过程中一般不建议进食，此时，可先临时监测血糖的变化，如透析中血糖偏低，可予 10% 葡萄糖 400ml 或 25% 葡萄糖 60 ~ 100ml 缓慢点滴，透析后进食；当出现心律失常问题时，要给予心电监护，观察心律、血压等的变化情况，及时给予合适的处理。②心力衰竭患者，尤其是容量负荷过高的情况下，可以采取超滤和透析结合的方法，也可以适当增加透析频率与透析时间；心衰肺水肿患者，要超滤后透析。③对于对感染患者，要及早使用抗生素；还要考虑透析后抗生素的补充。④注意纠正患者不良的饮食习惯，既要保证营养，又要控制透析间期体重的增长，避免容量负荷过重诱发心力衰竭，对患者的饮食要循循善诱，制定和实行个体化的食谱。

4. 肾移植　由于器官的缺乏，能够进行肾脏移植的老年 ESRD 并不常见，但接受移植的老年患者的生存率是乐观的。根据移植受体登记信息，大于 70 岁的老年患者与等待移植的血液透析患者比较死亡率更低。近年来许多研究提示老年的移植患者与老年的透析患者比较有更好的生活质量，且对于长期的生存也是获益的。供者的年龄是移植器官成功的主要危险因素，受体的年龄一般不影响移植物的存活。受体的年龄不能作为从肾移植中排除的唯一标准，老年移植患者应用较小剂量的免疫抑制剂就可以发挥很好的作用。

对于老年 CRF 患者，诊治和管理都存在较多空白。诊疗方面，何种指标或公式能较准确反映老年肾功能的水平？开始透析治疗的时机评估标准是什么？诸多问题需要进一步探讨。我国慢性肾脏病管理系统存在较多问题，早期慢性肾病患者没有得到有效筛查，确诊患者得不到系统的随诊治疗，患者教育力度不足，因此要改变现行的诊疗形式，建立对 CKD 的系统追踪、随诊制度。此外，老年 CRF 的流行病学领域也有大量的研究工作需要投入，国内缺乏大型的流行病学数据支持，我国老年 CRF 患者的患病及发病情况？哪些是我国 CRF 的高危人群？适合我国成年人的 eGFR 正常值是多少？这些问题的解决依赖全国范围内的大型流行病学调查研究。我国 CRF 的防治任务艰巨，未来亟须与卫生统计学、流行病学跨学科合作，做好肾病防治的大课题。

七、健康教育

1. 病情观察　指导患者准确记录每天的出入量和体重；掌握自我监测血压的方法，每天定时测量；定期复查血常规、肾功能、血清电解质。

2. 饮食宣教　严格遵从饮食治疗原则，低盐、低脂、优质低蛋白饮食，限制钠、磷和水分的摄入，根据血钾情况合理进食，注意补钙。

3. 休息与活动　指导患者根据病情和活动耐力进行适当的活动，但应避免劳累。

4. 预防感染　注意室内空气清洁，开窗通风，避免与呼吸道感染者接触，尽量避免去公共场所。

5. 用药指导　遵医嘱用药，避免使用肾毒性药物，不可自行调整用药。

6. 透析通路保护　拟行血液透析的患者，要有计划地使用血管以及尽量保护前臂、肘关节等部位的大静脉。已行透析治疗者应指导透析通路的维护。

第六章　老年糖尿病患者的管理与教育

糖尿病（diabetes mellitus，DM）是以慢性高血糖为特征的一组异质性代谢性疾病。糖尿病的基本病理生理改变为胰岛素分泌缺陷和（或）胰岛素作用障碍；基本疾病特征是慢性高血糖伴碳水化合物、蛋白质、脂肪代谢障碍。严重高血糖引起的急性并发症为糖尿病酮症酸中毒（diabetic ketoacidosis，DKA）及高血糖高渗状态（hyperglycemic hyperosmolar status HHSHHS）；长期血糖升高引起以广泛性大、小血管病变为特征的慢性并发症可导致器官、组织功能障碍、衰竭甚至死亡，增加患者的致残率、死亡率。

一、老年糖尿病的特点

老年糖尿病是指年龄 ≥ 60 岁的糖尿病患者，其特点如下。

1. 患病率高，知晓率、诊断率、治疗率有待提高，总体控制水平不理想。2010 年中国流行病学调查研究显示我国 60 岁以上人群糖尿病患病率约 22.86%，其中有相当一部分患者是新诊断人群。以糖化血红蛋白（HbA1c）< 6.5% 为标准，中老年（年龄 > 45 岁）人群血糖控制达标率在 16.8% ～ 20.3%。但在某些北京社区和医疗保健条件好的干部人群 HbA1c 控制达标率可达到 46.5% ～ 63.5%，说明良好医疗保健条件、科学的管理可以提高老年糖尿病人群的血糖控制水平。

2. 老年糖尿病可分为老年前患糖尿病和老年后新发糖尿病两种情况。两者在自身状况、糖尿病临床特点、罹患其他疾病和已存在的脏器功能损伤等方面均有所不同。在环境因素相似的情况下，患病越晚提示胰岛 β 细胞代偿能力越好。老年前患糖尿病者合并大血管、微血管病变的比例远高于老年后患糖尿病者。

3. 老年糖尿病中 2 型糖尿病占绝大多数，起病隐匿，早期多无"三多一少"症状，且以餐后血糖升高多见。因此体检在老年糖尿病的早期诊断上意义重大，体检时应常规检查餐后血糖，有条件最好能同时测定 HbA1c。

4. 老年糖尿病患者常合并多种代谢紊乱，如血脂紊乱、高尿酸血症、高凝状态等，加之并存的各系统的疾病，导致用药品种和数量繁多，极易出现药物之间的相互作用。

5. 老年糖尿病患者多伴有各种重要脏器功能的减退，导致许多药物的药动学和药效学发生改变，如随着年龄的增长肾功能减退可能导致降糖药物的缓慢蓄积，增加低血糖的发生率；肝功能的潜在减退使药物之间的相互作用变得更为复杂，不仅影响治疗疗效，而且可能增加毒副作用。

6. 老年患者异质性大，综合评估后的个体化非常重要。部分糖尿病患者伴有视力下降、记忆力下降、认知功能减退等，影响治疗的依从性。

7. 老年糖尿病患者容易出现低血糖，且由于病程较长，或神经系统病变，或曾经出现的低血糖改变了机体感知低血糖的阈值，其结果是机体对低血糖的感知能力下降、防御能力也下降，一旦出现低血糖，易于进展到严重低血糖，出现严重后果。

二、老年糖尿病的诊断与分型

糖尿病前期的评估标准：主要见于 T2DM 诊断之前、血糖逐渐高于正常人水平但又未达到糖尿病诊断的一个阶段，包括空腹血糖受损（impaired fasting glucose，IFG），糖耐量减低（impaired glucose tolerance，IGT），二者统称为糖调节受损（impaired glucose regulation，IGR）。已有研究证实，这个阶段的血糖异常也会造成血管的损害，需要积极管理并尽可能延缓其向糖尿病的发展进程。

糖尿病的分型：根据胰岛 β 细胞损伤发生的原因和疾病发展过程及临床特点，世界卫生组织将糖尿病分为 4 大类。老年糖尿病中 95% 以上的为 T2DM。

三、老年糖尿病的检查与评估

1. 糖代谢状态的检查

（1）点血糖：反映某一时刻血浆葡萄糖的具体值，可以在任何时候进行测定。临床上，静脉血浆葡萄糖常常只测定空腹和早餐后 2h 的血糖，使用血糖仪测定的毛细血管血糖使血糖监测时间扩展到全天且更为方便。以下点血糖的测定对了解血糖的特定特征具有较大意义。

空腹血糖：了解机体基础胰岛素的作用和肝脏胰岛素的敏感性。是全天血糖的基础。

餐前血糖：餐前通常是低血糖的易发时段，了解餐前血糖对预防低血糖的发生具有重要意义，也有助于判断下餐后血糖值。

2h 餐后血糖：反映机体较高血糖状况，对预防高血糖具有重要意义。

睡前血糖：可以预测夜间血糖的变化，对预防夜间低血糖意义重大。

凌晨 2：00—3：00 血糖：判断有无夜间低血糖，帮助判断晨起高血糖的原因是黎明现象还是苏木吉效应。

随机血糖：任何时刻的血糖。

（2）线血糖：回顾性动态血糖监测系统可以每5min监测一次组织液中的葡萄糖含量，并自动将其转换为相应的血糖值，动态了解患者全天的血糖变化曲线，成为医师和患者监测、治疗糖尿病、进行相关教育的好帮手。实时动态血糖监测系统可以实时显示血糖值和血糖变化趋势，并可以提供高低血糖报警，使血糖控制更为安全、快捷。

（3）面血糖

糖化血红蛋白（HbA1c）：是红细胞内的血红蛋白与血中葡萄糖结合的产物，其主要形式为HbA1c，HbA1c正常值＜6%。由于血中红细胞的寿命约为120d，因此测定HbA1c可反映取血前8～12周的平均血糖水平。HbA1c与糖尿病的并发症具有密切关系，是评价糖尿病血糖控制状态的"金标准"。美国已经将该指标作为糖尿病的诊断标准之一。

糖化血清蛋白：可反映患者过去2～3周的平均血糖水平，作为糖尿病近期内控制的一个灵敏指标。在许多血红蛋白代谢异常的情况下意义更大。

糖化血清白蛋白：正常值在11%～17%，反映过去1～2周的平均血糖水平，在治疗效果的确认以及临床用药量的调整方面具有优势。

2. 尿糖测定　间接反映血糖变化。当血糖值超过肾糖阈（约为10mmol/L）时，尿糖呈阳性。老年人常常因各种原因出现肾糖阈的改变，尿糖阴性并不能排除糖尿病，单单尿糖阳性也不能诊断为糖尿病。

3. 胰岛分泌功能　精确的胰岛分泌功能可以使用高糖钳夹试验进行判定。在临床实际工作中，胰岛素及C肽释放试验可以用来帮助我们了解胰岛分泌功能：75g葡萄糖或100g标准面粉馒头餐试验，同步测定血糖、胰岛素或C肽浓度。结合血糖水平分析胰岛素或C肽释放能力，参考血糖波动状态、糖尿病病程、降糖药用量、体重等综合情况进行分析。使用胰岛素治疗的患者，由于胰岛素测定受外源性胰岛素的干扰，故以C肽替代胰岛素测定。

4. 胰岛素抵抗状态　胰岛素抵抗（insulin resistance，IR）：准确的IR评估方法是高胰岛素正葡萄糖钳夹试验；人群研究可采用稳态模型（HOMA）公式：IR=（FIns×FBG）/22.5；临床简单评估可通过测定血清胰岛素水平、血糖、体重等进行评估。

5. 自身免疫抗体检查　T1DM患者血中可查到数种糖尿病自身抗体。包括谷氨酸脱羧酶抗体、胰岛细胞抗体）等。

6. 心血管风险因素评估　评估患者是否合并肥胖、高血压、血脂异常、高尿酸血症、高同型半胱氨酸血症等。吸烟和阳性家族史是明确的心血管风险因素。

7. 重要脏器功能评价指标 测定血液中肝酶和肾功能指标，计算24h肌酐清除率。进行心电图及心脏、肝、肾的超声检查。

8. 营养状态评估 老年人体重的管理以适中为好（BMI 20 ～ < 25kg/m²）。

9. 相关并发症的检测

（1）慢性并发症

1）微血管并发症

糖尿病视网膜病变：是糖尿病患者失明的主要原因，其患病率与糖尿病病程密切相关。99%的1型糖尿病和60%的2型糖尿病，病程在20年以上者，几乎都有不同程度的视网膜病变。此外，家族史、高血糖、高血压、血脂异常、高凝状态、抽烟等因素均是影响视网膜病变的危险因素。老年患者需要定期进行眼底检查，及时发现病变。激光光凝治疗是预防失明的有效措施。

糖尿病肾病（DN）：有20% ～ 40%的糖尿病患者发生糖尿病肾病，是导致肾衰竭的主要原因。糖尿病肾病的筛查方法包括尿常规，但此方法不够灵敏。早期诊断糖尿病肾病的方法是测定尿白蛋白肌苷比值。尿液白蛋白/肌酐比值在20 ～ 200μmol/min 或 30 ～ 300mg/24h 可诊断糖尿病肾脏病变3期，在该期进行有效干预可以延缓或逆转糖尿病肾脏疾病的进程。糖尿病肾脏病变需要每年评价尿液白蛋白/肌酐比值以及GFR，尿液白蛋白/肌酐比值用于糖尿病肾脏病变的分期，GFR用于慢性肾脏病的肾功能分期，并指导临床药物的使用。

糖尿病神经病变：糖尿病神经病变是糖尿病常见的慢性并发症，是影响老年糖尿病患者生活质量、丧失劳动力的重要原因。老年糖尿病患者约半数以上合并外周神经病变，以感觉神经、自主神经受损最为常见，临床表现多样。具有典型的症状、体征就可以诊断，有条件者可以行肌电图检查。

2）大血管并发症

心血管病变：冠心病、心律失常、心力衰竭等是糖尿病患者致残、致死的主要原因。2型糖尿病不仅是冠心病的独立危险因素，而且是冠心病的危症，早期诊断和有效干预各种心血管危险因素具有重要意义。心电图、颈动脉和心脏超声检查简便易行，必要时还可以行冠状动脉CT血管造影以较早发现病变并及时处置。

缺血性脑梗死：糖尿病脑血管病变以脑动脉粥样硬化所致缺血性脑病最为常见，如短暂性脑缺血发作、多发性脑梗死、脑血栓形成等。近1/3卒中患者的病因与颈动脉狭窄有关。对心脑血管高危患者，应定期检测颈动脉B超，如发现小斑块形成或颅脑CT或MRI发现小缺血灶，应及时治疗。

外周动脉疾病：老年患者多发，以下肢动脉闭塞最常见。糖尿病合并高血压将增加外周动脉疾病的发生及靶器官损伤。应用彩色多普勒超声技术筛查下肢动脉的病变，可以早期发现血管损伤。

糖尿病足：糖尿病足是糖尿病下肢血管病变、神经病变和感染共同作用的结果，严重者可致足溃疡、截肢，甚至危及生命。糖尿病患者均须注意预防足部皮肤破损，认真处置足癣和甲癣。一旦发生足部皮肤溃烂，应尽快到足病专科就诊，接受多学科综合治疗，降低截肢风险。

（2）急性并发症

1）低血糖：是老年糖尿病患者最常见也最危险的急性并发症之一，严重者可危及生命。非糖尿病患者低血糖症的诊断标准为血糖水平≤2.8mmol/L，而对接受药物治疗的糖尿病患者只要血糖水平≤3.9mmol/L就属低血糖范畴。老年糖尿病患者的低血糖风险因素包括：糖尿病病程长、低血糖病史、使用胰岛素和某些磺脲类药物治疗时饮食减少或活动量增加、腹泻、酗酒和空腹饮酒、肝、肾功能损害、多重用药、认知功能障碍等。低血糖的症状与血糖水平以及血糖的下降速度有关，早期可表现为交感神经兴奋的症状，包括心悸、出汗、饥饿、面色苍白、四肢冰冷、手抖、头晕等，进一步加重可出现中枢神经症状，如神志改变、认知障碍、视物模糊、复视、抽搐、昏迷和精神症状等。老年人低血糖症状多不典型，较多见的是非特异性神经、精神症状，尤其是眩晕、定向障碍、跌倒或突发行为改变。对于存在认知功能障碍的老年人，不能及时识别低血糖，有时会带来严重后果，其危害远高于轻中度高血糖。在老年人出现跌倒、突发行为异常，应该想到低血糖的可能。对用胰岛素促泌剂或胰岛素治疗的老年患者和/或家属，需要在第一时间告知其低血糖的防治措施，有严重低血糖发生经历的老年患者，如不能彻底阻断发生原因，血糖的控制目标需大步放松，以不发生低血糖、又无严重高血糖为目标。糖尿病患者发现低血糖需立即纠正低血糖。意识清楚者可口服糖水、含糖饮料或进食糖果、饼干等，意识不清者需静脉给予高渗葡萄糖液。低血糖纠正后需要查找原因，避免低血糖的再次发生。

2）糖尿病酮症酸中毒（DKA）：血糖控制差、突然停止降糖药物治疗、感染、外伤、饮食不当、胃肠疾病、创伤、手术、急性心脑血管病变等应激情况是诱发因素。主要表现有多尿、烦渴多饮、食欲减退、恶心呕吐、呼吸深快、呼气中有烂苹果味（丙酮气味）。严重者可出现脱水症状，血压下降、四肢厥冷，甚至意识障碍、昏迷。少数患者可有广泛性急性腹痛，伴腹肌紧张及肠鸣音减弱，易误诊为急腹症。血糖一般在16.7～27.8mmol/L（300～500mg/dl），尿酮体阳性或血酮体＞5mmol/L，伴存不同程度的代谢性酸中毒。治疗原则：①及时启用胰岛素治疗，促进机体对血糖的利用，纠正酮症酸中毒，降低高血糖。②补液。③纠正水和电解质紊乱。④去除诱因，预防并治疗并发症，降低病死率。

3）糖尿病高血糖高渗状态（HHS）：以严重失水、高血糖、高血渗透压、较轻或无酮症、伴不同程度的神经系统异常为临床特征，死亡率很高。诱因包括两方面：引起血糖增高的因素如静脉输注高渗糖、各种感染及应激状态、糖皮质激素的使用等；引起脱水的因素包括利尿剂的使用、呕吐、腹泻等。诊断要点：糖尿病患者血糖 $\geq$ 33.3mmol/L，血钠 > 145mmol/L，血渗透压 > 350mmol/L，血、尿酮体正常或轻度升高，一般无代谢性酸中毒。没有条件测量渗透压时，可以根据以下公式估算：有效血浆渗透压（mOsm/L）=2×（Na+K$^+$）+ 血糖（均以 mmol/L 计算）。治疗原则：①及时启用胰岛素治疗，逐步纠正高血糖。②经静脉和胃肠道补充液体，逐步纠正脱水状态。③纠正水和电解质紊乱。④去除诱因，缓解或防止各种并发症，降低病死率。

10. 合并症　合并存在的视力、听力功能下降、骨质疏松、退行性骨关节病、心血管、脑血管、肝脏、肾脏、消化系统、呼吸系统、泌尿系统疾病，各种慢性退行性疾病、慢性疼痛、肿瘤、认知功能障碍、精神系统疾患和睡眠障碍等。

四、老年糖尿病的治疗

（一）基础治疗

糖尿病的基础治疗包括糖尿病教育、饮食和运动治疗3个方面。

糖尿病教育是公认的提高糖尿病治疗水平的重要措施。有效的教育应该是知行合一，知识转变为行动可以提高治疗的效果、安全性和依从性。而饮食和运动治疗则应贯穿于糖尿病治疗的始终。饮食原则是保证所需热量供给、合理饮食结构（适当限制甜食，多进食能量密度高且富含膳食纤维、血糖指数低的食物）和进餐模式（少吃多餐、慢吃、后吃主食）。其中，碳水化合物供能应占50%～60%；没有肾脏病限制时，蛋白质的摄入量应为每天 1.0～1.3g/kg，推荐以蛋、奶制品、动物肉类和大豆蛋白等优质蛋白为主。膳食纤维方面，按照 ADA 推荐的摄入量为每天14g/1 000kcal。老年糖尿病患者运动治疗前首先需要进行运动安全性的评估，避免运动伤害。在充分考虑可行性和可持久性的基础上提倡餐后的适量活动与每周3～4次的体能锻炼相结合，做到运动前热身、运动后放松及持之以恒。此外，每周2～3次的抗阻力运动，如举重物、抬腿保持等还可以帮助老年患者延缓肌肉的萎缩。对于肥胖的老年糖尿病患者还可以通过适当增加有氧运动以消耗脂肪储存。

（二）口服降糖药物治疗

1. 二甲双胍　现有国内外糖尿病指南中都推荐二甲双胍作为2型糖尿病患者降

糖治疗的一线用药。只要注意掌握适应证和治疗剂量，年龄因素并非二甲双胍治疗的禁忌证。对于老年人而言，二甲双胍低血糖风险较少、疗效确切、价格便宜是其优点，主要的不良反应是胃肠道反应和体重下降（对体重偏低者而言）。此外，需要注意的是，老年人多伴有与增龄相关的肾功能减退。如果肾小球滤过率（eGFR）在 45 ~ 60ml/min 之间，二甲双胍应当减量，如果 eGFR < 45ml/min，二甲双胍就不再适用了。双胍类药物还禁用于肝功能不全、心力衰竭、缺氧或接受大手术的患者。在行造影等检查使用碘化造影剂前后各 3d，也应暂时停用二甲双胍，并进行充分水化。

2. α- 糖苷酶抑制剂　α- 糖苷酶抑制剂包括阿卡波糖、伏格列波糖等。α- 糖苷酶抑制剂主要降低餐后血糖，因其具有单药治疗不发生低血糖、不增加肝肾代谢负担等特点，广泛应用于老年糖尿病患者的降糖治疗，特别是对于以糖类食物为主要能量来源的中国老年糖尿病患者尤为适合。一些研究显示 α- 糖苷酶抑制剂与胰岛素或胰岛素促泌剂合用时可以减少胰岛素或胰岛素促泌剂的剂量，减少低血糖的发生率。应用 α- 糖苷酶抑制剂治疗时宜从小剂量开始，逐渐加量以减少不良反应，与其他药物联合使用时如果出现低血糖需使用葡萄糖制剂快速升高血糖，避免应用淀粉类食物。

3. 二肽酶 -4 抑制剂（DPP4-I）　DPP4-I 因为其降低餐后血糖为主、低血糖风险很小、耐受性和安全性比较好及不增加体重等优点对于老年患者有较多获益。新近的研究结果显示，不同的 DPP4-I 可能各具不同的优势，如老年心脏病变、肾脏病变使用的安全性等。

4. 格列奈类　与磺脲类降糖药物相比，格列奈类降糖药物作用时间短，在相同降糖效力的前提下，低血糖风险低，受肾功能影响较小，因此在老年人群中应用更具优势。

5. 磺脲类药物　磺脲类药物是最为经典、效价比最高、应用最为广泛的一类降糖药物，药物品质较多，只要选择合适，同样适用于多数老年糖尿病患者。对于肝肾功能正常的老年糖尿病患者可考虑选择每日一次的磺脲类药物。格列本脲易于出现严重低血糖，不宜在老年患者中使用；格列苯脲、格列齐特缓释片、格列吡嗪控释片等在相同降糖效果的前提下，低血糖风险相对较低，可根据情况在部分老年糖尿病患者中使用。可根据血糖谱的特点选择中短效的磺脲类药物。有轻中度肾功能不全的患者，可考虑选择格列喹酮。

6. 格列酮类　包括罗格列酮和吡格列酮。格列酮类药物因为有增加体重、水肿、心力衰竭、骨折等风险，使得其在老年人中的应用还存在争议。除有特殊需求，一般不推荐在老年糖尿病患者中使用。

（三）皮下注射降糖药物

1. 胰岛素　在胰岛 β 细胞功能明显减退、口服降糖药物失效或禁忌、血糖难以控制的老年 2 型糖尿病患者及老年 1 型糖尿病患者应当考虑胰岛素治疗。合理使用胰岛素的品种和剂量，胰岛素与饮食、运动、生活作息时间、口服降糖药物科学的匹配，是安全有效使用胰岛素的关键。此外，老年糖尿病患者由于灵活性、视力及认知功能下降，故应用胰岛素常面临自我给药的困难，在选择胰岛素治疗时应选择使用简便的胰岛素笔并尽可能减少胰岛素注射次数。如果患者以空腹血糖升高为主，且 HbA1c 与目标值相差不大（≤ 1% ～ 2%），基础胰岛素可作为治疗的首选。预混胰岛素适用于空腹及餐后血糖均较高，具有一定胰岛功能的患者，应其注射频次相对较少，老年人容易接受。在老年人群中使用胰岛素的最重要的两大顾虑是低血糖和体重增加，后者可以通过尽可能减少胰岛素的剂量、限制饮食的总热量、适度运动、联合用药等得到控制。对低血糖的顾虑是胰岛素治疗的最大障碍，在老年人中尤其如此。相关知识的讲解、细致的沟通以及血糖监测是胰岛素治疗的前提。治疗开始之前对患者血糖谱（空腹、餐后、夜间血糖，血糖波动，HbA1c 等）、全身状况（包括一般状况、重要脏器功能、认知能力等）、正确注射胰岛素的能力、认识并处理低血糖的能力、家庭及社会支持资源等方面进行全面评估，选择合理的血糖控制目标及胰岛素品种、剂量和注射时间，可以大大降低低血糖风险。

2. 胰高糖素样肽 -1 受体激动剂　老年人使用的经验较少。

五、健康教育

1. 指导患者认识到糖尿病是一种终身性疾病，必须终身治疗。告知患者情绪、精神压力对疾病的影响，正确处理疾病所致的生活压力。

2. 指导患者了解饮食治疗在控制病情、防治并发症中的重要作用，掌握饮食治疗的具体要求和措施，长期坚持。

3. 指导患者了解运动在治疗中的意义，掌握运动的具体方法、不良反应及注意事项，特别是运动时鞋袜要合适，以防足损伤；外出时随身携带甜食和病情卡片；运动中如感到头晕、无力、出汗，应立即停止运动。

4. 指导患者正确注射胰岛素，掌握注射部位轮换的方法，知道药物的作用、不良反应及使用注意事项。

5. 指导患者掌握自我监测及血糖仪的使用方法，同时使其了解尿糖和血糖测定结果的意义及其评价。

6. 教会患者糖尿病急、慢性并发症的预防及处理方法，强调保持最适血糖水平的重要性。

7. 向患者讲解生活规律、戒烟酒、注意个人卫生、每天做好足部护理、预防各种感染的重要性。

第七章　老年血液系统疾病患者的管理与教育

第一节　白血病患者的管理与教育

白血病是一组造血细胞克隆性恶变导致正常造血细胞分化阻滞、凋亡障碍的异质性肿瘤性疾病。这些白血病细胞在体内聚集、浸润致使造血及免疫功能衰竭和其他脏器功能不同程度受损，引起相应的临床症状。

白血病的发生率在老年人群中明显增高，特别在 55 岁后随着年龄增加逐渐增高，中位诊断年龄是 67 岁。

根据白血病细胞分化受阻的阶段将白血病分为急性和慢性两大类。前者细胞分化阻滞在较早阶段，故以骨髓和 / 或外周血中原始（幼稚）细胞或异常早幼粒细胞增多为主要特征。而后者细胞具有较大程度的分化成熟能力，大部分细胞为形态较正常的成熟细胞。根据白血病细胞的系列来源将其分为髓系及淋巴细胞系两大类，前者包括红、粒、单核、巨核细胞系白血病，后者包括 T、B 及 NK 淋巴细胞系白血病。这里重点介绍老年常见的白血病。

一、老年急性髓系白血病

急性髓系白血病（acute myeloid leukemia，AML）是起源于髓系造血前驱细胞的白血病。

急性髓系白血病的病因目前尚未完全清楚。发生 AML 的危险因素包括前期 MDS 病史、某些化疗药物接触史（如烷化剂、拓扑异构酶 2 抑制剂、亚硝基药物）、射线和苯制剂等。关于白血病的发生，一般来讲可以分为两个阶段：首先是各种原因所致的单个细胞内基因的决定性突变，激活某些信号通路，导致克隆性异常造血细胞生成和凋亡受阻，进而强势增殖；随后进一步的遗传学改变（如某种融合基因的形成），可能会涉及某些关键转录因子，导致分化阻滞、紊乱，最终引起白血病。

（一）临床表现

一般来说 AML 起病急，临床表现和体征差异很大且没有特异性。患者多数表现为骨髓衰竭的特征：如贫血、中性粒细胞减少、血小板减少及相应乏力、出血和感染。白血病细胞对髓外组织的浸润如肝脏、脾脏、淋巴结肿大以及中枢神经系统受累的症状。一些患者可表现为严重的白细胞增多，由于外周血大量原始细胞而引起白细胞淤滞症状。

（二）诊断及鉴别诊断

AML 的诊断主要依靠骨髓中原始（幼稚单核或异常早幼粒）细胞 ≥ 20%。免疫组化和流式细胞技术可以确定白血病细胞的髓系来源和克隆性。细胞遗传学和分子遗传学可进一步明确亚型和预后。

鉴别诊断主要与类白血病反应、骨髓增生异常综合征（myelodysplastic syndrome，MDS）、再生障碍性贫血（aplastic anemia，AA）及免疫性血小板减少症等相鉴别。

（三）治疗

老年白血病患者发病时一般同时有较多共患病（comorbidity）和 / 或较重的并发症，多有前驱血液系统疾病（常见 MDS），造血处于衰竭状态，化疗后血象恢复慢，且预后较差染色体和分子异常比例高，耐药率高，缓解后容易复发等，因此在分析高危因素的同时进行全身状态的评估，强调个体化的治疗方案和剂量。对全身状态较好者其诱导治疗可以用标准柔红霉素 +Ara-C（DA）、去甲柔红霉素 +Ara-C（IA）、米托蒽醌 +Ara-C（MA）或高三尖杉酯碱 +Ara-C（HHA）方案。通常其治疗反应较青年患者差，完全缓解率（CR）30% ～ 50%，且耐受性差，治疗相关并发症高，可达 20% ～ 40%，应给予积极的预防和支持治疗。对全身状态差者可给予小剂量化疗，如小剂量 AraC 为基础的方案 CAG（阿糖胞苷、阿克拉霉素及粒细胞生长因子）、CHG（C、三尖杉碱及 G）等，或口服羟基脲控制白细胞计数。急性早幼粒细胞白血病在老年中并不常见，患者口服全反式维 A 酸和 / 或亚砷酸或联合化疗取得了很好的治疗效果。

近年来去甲基化药物、靶向治疗以及其他新药治疗老年 AML 已有不少进展。如地西他滨（decitabine）、抗 CD33 单克隆抗体 - 吉姆单抗（Mylotarg）、氯法拉滨、来那度胺等，单独或联合其他化疗药物显示出一定疗效，能够提高生存质量，延长生存期。

由于多数老年白血病患者对化学治疗耐受性差，耐药性强，复发率高，因此巩固治疗尚无标准方案，需个体化调整。一般可用有效诱导方案重复 1 ～ 3 个疗程，或用其他敏感药物维持治疗。

理论上讲造血干细胞移植（hematopoietic stem cell transplantation，HSCT）是根治白血病的最适选择，但老年患者耐受性差及共患病多，其移植相关并发症和病死率高，多数患者很难接受此种治疗。根据个体状态，对 60 岁以上者也可选用自体 HST（AHST），对 55 ～ 60 岁患者应用减低毒性的预处理方案后也可行异基因 HSCT。

支持治疗是老年 AML 患者治疗的重要组成部分，除了对共患病的有效治疗外，防止感染、出血、脏器功能保护、输成分血乃至细胞因子（如 G-CSF、IL-2）的合理应用都是必要的。

（四）预后

如果不治疗或对化学治疗无反应，AML 很快会致命（中位生存期 < 2 个月）。主要的死亡原因是血细胞减少相关疾病引起的重度感染以及出血。

二、老年急性淋巴细胞白血病

急性淋巴细胞白血病（acute lymphoblastic leukemia，ALL）在老年人群中较为少见，其发病率在 1 ~ 4 岁最高，约 $7.2/10^5$，第 2 个发病高峰在 85 后，约 $1.6/10^5$，即在成人 ALL 中，60 岁及以上患者约占 30%。男性略多（1.2 : 1）。

（一）临床表现

老年 ALL 患者有前期肿瘤者较多，发病时外周淋巴结肿大者少见，白细胞减少及贫血者易见。这些高危因素致使多数患者不仅对化学治疗产生不同程度的耐药，也很难耐受大剂量的化学治疗药物，因此预后差。

（二）诊断

主要依赖外周血及骨髓细胞的形态学、免疫表型、细胞遗传和基因特征。FAB将其按形态特点分为 L_1 ~ L_3 3 型，而世界卫生组织则将其归类为前驱 B 或前驱 T 细胞 ALL。

鉴别诊断主要与传染性单核细胞增多、相鉴别再生障碍性贫血（AA）及免疫性血小板减少症等。

（三）治疗

目前有效化学治疗的进展，多数儿童 ALL 患者已成为可能治愈的疾病。然而，即使同样的治疗方案，老年与儿童 ALL 患者所达到的 CR、持续时间和治愈有很大区别。老年 ALL 患者的初始治疗主要是对症和支持治疗，包括输成分血、抗感染等。特异的抗白血病治疗主要是为了达到 CR。诱导缓解治疗过程中常用药物包括长春新碱、柔红霉素、泼尼松以及门冬酰胺酶（VDPL 方案）。儿童对这些药物的反应良好，但随年龄增长患者对这些药物的反应及耐受性皆会变差。患者达到 CR 后应进行强化和维持治疗，其最佳治疗方案及治疗持续时间目前尚有争论。多数采用个体化方案，多种药物联合巩固或强化治疗，之后给予大约 18 个月的较低强度的维持治疗方案。中枢神经系统白血病的防治也是老年 ALL 治疗的一部分，包括鞘内注射氨甲蝶呤联合阿糖胞苷，大剂量氨甲蝶呤和阿糖胞苷静脉输注或颅脑照射。对于少数有条件患者，HSCT 也是可以考虑的。

临床上，需要注意的是：①诱导化学治疗方案不宜过强，通常由 3 种药物组成为宜；药物剂量不宜太大，一般以普通成人剂量的 1/2 ～ 2/3 为宜；皮质类固醇激素类药物每周 2 次，而不是每天一次；②强调个体化治疗，即根据患者的全身情况、重要脏器功能及对药物耐受性和反应性差异，灵活调整治疗方案，使患者尽可能接受最大耐受量的强化治疗；③重视支持治疗和对并发症的防治。另外，应重视免疫治疗及靶向治疗，如 Ph 染色体阳性者可用酪氨酸激酶抑制剂（如伊马替尼）等。

三、慢性淋巴细胞白血病

慢性淋巴细胞白血病（chronic lymphocytic leukemia，CLL）是一种成熟 B 淋巴细胞克隆增殖性肿瘤，以淋巴细胞在外周血、骨髓、脾脏和淋巴结聚集为特征。

（一）临床表现

多数患者疾病缓慢进展可跨越数年，早期多数表现为无症状的淋巴细胞增多。有症状的患者可能有体重减轻、乏力、反复发作的感染、发热以及与肝脾大或淋巴结肿大相关的疼痛。病程中自身免疫性疾病的发生率 10% ～ 25%，特别多见于疾病晚期和接受治疗的患者，自身免疫性溶血性贫血（AIHA）发生率较高（5% ～ 10%），AIHA 也可合并其他免疫性血细胞减少症。部分患者中，疾病有一个恶化过程并且在诊断后几个月内进展到临床晚期阶段。目前已开始通过分子生物学和蛋白标志的识别来解释这种疾病的异质性。

（二）诊断

世界卫生组织对 CLL 的诊断标准是：外周血 B 淋巴细胞 ≥ 5×10^9/L，至少持续 3 个月。CLL 细胞的形态以成熟小淋巴细胞为主，外周血淋巴细胞中幼稚淋巴细胞 < 10%，如幼稚淋巴细胞 10% ～ 54%，诊断为 CLL/PL。CLL 细胞典型的免疫表型特征为：sIg^{dim}CD5$^+$CD19$^+$CD20^{dim}CD23$^+$FMC7$^-$CD22$^-$CD79$^-$ 及轻链限制性表达。如果骨髓有典型的 CLL 细胞浸润引起的血细胞减少，B 淋巴细胞数 < 5×10^9/L，也诊断为 CLL。根据患者肿瘤负荷及骨髓衰竭程度，临床常用的分期系统为 Rai 分期。CLL 常见的异常染色体和基因改变与其临床特征及预后有关。

鉴别诊断主要与单克隆 B 淋巴细胞增多症、病毒感染引起的淋巴细胞增多、成熟 B 细胞克隆性增生为主的白血病及小 B 细胞淋巴瘤骨髓浸润期进行鉴别。

细胞遗传学与分子生物学研究显示 CLL 细胞可能存在多个克隆并常发生克隆演变。CLL 转化为幼淋巴细胞白血病（prolymphocytic leukemia，PLL）、弥漫大 B 细胞淋巴瘤（diffuse large B cell lymphoma，DLBCL）、霍奇金淋巴瘤（Hodgkin lymphoma，HL）、多发性骨髓瘤（multiple myeloma，MM）或急性白血病等称为

Richter 转化。Richter 综合征则为转化为 DLBCL 或其免疫母细胞变异型。

（三）治疗

CLL 的诊断确定后，首先对病情进行全面的评估。对低危或 Rai 0 期患者，多主张密切观察，当出现疾病进展的征象时开始治疗。CLL 开始治疗的指征至少应该满足以下一个条件：①进行性骨髓衰竭的证据；②巨脾或巨块型淋巴结肿大，或进行性有症状的脾或淋巴结肿大；③进行性淋巴细胞增多，或外周血淋巴细胞数＞（200～300）×10⁹/L，或有白细胞淤滞症状；④并发 AIHA 和 / 或 ITP 对皮质类固醇或其他标准治疗反应不佳；⑤无明显原因的体重下降 ≥ 10%，无感染证据的发热（体温＞ 38.0℃，≥ 2 周），或夜间盗汗＞ 1 个月。

老年患者的化学治疗应个体化。通常对无严重伴随疾病患者，治疗可用：①氟达拉滨 + 环磷酰胺 + 利妥昔单抗（FCR）；② FR；③喷司他汀 + 环磷酰胺 + 利妥昔单抗（PCR）；④苯达莫司汀 + 利妥昔单抗（BR）。对 ≥ 70 岁或有严重伴随疾病者可用：①苯丁酸氮芥 ± 泼尼松；②（BR）；③环磷酰胺 + 泼尼松 ± 利妥昔单抗（CP ± R）；④阿仑单抗；⑤利妥昔单抗；⑥氟达拉滨 ± 利妥昔单抗；⑦克拉屈滨。对伴 del（17p）或 del（11q）患者还可考虑用大剂量甲泼尼龙治疗。对复发难治患者亦可选用环磷酰胺 + 多柔比星 + 长春新碱 + 泼尼松（CHOP）、环磷酰胺 + 多柔比星 + 长春新碱 + 地塞米松与大剂量氨甲蝶呤 / 阿糖胞苷交替（HyperCVAD）+ 利妥昔单抗、剂量调整的 EPOCH 或奥沙利铂 + 氟达拉滨 + 阿糖胞苷 + 利妥昔单抗（OFAR）。新近布鲁顿（Bruton）酪氨酸激酶（BTK）抑制剂——依鲁替尼（ibrutinib）、磷酸肌醇 3 激酶（PI3）delta 抑制剂——idelalisib 联合利妥昔单抗已用于复发或难治 CLL，且获得显著疗效。无论哪种化疗或免疫治疗方案，其剂量和疗程必须个体化，即患者能耐受的合理用量，以提高疗效，最大限度减少相关并发症。如果治疗达 CR 或部分缓解的患者可随访，观察过程中疾病进展时可再行治疗。

CLL 患者的免疫力下降，感染风险增高，应当积极的预防。其他如自身免疫性疾病和老年共患病都应积极的给予对症和支持治疗。

（四）预后

CLL 患者的中位生存期约为 10 年，不同患者的预后呈高度异质性，一些患者无明显症状、进展缓慢、长期生存，甚至可能自发缓解，另外一些则进展快、即使积极治疗，其生存期也仅 2～3 年。这些差异与其细胞遗传学和基因的改变密切相关。

（五）健康教育

1. 预防感染　嘱咐患者加强自我保护，少去人群拥挤的地方，可单独住一个房间，每天进行室内通风，每次 30min 左右，注意保暖，避免着凉感冒，患者外出时最好戴口罩，学经常检查口腔、咽部有无感染，学会自测体温，如果出现发热、咳嗽等症状应及时就医。

2. 休息与活动　生活规律，充足的睡眠与休息，根据个人情况可适当进行室内或室外的体育锻炼。

3. 饮食指导　合理饮食，满足机体需要量，进食高热量、高蛋白、高维生素、助消化食物，保证足量丰富的维生素，保持大便通畅。

4. 预防出血　注意出血倾向的发生，如皮肤、黏膜、眼底、鼻腔、齿龈的出血等，勿使用牙签剔牙及用手挖鼻，避免创伤。

5. 其他　出院后定期复查，防止病情加重或并发症已出现而未及时发现。每周检查一次血常规，定期来院复查并进行周期性治疗。

第二节　骨髓增生异常综合征患者的管理与教育

骨髓增生异常综合征（myelodysplastic syndrome，MDS）是一组起源于造血干/祖细胞的克隆性异质性疾病，该病主要发生在老年人。其特征性的病理生理改变是克隆性造血干细胞/祖细胞的发育异常和无效造血。临床特征表现为不明原因的难治性慢性外周血细胞减少，骨髓中可见主要累及髓系造血细胞发育异常的形态学改变，有转变为急性髓系白血病（AML）的危险性。

一、临床表现

MDS 起病相对缓慢，贫血、出血、不明原因的发热为主要临床表现。贫血是 MDS 患者就诊的最主要原因，常表现为乏力、疲倦、活动后心慌气短，症状的严重程度与贫血的程度及血红蛋白下降的速度有关；多数 MDS 患者诊断时临床表现为大细胞性贫血，伴或不伴其他的血细胞减少。约 60% 的 MDS 患者有中性粒细胞减低，容易发生各种感染。MDS 患者尤其是中性粒细胞 $< 1 \times 10^9$/L 的患者最常见的感染是细菌性肺炎及皮肤脓肿。约 40% 的 MDS 患者有血小板减少，随着疾病进展而进行性下降，继而出现不同部位的出血。

体格检查可见不同程度的贫血貌，皮下瘀点、瘀斑、牙龈出血、鼻出血等，肝、脾、淋巴结肿大少见；发生白血病转化时，表现与 AML 基本相同。

二、实验室检查

1. 血常规　多数患者发病时伴有贫血，30% ～ 50% 为全血细胞减少，20% 为贫血合并中性粒细胞减少或血小板减少，约 5% 为单独的中性粒细胞减少或血小板减少。

2. 骨髓形态 骨髓形态学检查可见明显的病态造血。

3. 骨髓病理 MDS 患者骨髓活检常常提示造血细胞增多，还有 10% ~ 20% 的患者呈造血细胞减少（细胞容积低于同龄人正常细胞数量的 30%）。约 50% 的 MDS 患者有网硬蛋白的轻度增多，有 10% 有网银蛋白明显增多。MDS 患者骨髓细胞分布常常不正常，可以出现髓系前体细胞发生易位，髓系的原始细胞簇状出现在小梁间隙，这种异常的聚集称为不成熟的前体细胞异常定位（abnormal localization of immature precursor，ALIP），并且可以通过自分泌产生血管内皮生长因子。对于原始细胞小于 5% 的 MDS 患者出现 ALIP 认为是预后不好的标志。

4. 细胞遗传学检测 在诊断 MDS 的患者中有 40% ~ 70% 的患者具有细胞遗传学异常，MDS-EB$_1$ 或 EB$_2$ 患者染色体异常发生率最高，RARS 发生率最低。染色体异常中以整条染色体的缺失 / 增加及染色体片段的丢失最为常见，如 +8，−5/5q−，−7/7q−，20q− 等。大约有 5% 的 MDS 患者为单一的 del（5q）；患者发生 Y 染色体丢失较常见，认为是年龄相关的现象，而非克隆性异常。

MDS 患者的某些细胞遗传学异常与形态学特征及临床表现相关，例如单独的 del（5q）一般伴小巨核细胞增多，临床过程常常呈惰性过程，来那度胺治疗反应较好。另外，del（17p）多伴有假性 Pelger－Huët 异常，胞质内包含小空泡，TP53 缺失，发生白血病转化的风险增加。与原发性 MDS 相比，治疗相关的 MDS 异常染色体核型、复杂核型和 5 号染色体和 / 或 7 号染色体缺失的发生率增加。针对 MDS 常见的异常组合探针进行 FISH 检测，有助于提高 MDS 患者细胞遗传学异常检出率，通常探针包括：5q31、CEP7、7q31、CEP8、20q、CEPY 和 p53。

5. 流式细胞仪检测 目前尚未发现 MDS 患者特征性的抗原标志或标志组合，对某些怀疑 MDS 但原始细胞和环形铁粒幼细胞不增加、染色体正常及形态学未达到 MDS 诊断标准的病态造血患者，可行流式细胞仪检测，流式细胞检测对于低危 MDS 与非克隆性血细胞减少的鉴别诊断有应用价值。

6. 分子遗传学检测 部分 MDS 患者可检出体细胞性基因突变，常见的突变包括 TET2、SF3B1、ASXL1、DNMT3A、RUNX1、EZH2、N-RAS/K-RAS、p53 等，对基因突变进行检测有助于 MDS 的诊断和预后判断。

三、诊断

MDS 的诊断目前在一定程度上仍然是排除性诊断，2007 版 MDS 维也纳最低诊断标准提出，诊断 MDS 需满足两个必要条件和一个确定标准。

1. 必要条件

1）持续（≥ 6 个月）一系或多系血细胞减少：血红蛋白 < 110g/L，中性粒细胞

绝对值 $< 1.5 \times 10^9/L$，血小板 $< 100 \times 10^9/L$。

2）排除其他可以导致血细胞减少和发育异常的造血及非造血系统疾病。

2. 确定标准

1）骨髓涂片中红细胞系、粒细胞系、巨核细胞系中任一系发育异常细胞 $\geqslant 10\%$。

2）环状铁粒幼红细胞占有核红细胞 $\geqslant 15\%$。

3）骨髓涂片中原始细胞达 $5\% \sim 19\%$。

4）MDS 常见染色体异常。

3. 辅助标准（用于符合必要标准，但未达到确定标准，但临床呈现典型 MDS 表现者，如输血依赖的大细胞贫血）

1）流式细胞术显示骨髓细胞表型异常，提示红细胞系或 / 和髓系存在单克隆细胞群。

2）单克隆细胞群存在明确的分子学标志：HUMARA 分析，基因芯片谱型或点突变（如 RAS 突变）。

3）骨髓或 / 和循环中祖细胞的 CFU 集落（ ± 集簇）形成显著和持久减少。

四、鉴别诊断

1. 巨幼红细胞贫血　MDS 红系病态造血可呈现类巨幼样变，严重的巨幼红细胞贫血亦可造成血三系下降，但巨幼红细胞贫血有相应的生化改变，补充叶酸、维生素 B_{12} 后血象改善，而 MDS 患者应用叶酸、维生素 B_{12} 治疗无效。

2. 阵发性睡眠性血红蛋白尿（paroxysmal nocturnal hemoglobinuria，PNH）　PNH 时也可出现全血细胞减少和病态造血，但 PNH 时红细胞和白细胞 CD55，CD59 阴性的细胞常 $> 10\%$，而 MDS 出现 PNH 克隆少见；PNH 患者 Ham 试验阳性，并有其他血管内溶血的形态学证据。

3. 再生障碍性贫血（AA）　需与三系减少的 MDS 鉴别，MDS 的网织红细胞正常或升高，外周血可见到有核红细胞，骨髓病态造血明显，早期造血细胞比例不低或增加，部分病例有特征性染色体异常。

4. 脾功能亢进　可出现三系减少，但患者多有肝功能异常，脾大，没有骨髓原始细胞增加、染色体异常等。

五、预后

目前最常用的评估 MDS 的预后评估工具是国际预后评分系统（IPSS），依据骨髓原始细胞百分比、细胞遗传学发现以及增生异常累及的造血细胞系，这个评分系统将疾病分为低危、中危 -1、中危 -2 和高危组。IPSS 是以 FAB 对 MDS 分型为基础建立的，同时也适用于世界卫生组织分类系统。按照诊断时的年龄分层，不同危险度组的中位生存期。

MDS 的世界卫生组织分型预后积分系统（WPSS）增加了多系增生异常和输血依赖作为不良预后因素评估患者预后。其他可能的影响因素包括年龄、一般状态、新的细胞遗传学异常、血小板减少、骨髓纤维化、血 LDH 水平、血 β_2 微球蛋白水平及髓系前体细胞的免疫表型等。

MDS 患者发生 AML 转化的比例在某些 MDS 组织学和细胞遗传学亚型中较高，因而常常被认为是白血病前期状态，其中包括 MDS-EB2 和具有预后不良的细胞遗传学异常（如 –7、7q–、+8 及 17p–）的 MDS。对于这些患者，发生白血病的转化的风险超过 50%；对于非 MDS-EB2 的 MDS 患者，骨髓原始细胞增多、多系增生异常、不良细胞遗传学异常或不良的细胞系标志也显著增加白血病转化的风险；而严格按照世界卫生组织定义的 MDS-RS 患者发生 AML 转化的风险不超过 5%。

六、治疗

MDS 患者的自然病程及预后差异性很大，需要制定个体化治疗方案。MDS 的治疗选择对低危组和中危 -1 组 MDS 采用促造血、支持治疗、去甲基化药物和免疫调节剂治疗，以改善生活质量为主；对中危 -2 组及高危组，采用去甲基化药物、联合化疗和造血干细胞移植（HSCT）治疗，以改善自然病程为目标。MDS 规范化治疗方案选择时应考虑患者的国际预后积分系统（IPSS）危险度分层、年龄、基本状态及有无合并症等。

1. 支持治疗　IPSS 低危和 / 或中危 -1 的患者，尤其年龄较大或有合并症的患者以支持治疗为主。支持治疗主要目的是控制 MDS 症状、预防感染及出血、提高生活质量。支持治疗以输血、输血小板、抗感染及补充造血原料治疗为主。

2. 细胞生长因子　细胞生长因子可提高 MDS 患者的血细胞数，减少输血次数，改善血细胞减少。常用的造血生长因子有促红细胞生成素（erythropoietin，erythrogenin，EPO）、G-CSF、GM-CSF、促血小板生成素、IL-11 等。血小板生成素受体激动剂治疗能否使 MDS 患者受益目前仍在研究中。

3. 免疫抑制治疗　越来越多的研究提示在中 / 低危 MDS 的发生发展中，骨髓微环境中免疫异常介导的免疫损伤导致的造血细胞过度凋亡起了重要作用。具备以下条件提示可能对免疫抑制剂治疗有效：年龄 < 60 岁，依赖输血，骨髓增生低下且原始细胞比例不高，有 PNH 克隆，表达人类白细胞抗原 DR15（HLA-DR15）的低危MDS，无高危细胞遗传学改变。环孢素（CsA）推荐剂量为 3 ～ 5mg/（kg·d），持

续 3～6 个月评估疗效，同时监测 CsA 血药浓度，维持在 200～300ng/ml，监测肝肾功能，严重异常者注意减量或停药。对合并其他肿瘤或中危 2 及高危患者特别是伴有 7 号染色体异常的 MDS 患者不宜应用免疫抑制治疗，偶有应用免疫抑制剂后疾病进展和白血病转化的报道。

4. 免疫调节治疗　免疫调节药物治疗 MDS 具有抑制血管增生和调节细胞因子活性，起到调节和改变骨髓造血微环境的作用。常用的免疫调节药物包括沙利度胺、来那度胺及亚砷酸等。来那度胺和沙利度胺具有较好的免疫调节作用，能够抑制炎症因子和血管新生作用，可用于 MDS 尤其是 5q- 综合征患者的治疗。沙利度胺的治疗剂量从 50mg/d 起始，每周递增 50mg，推荐每日剂量 100～400mg；来那度胺治疗剂量为 25mg/d 或 l0mg/d，连续应用 28d 为 1 个疗程。亚砷酸可诱导白血病细胞及新生内皮细胞凋亡、抑制 VEGF 的促进内皮细胞增殖的作用，具有抑制血管新生作用，可用于各期各类 MDS 患者的治疗。推荐的亚砷酸治疗剂量为每天 0.25mg/kg，连用 2 周，休息 2 周，1 个月为 1 个疗程，可用 3～4 个疗程，然后改为每个月使用 5d。

5. 去甲基化治疗　DNA 甲基转移酶抑制剂可逆转 DNA 过度甲基化，使因过度甲基化而缄默的基因重新表达。低剂量的 DNA 甲基转移酶抑制剂有去甲基化作用，高剂量可直接导致细胞死亡。目前，临床可用到的 DNA 甲基转移酶抑制剂为阿扎胞苷（AZA）、地西他滨（DAC）。对于中危 -2 或高危患者，尤其是伴有染色体异常，但不适合进行造血干细胞移植（HSCT）的患者应采用 AZA 或 DAC 治疗。AZA 推荐用药方案为：75mg/（m^2·d），皮下注射，连用 7d，28d 为 1 个疗程，至少连续使用 4 个疗程。DAC 常用的给药方案是 20mg/m^2，每天一次，连续 5d。

6. 造血干细胞移植　异基因造血干细胞移植（allo-HSCT）是唯一可以治愈 MDS 的治疗方案，但是 MDS 诊断的中位年龄在 70 岁以上，移植相关并发症的发生率及死亡率均较高，多数患者无法接受 allo-HSCT 治疗。移植时机的和预处理方案的选择显得尤为重要。研究表明 IPSS 低危和中危 -1 患者延迟至疾病进展时进行造血干细胞移植（HSCT）可获最大总体生存率，而 IPSS 中危 -2 和高危患者在确诊时进行 HSCT 可获最大总体生存。

由于多数 MDS 患者年龄偏大、伴有血细胞减少、一般状态和器官功能差，减低预处理剂量的造血干细胞移植（RIC-HSCT）受到越来越多的重视。供者淋巴细胞输注（DLI）被认为是针对 RIC-HSCT 后复发的有效防治措施。

对于缺乏合适供者的患者，联合化疗可提高 CR，但复发率高，CR 持续时间短。自体造血干细胞移植（auto-HSCT）可加强缓解后治疗，是否可以减少复发目前尚无定论。

7. 其他药物治疗　维 A 酸、骨化三醇联合雄激素可刺激造血细胞生长，促进造血细胞分化，可能改善部分患者血细胞减少的症状，对红系改善作用更为明显，不良反应为肝功能损伤，女性患者男性化，停药后可恢复。输血依赖是疾病生物学侵袭性的标志之一，铁螯合剂祛铁治疗可显著提高 IPSS 积分为低危和中危 -1 的 MDS 患者的总体存活期。

七、健康教育

1. 常规宣教　向患者及家属讲解疾病相关知识及化学治疗注意事项、可能出现的并发症及应对措施。

2. 个体化宣教　根据患者不同的临床表现、症状、饮食特点、康复特点、化学治疗方案等，为患者制作疾病宣教手册，以供患者化学治疗期间阅读。

3. 系统化健康教育　分为化学治疗疗前教育、化学治疗中教育及化学治疗后教育。①化学治疗前教育：告知患者化学治疗相关注意事项，以提高其化学治疗配合度及积极性。②化学治疗中教育：向患者讲解化学治疗药物可能产生的不良反应，并告知患者相关处理措施，以提高其化学治疗配合度。③化学治疗后教育：合理休息及科学饮食，做好感染预防工作，强化患者自我保护意识。

4. 出院指导　指导患者出院后严格遵医嘱按时、按量用药，不能自行调整药物的剂量，服药时有人陪伴，避免药物漏服或重复服药。

5. 构建监控教育网络平台　为患者构建医患沟通网络平台、随访信息管理平台，充分利用网络资源为患者及家属发送化学治疗相关信息、相关注意事项、不良反应护理方法及疾病管理知识等，并对患者病情进行全程跟踪及指导。

第三节　淋巴瘤患者的管理与教育

淋巴瘤是原发于淋巴结和 / 或结外淋巴组织的恶性肿瘤，病理可见分化、成熟程度不一的肿瘤性淋巴细胞大量增生，侵犯全身各个部位或组织。临床以无痛性、进行性淋巴结肿大为特征，常伴有发热、盗汗、消瘦、肝脾肿大，晚期有贫血、恶病质等表现。根据病理学不同分为霍奇金淋巴瘤（HL）和非霍奇金淋巴瘤（NHL）。

一、非霍奇金淋巴瘤

非霍奇金淋巴瘤（NHL）是起源于淋巴结及其他淋巴组织的恶性肿瘤，具有高度异质性，是最常见的淋巴系恶性疾病。发达国家高发年龄区段为男性 60 ~ 70 岁，女性 70 ~ 74 岁。根据细胞来源不同，可分为 B 细胞淋巴瘤、T 和 NK 细胞淋巴瘤。

依据 2016 年世界卫生组织（世界卫生组织）的 NHL 分类标准，成熟的 B/T/NK 细胞肿瘤亚型很多，但常见的 NHL 有 6 种：弥漫大 B 细胞型淋巴瘤（diffuse large B cell lymphoma，DLBCL）（占 31%），滤泡性淋巴瘤（follicular lymphoma，FL）（占 22%），慢性淋巴细胞白血病 / 小细胞淋巴瘤（chronic lymphocytic leukemia/small cell lymphoma，CLL/SCL）（占 6%），套细胞淋巴瘤（mantle cell lymphoma，MCL）（占 6%），外周 T 细胞淋巴瘤（peripheral T-cell lymphoma，占 6%），结外边缘区淋巴瘤（Marginal Zone Lymphoma，MZL 占 6%）。在这 6 型常见的淋巴瘤中，DLBCL、FL、CLL/SCL、MCL 及黏膜相关淋巴瘤（MALT）都在老年人高发。CLL/SCL 在白血病一节进行介绍。在本节对 NHL 中常见且老年高发的 DLBCL、FL、MCL 及 MALT 做介绍。

（一）弥漫大 B 细胞型淋巴瘤

弥漫大 B 细胞淋巴瘤（DLBCL）是一组大细胞，转化 B 细胞为表型的异质性、侵袭性淋巴瘤。DLBCL 可以为原发，也可以从其他低度恶性的淋巴瘤转化而来。

1. 临床表现　DLBCL 通常表现为弥漫性淋巴结肿大或腹部包块，结外累及约占 45%，包括胃肠道、皮肤、中枢神经系统、软组织和各种脏器。约 1/3 患者可有发热、盗汗、体重下降等症状，约 50% 呈现疾病进展期。诊断时多为临床Ⅲ～Ⅳ期。

2. 辅助检查　对于可疑的淋巴结应完整切除作病理检查，细针或粗针穿刺一般不适用于初诊淋巴瘤。此外，需要完善血尿便常规，肝肾功能、心电图、乳酸脱氢酶、β_2 微球蛋白等，除此之外，还需要完善骨髓穿刺及骨髓活检明确有无骨髓受累、完善乙型肝炎表面抗原 / 抗体及核心抗原 / 抗体、病毒 DNA 及 HIV，在高危患者中需要检测丙型肝炎指标。影像学检查中，所有患者均需要完善颈部、胸部、腹部及盆腔 CT 检查，建议完善正电子发射断层扫描，同时还需要完善心脏超声检查，胃肠道受累的患者需要完善胃肠镜，中枢神经系统受累的患者需要完善腰穿及磁共振成像检查。

3. 诊断及鉴别诊断　DLBCL 的诊断依靠活检组织病理学诊断。对组织病理切片进行细胞免疫组化分析可以明确弥漫大 B 细胞淋巴瘤的诊断。可以通过 FISH 检测来识别双打击 DLBCL。鉴别诊断除了需要和霍奇金淋巴瘤或其他非霍奇金淋巴瘤鉴别外，还需要鉴别慢性淋巴结炎、淋巴结结核、淋巴结反应性增生。肠道 DLBCL 需要鉴别肠道感染、克罗恩病、肠结核等；中枢神经系统 DLBCL 需要鉴别真菌感染以及胶质瘤等颅内实体肿瘤等。

4. 治疗　老年 DLBCL 的一线治疗推荐：8 个周期利妥昔单抗 +6 个周期 CHOP21 化疗，或 8 个周期利妥昔单抗 +8 个周期 CHOP21 化疗。对于双重打击 DLBCL，DA-EPOCH-R 方案优于 R-CHOP。

由于蒽环类药物具有心脏毒性作用，部分老年患者不能耐受标准的 CHOP 方案联合利妥昔单抗治疗。可选用脂质体多柔比星、依托泊苷代替多柔比星。对于 80 岁以上的高龄老人可以采用 R-miniCHOP 方案。对体弱的患者可以考虑应用 R-COP。

睾丸和乳腺淋巴瘤患者必须接受 CNS 预防治疗。中高危和高危患者，特别是对于一个以上部位结外累及或 LDH 升高的患者，也需要接受 CNS 预防的治疗。

所有接受免疫化疗的患者，均应检测 HBsAg 和 HBcAb，如阳性则检查病毒载量，并启动合适的抗病毒治疗。治疗期间应密切监测乙肝相关指标。抗病毒治疗至少持续到免疫化疗结束后半年。

复发 / 难治患者的治疗选择：对 70 岁以下能够耐受高剂量化疗的老年患者可选择高剂量治疗或个体化方案，如达完全或部分缓解则在化疗后行自体造血干细胞移植（ASCT）± 局部放射治疗，对不能耐受 ASCT 的患者，进入临床试验或行最佳支持治疗。

嵌合型抗原受体基因修饰的 T 细胞（CAR-T）治疗难治复发 DLBCL 研究在进行中。程序性死亡受体 -1（programmed cell death-1，PD-1）及其配体（PDL1）单抗在高危 DLBCL 患者中的治疗值得探索。

（二）滤泡性淋巴瘤（follicular lymphoma，FL）

FL 是一种惰性的淋巴系统恶性肿瘤，恶性度较低，来源于生发中心 B 细胞，呈结节性或滤泡样分布。

1. 临床表现　FL 原发症状多为无痛性淋巴结肿大。B 症状发生率低于 25%，超过 40% 的患者骨髓受累，并出现全身广泛受累。约 70% 的患者诊断时已经处于 Ann Arbor 的Ⅲ～Ⅳ期。

转化型淋巴瘤（t-FL）目前并无统一的定义，认为是 FL 向 DLBCL 或 Burkitt 淋巴瘤等侵袭性淋巴瘤的组织学转化。弥漫浸润淋巴结的大细胞比例升高且滤泡结构消失的组织学表现是定义转化的金标准。FLIPI 以及 IPI 高评分是 FL 转化的可靠预测指标。虽然 FL 的病程可长达 10 年，但由惰性转化为侵袭性后预后不佳。

2. 辅助检查　对于可疑的淋巴结应完整切除作病理检查，细针或粗针穿刺一般不适用于初诊淋巴瘤。此外，需要完善血尿便常规，肝肾功能、心电图、乳酸脱氢酶、β2 微球蛋白等，除此之外，还需要完善骨髓穿刺及骨髓活检明确有无骨髓受累、完善乙型肝炎表面抗原 / 抗体及核心抗原 / 抗体、病毒 DNA 及 HIV，在高危患者中需要检测丙型肝炎指标。影像学检查中，所有患者均需要完善颈部、胸部、腹部及盆腔 CT 检查，建议完善正电子发射断层扫描，同时还需要完善心脏超声检查，胃肠道受累的患者需要完善胃肠镜，中枢神经系统受累的患者需要完善腰穿及磁共振成像检查。

3. 诊断及鉴别诊断 FL 的诊断是基于病理的细胞形态学、免疫组化或流式细胞学以及细胞遗传学改变而确定。

4. 治疗 对于部分Ⅰ～Ⅱ期的 FL 患者目前认为是可以治愈的，因此应尽早给予局部放射治疗或联合全身免疫化疗。

对于Ⅱ期伴有大包块、Ⅲ～Ⅳ期的患者，目前普遍认为全身化疗仍不可治愈这部分患者，治疗指征如下：①符合临床试验标准；②有 B 症状；③有终末器官损害风险；④淋巴瘤继发的血细胞减少；⑤巨大肿块；⑥持续肿瘤恶化；⑦患者意愿。这些患者可考虑给予治疗，否则可采取观察和等待的策略。

NCCN（2016 年）推荐的一线治疗方案：苯达莫司汀 + 利妥昔单抗、CHOP+ 利妥昔单抗、CVP+ 利妥昔单抗、利妥昔单抗单药、放射免疫治疗；对于老年人或体弱者的一线治疗：放射免疫治疗、利妥昔单抗、烷化剂单药（苯丁酸氮芥或 CTX） ±利妥昔单抗。二线治疗：化疗 - 免疫治疗（同一线治疗方案）、雷那度胺 ± 利妥昔单抗、放疗免疫治疗。推荐 FL 患者接受利妥昔单抗维持治疗。

复发滤泡性淋巴瘤的治疗：复发 FL 开始治疗前应重新活检。复发 / 难治性 FL 的标准治疗目前未完全统一。对于一线治疗后长期缓解且无转化的复发患者，可重新使用原方案或选用其他一线方案。对于早期复发的患者可选用非交叉耐药的方案治疗。含利妥昔单抗的治疗方案对于复发 / 难治 FL 患者有一定的治疗效果，放射免疫治疗也是治疗的选择之一。近年一系列新药，如依鲁替尼、雷利度胺以及 PI3K δ 抑制剂（idelalisib）等新药用于复发难治 FL 的治疗，获得了不错的疗效。对于反复复发的 FL 患者，如果体力及一般情况允许，可以考虑 ASCT。

对于 t-FL 可采用转化后的侵袭性淋巴瘤的治疗方案。含利妥昔单抗的免疫化疗方案显著改善局限期 t-FL 患者生存。放射免疫治疗对 t-FL 也有不错疗效。此外其他新靶点的抑制剂，如 Aurora A 激酶抑制剂（alisertib），依鲁替尼，idelalisib 以及 BCL2 抑制剂（GDC-0199/ABT199），目前也正在进行研究。化疗敏感的 t-FL 患者应考虑 ASCT。

（三）套细胞淋巴瘤（mantle cell lymphoma，MCL）

MCL 是一种相对少见的 B 细胞非霍奇金淋巴瘤，兼具惰性淋巴瘤的难治愈性以及侵袭性特征。MCL 细胞具有生发中心套区 B 淋巴细胞免疫表型。因肿瘤细胞形态和免疫表型均与次级生发中心套区的淋巴细胞和初级生发中心的静止 B 细胞相似，故命名为套细胞淋巴瘤。

1. 临床表现 MCL 临床表现多样，发病时Ⅲ～Ⅳ期多见（70%～95%），常表现为淋巴结病、骨髓和肝侵犯，呈进行性发展，结外侵犯十分常见，30%～60% 的患者肝、脾大，还可累及胃肠道、Waldeyer 环、胸膜，较少见的部位是皮肤、肺、乳腺、眶周等。约 50% 的患者出现贫血和高水平的乳酸脱氢酶及 β_2 微球蛋白。中位生存期为 3 ～ 5 年。

2. 辅助检查　对于可疑的淋巴结应完整切除作病理检查，细针或粗针穿刺一般不适用于初诊淋巴瘤。此外，需要完善血尿便常规，肝肾功能、心电图、乳酸脱氢酶、β2 微球蛋白等，除此之外，还需要完善骨髓穿刺及骨髓活检明确有无骨髓受累、完善乙型肝炎表面抗原 / 抗体及核心抗原 / 抗体、病毒 DNA 及 HIV，在高危患者中需要检测丙型肝炎指标。影像学检查中，所有患者均需要完善颈部、胸部、腹部及盆腔 CT 检查，建议完善正电子发射断层扫描，同时还需要完善心脏超声检查，胃肠道受累的患者需要完善胃肠镜，中枢神经系统受累的患者需要完善腰穿及磁共振成像检查。

3. 诊断及鉴别诊断　一般依据典型的形态学表现、免疫表型（CD23 阴性、cyclinD1 阳性）、细胞遗传学为 t（11；14）（q13；q32）可以做出诊断。

4. 治疗　对年轻的 MCL 患者，含大剂量的 Ara-C 的强烈化疗占重要地位，联合利妥昔单抗可进一步提高治疗效果。一线巩固强化治疗是 ASCT。对于不适宜 ASCT 的患者，可考虑利妥昔单抗维持治疗。对于老年的 MCL 患者，R-CHOP 方案诱导治疗，获得治疗反应者予以利妥昔单抗维持治疗是目前疗效最好的治疗方案。

对于复发的 MCL 患者，如果没有症状，仍可以采取观察等待的策略；而对于有症状的患者，可采用利妥昔单抗 + 苯达莫司汀 + 硼替佐米（BVR）方案，缓解后序贯 ASCT。

减低剂量预处理的非清髓造血干细胞移植对复发 / 难治性 MCL 疗效良好，并可能使部分患者得到治愈，可以应用于能耐受的部分老年 MCL 患者。另外，利妥昔单抗单药或联合苯丁酸氮芥也可以作为一种姑息治疗的选择。

新药在 MCL 中的研究很多，在初治 MCL 中，硼替佐米联合 R-CVP 较 R-CHOP 获得更好的疗效。另外，硼替佐米单药治疗复发 / 难治 MCL 的效果也不错。还有研究发现雷利度胺联合利妥昔单抗在 MCL 中疗效理想。此外，依鲁替尼也为复发难治的 MCL 患者提供了新的选择，且药物安全性较好。

（四）黏膜相关淋巴组织（mucosal-associated lymphoid tissue，MALT）节外边缘带 B 细胞淋巴瘤

MALT 淋巴瘤是一种节外淋巴瘤，由形态多样的小淋巴细胞组成，其中包括边缘带（中心细胞样细胞）、单核细胞、小淋巴细胞，也可见到散在的免疫母细胞和中心母细胞样细胞。MALT 淋巴瘤可分为胃型和非胃型。

1. 临床表现　胃肠道是 MALT 淋巴瘤最好发的部位，其他常见的部位包括肺、眼附属器、皮肤、甲状腺和乳腺。大部分患者表现为 I-II 期，但约 20% 的患者会出现骨髓受累，多见于眼附属器或肺的病例骨髓。许多患者有自身免疫性疾病，例如干燥综合征、桥本甲状腺炎的病史。

2. 辅助检查　详见 DLBCL 节。胃型患者需接受胃镜检查并行病灶处幽门螺杆菌检查，患者需接受螺杆菌呼气实验。

3. 诊断及鉴别诊断　根据典型的病理表现、肿瘤细胞表达细胞表面单克隆免疫球蛋白（IgM 常见）、CD20、CD21 等抗原，而不表达 CD5、CD10 和 CD23 等抗原，常见细胞遗传学异常 3 号染色体三体、t（11；18）和 t（11；14）。MALT 淋巴瘤需要与反应性疾病如幽门螺杆菌胃炎、淋巴上皮涎腺炎、桥本甲状腺炎以及和其他小 B 细胞淋巴瘤 FL、MCL、SLL 相鉴别。

4. 治疗

（1）胃 MALT 淋巴瘤：若病变局限在黏膜层且幽门螺杆菌阳性，一般首选抗幽门螺杆菌治疗，如洛赛克 + 克拉霉素 + 阿莫西林，清除幽门螺杆菌后肿瘤可能消退，停止抗生素治疗需至少观察 6 个月至 1 年。对于病灶扩散到周围淋巴结的患者，则需采用放射治疗。对于 III～IV 期的 MALT 淋巴瘤，淋巴结或器官广泛受累的患者，应给予系统化学治疗。

（2）非胃 MALT：如果病变在 IE 或 II 期局限性的，以放疗为首选，对某些部位的病变（如肺、皮肤、甲状腺等）可以首选手术。外科切除后若原部位复发，可采用化学治疗或放射治疗；若病灶对侧复发，可采用化学治疗。若病理发现大细胞淋巴瘤，应采用 DLBCL 的治疗方案。

二、霍奇金淋巴瘤（HL）

经典型 HL 是来源于生发中心阶段的成熟 B 细胞，定义为具有特征性的免疫表型和独特的细胞背景的恶性霍奇金和 Reed-Sternberg（RS）细胞。除此之外，还有一种结节性淋巴细胞为主型 HL，其主要特征为霍奇金和 RS 变异细胞，表达典型的 B 系标志。

1. 临床表现　cHL 主要临床表现是无痛性淋巴结肿大，75% 颈部首发；纵隔较常受累，约 20% 的患者脾可受累，少于 5% 的患者骨髓受累。其他结外侵犯少见。纵隔受累最多见于结节硬化型；而腹主动脉旁淋巴结和脾受累则多见于混合细胞型。约 40% 的患者有 B 组症状。肿瘤多沿相邻淋巴结区发展，较少发生跳跃式发展。全身表现可有发热、盗汗、体重下降等 B 症状，也可有皮肤瘙痒、贫血、乏力等其他症状。骨髓和中枢神经系统受累少见。贫血常见于晚期患者。有 B 组症状和贫血都是不良预后因素。

2. 辅助检查　对于可疑的淋巴结应完整切除作病理检查，细针或粗针穿刺一般不适用于初诊淋巴瘤。此外，需要完善血尿便常规，肝肾功能、心电图、乳酸脱氢酶、β2 微球蛋白等，除此之外，还需要完善骨髓穿刺及骨髓活检明确有无骨髓受累、完善乙型肝炎表面抗原 / 抗体及核心抗原 / 抗体、病毒 DNA 及 HIV，在高危患者中需要检测丙型肝炎指标。影像学检查中，所有患者均需要完善颈部、胸部、腹部及盆腔 CT 检查，建议完善正电子发射断层扫描，同时还需要完善心脏超声检查，胃肠道受累的患者需要完善胃肠镜，中枢神经系统受累的患者需要完善腰穿及磁共振成像检查。

3. 诊断及鉴别诊断

依据临床表现、病理形态学及组织化学可明确诊断。按照 Ann Arbor/Cotswords 分期。鉴别诊断详见 DLBCL 节。

4. 治疗　HL 患者根据分期及是否具有预后不良因素选择不同的治疗方案。不良预后因素包括：ESR ＞ 50 或 B 症状；＞ 3 个淋巴结区受累；纵隔肿块比＞ 0.33；＞ 10cm 的大肿块。NCCN 2016 治疗推荐：对于 Ⅰ / Ⅱ 期病变且不伴不良预后因素的霍奇金淋巴瘤患者，推荐 ABVD × 2 周期联合受累野放疗；对于 Ⅰ / Ⅱ 期伴预后不良因素，可采用 ABVD × 6 周期联合受累野放疗，也可采用递增剂量的 BEACOPP × 2+ABVD × 2+ 受累野放疗；对于 Ⅲ / Ⅳ 期患者，推荐 ABVD × 6 周期联合受累野放疗，或者递增剂量的 BEACOPP × 6 周期化疗。

抗 CD30 单抗是治疗难治复发 HL 的新的希望，目前已经有 Ⅰ 期和 Ⅱ 期临床研究显示抗 CD30 单抗（brentuximab vedotin）对 CD30 阳性淋巴瘤的治疗安全且有效。对于高龄 HL 患者来说，brentuximab vedotin 或可成为一线化疗策略。

PD-1 及 PDL1 是引起活化 $CD8^+$ T 细胞反应性下降的关键信号通路之一。选择性的、人源化的抗 PD-1 抗体可以通过阻断 PD-1 和 PDL1 或 PDL2 之间的相互作用来达到抗肿瘤的作用。抗 PD-1 抗体为霍奇金淋巴瘤的治疗带来新的选择。

5. 健康教育

（1）遵医嘱定期化学治疗，按时进行门诊复查、随诊。

（2）预防感染，少去公共场所，外出佩戴口罩。注意个人卫生及饮食卫生。

（3）加强营养，进食高热量、高蛋白、高维生素饮食，多食富含膳食纤维的食物，多饮水，定时排便，保持大便通畅。

（4）生活有规律，注意休息，避免过度劳累。

（5）学会观察病情变化，如发热、皮肤有出血点、淋巴结肿大等，及时就医。

第四节　贫血患者的管理与教育

贫血在老年人群中常见，原因有很多，常与个体合并的慢性病状态有关。老年人贫血的临床表现复杂，大多数无症状或无特异性表现。最新研究显示贫血是老年人群独立的预后不良因素，其中包括体力下降、认知功能减退、体力和心理承受能力脆弱、残疾和死亡等，即便是"轻度"贫血也可能导致机体重要的功能损害和/或死亡率增加。因此，及时纠正贫血，可以很大程度上改善老年人的预后。

世界卫生组织（世界卫生组织）对 65 岁以上老年人的贫血定义为男性血红蛋白低于 130g/L，女性低于 120g/L。此标准虽有争议，但已被世界上许多血液学工作者所接受。依据我国调查结果，把成年人贫血定义为男性血红蛋白低于 120g/L，女性低于 110g/L，老年人亦依此标准诊断。一些亚临床因素可能会导致整个老年人群的血红蛋白水平向低水平偏移。随着血红蛋白浓度由低至逐步正常，不良预后的风险逐渐减少。

一、临床特点

1. 对贫血的耐受能力减低　由于老年人各器官功能衰退，且常同时患有心、脑或其他器官疾病，因而对贫血的耐受能力减低，轻度或中度贫血也可出现重度甚至极重度的临床症状。

2. 对贫血的应激能力减低　随年龄增长，造血组织容量减少，在应激状态下（如外伤、手术等大量出血），青壮年机体造血功能恢复较快，能够很快恢复人体正常所需的血细胞，而老年人的应激能力明显减低。

3. 贫血多继发于其他疾病　约占80%，常见的原因有肿瘤、感染、慢性肾功能不全、急性或慢性失血，一些代谢性疾病及药物反应也可继发贫血。

4. 高血压和糖尿病合并贫血患病率高　老年人中高血压和糖尿病肾病所致的贫血不少见，由于糖尿病不合理饮食结构和/或过度的饮食控制可能使贫血加重。

5. 老年人免疫器官活性趋向衰退　随着老年人免疫器官活性逐渐衰退，老年人的自身免疫活性细胞对机体正常红细胞失去自我识别能力，因此，老年人较容易发生自身免疫性溶血。

6. 可表现为精神症状　易误诊为老年性精神病，如抑郁、淡漠、无欲、反应迟钝等，因此当老年人出现上述表现时应进行血常规检查。

7. 注意其他相关症状及体征，如骨痛、腹部包块、淋巴结肿大、神经症状或脊髓病变；老年人慢性贫血最常见的症状和体征常为隐匿性的，在诊断时贫血常较为严重。

二、诊断

对于贫血本身，仅用血红蛋白测定即可确诊，但仍需查明贫血的原因，这一点十分重要且不易，切忌将贫血当作病因或视为独立的一种疾病。在诊断过程中注意以下几方面。

1. 病史　应详细询问有无疲乏、肌肉无力、头痛、眩晕、晕厥、心悸、呼吸困难；有无出血史、呕血、黑便、尿色加深；有无营养缺乏或偏食情况；有无与化学毒物或放射物质接触；有无服用能引起贫血的药物；有无慢性炎症、感染、肾病、肝病、恶性肿瘤、胶原性疾病、内分泌功能紊乱等疾病的症状。

2. 体格检查　除全面检查外，需注意有无皮肤苍白、结膜苍白、黄疸、淋巴结或肝脾肿大、骨骼压痛等。如严重的缺铁性贫血常有反甲及舌炎；舌乳头萎缩和脊髓后索及侧索体征出现于维生素 B_{12} 缺乏等。

3. 实验室检查　除红细胞、血红蛋白、红细胞比积外，最基本的血液学检查应包括：网积红细胞计数；平均红细胞体积（MCV）及平均红细胞血红蛋白浓度（MCHC）；外周血涂片，观察红细胞有无异形红细胞，如球形红细胞、靶形红细胞，有无红细胞大小不均，低色素和多染性红细胞，嗜碱性点彩、豪 - 周氏小体，红细胞碎片等。白细胞和血小板数量和形态学方面的改变，有无异常细胞；行骨髓穿刺骨髓涂片检查，对诊断非常重要，必要时应作骨髓活检。尿常规、大便隐血、肝肾功能、免疫指标以及影像学检查等均不容忽视。

三、常见类型

常引起老年人贫血的病因主要有营养性贫血、慢性炎症性贫血、慢性肾病性贫血、骨髓增生异常综合征、原因不明贫血等几大类。

1. 营养性贫血　老年人群中营养性贫血最为常见。缺铁性贫血（iron deficiency anemia，IDA）和巨幼红细胞贫血（mega-loblastic anemia，MA）是老年人贫血的主要原因。

（1）缺铁性贫血：铁缺乏是引起营养性贫血的最常见原因。铁摄入减少、铁吸收下降及慢性失血均是缺铁的重要原因。老年人 IDA 主要原因是慢性失血造成的，尤其是消化道失血。铁缺乏早阶段表现为铁贮备的下降。一旦铁贮备耗竭，血红蛋白的合成受损，结果导致红细胞生成障碍，出现贫血。随着铁缺乏程度加重和持续时间延长，IDA 的典型特征随即出现，即以小细胞低色素性贫血为主要特征。而老年人 IDA 的临床表现，除一般贫血症状外，可有吞咽疼痛、吞咽困难、舌黏膜萎缩及口角皲裂等发生。体格检查除贫血貌外，还可有皮肤干燥、发皱和萎缩、毛发干燥易脱落、指甲扁平、不光整、脆薄易断甚至反甲。IDA 的典型实验室检查包括：血清铁蛋白浓度下降，血清铁浓度降低，总铁结合力增加，转铁蛋白饱和度下降，以及可溶性转铁蛋白受体浓度增加（sTfR）。实验室检查有助于对铁缺乏和缺铁性贫血的进一步确诊和分期。诊断 IDA 后注意排除消化道肿瘤。

（2）巨幼红细胞贫血：叶酸和 / 或维生素 B_{12} 缺乏会通过干扰 DNA 的合成而损害红细胞的成熟和增殖导致大细胞性贫血。若同时合并铁缺乏可能表现为正细胞性贫血。萎缩性胃炎、胃癌、胃部手术，弥漫性肠病或某些肠手术后均可导致维生素 B_{12} 吸收障碍或内因子缺乏，某些药物如氨硫酸钠、新霉素和苯妥英钠等也影响小肠内维生素 $_{12}$ 的吸收；长期素食者亦可致维生素 B_{12} 缺乏。而叶酸缺乏经常见于营养摄入不足。胃肠道疾病（如萎缩性胃炎或抑酸治疗引起的胃酸过少以及腹部疾病等）可以引起叶酸吸收减少，饮酒过度或应用抗叶酸药物如氨甲蝶呤亦可引起叶酸缺乏。实验室检查有助于鉴别叶酸或维生素 B_{12} 缺乏。MA 除贫血症状外，患者常有舌痛、舌质红、舌乳头萎缩、舌面光滑；消化道症状如食欲缺乏、上腹部不适或腹泻等表现；维生素 B_{12} 缺乏可伴有神经系统症状，如手足麻木、感觉障碍等周围神经炎和亚急性或慢性脊髓后侧索联合变性表现，老年患者常有精神症状。

2. 慢性病 / 炎症性贫血（ACD/ACI）或慢性肾病性贫血（CKD）

（1）慢性炎症性贫血（ACI）亦称为慢性病贫血（ACD）：ACI 与各种炎症有关，其中包括慢性感染、肿瘤、糖尿病、风湿性关节炎、系统性红斑狼疮、慢性阻塞性肺疾病、酒精性肝病和充血性心力衰竭以及创伤等。其中恶性肿瘤引起的贫血在慢性炎症性贫血中尤为多见。世界卫生组织 2001 年统计，贫血占恶性肿瘤治疗相关并发症的 21% ～ 82%，平均 38%，恶性肿瘤治疗相关性贫血可导致严重的生理功能障碍，影响生活质量评分（QOL）。纠正贫血可使恶性肿瘤患者改善生活质量并获得长期生存。ACI 的铁代谢特征是血清铁、总铁结合力减低，血清铁蛋白正常或增高，即铁利用障碍。

ACI 诊断依据：

1）往往有慢性疾病；

2）通常为小细胞性贫血（但储存铁不低）；

3）血清铁及总铁结合力均低于正常，转铁蛋白饱和度在 16% ～ 30%，血清铁蛋白增高，符合铁利用障碍表现。在积极治疗原发病的基础上，ACI/ACD 可应用 EPO 治疗。

（2）CKD 贫血：随着年龄的增长，CKD 发病率不断增加。贫血是 CKD 的常见并发症之一。EPO 大多数由肾产生，肾衰竭患者产生 EPO 数量减少、骨髓红系造血受抑是 CKD 贫血的主要原因。肾衰竭晚期，EPO 合成严重受损。肾功能不全患者除了 EPO 合成减少外，肾脏外分泌功能也受损，在贫血发生过程中亦起着重要作用，导致红细胞寿命缩短，骨髓红系增生受抑。CKD 贫血患者可能常合并其他因素共同抑制骨髓造血，其中包括营养缺乏、继发性失血、摄入减低、透析丢失、EPO 使用过程中铁利用增加等。炎症在 CKD 贫血发病过程中的作用越来越受到关注。患者肾功能重度不全，肾小球滤过率 < 30ml/min 时容易出现肾性贫血，检测 EPO 水平下降可帮助诊断，诊断容易。而轻中度肾功能损害时，诊断则比较困难，如果肾小球滤过率在 30 ~ 60ml/min 时，有明确的高血压、糖尿病等慢性疾病，轻度贫血，排除其他原因，也可以诊断为肾性贫血。

3. 骨髓增生异常综合征（myelodysplastic syndrome，MDS） MDS 为髓系肿瘤性疾病，因异常造血克隆失去正常分化能力而具有趋白血病特征，MDS 由低危向高危的发展过程，是恶性克隆与其诱发的细胞免疫及凋亡相互斗争、彼长此消的过程。MDS 老年人多发。早期 MDS 诊断困难，骨髓检查、流式细胞术、染色体及 FISH 等检查可以帮助诊断。MDS 患者多种基因表达异常和 / 或存在突变，包括 TET2、RAS、FLT3、DLK1 及 IDH1/2 等。同时有研究发现，骨髓 $CD34^+CD38^-CD123^+$ 细胞可作为 MDS 恶性克隆的标志，此群细胞的特征表现为过度增殖、异常分化以及凋亡减低；亦有 CD47、CD96、TIM3 等相关报道。而负有免疫监视并清除恶性克隆功能的免疫系统同样发生异常改变，出现免疫妥协以致耐受。约 1/3 患者可进展为急性白血病。MDS 的治疗基本策略：低危 MDS 以支持治疗为主；中高危 MDS 以降低 MDS 恶性克隆负荷为主。

4. 再生障碍性贫血（AA） AA 是不明原因导致 T 细胞免疫亢进而损伤自身造血细胞引起的骨髓衰竭性疾病，是 T 淋巴细胞"瀑布激活"导致骨髓凋亡，其主要临床表现为感染、出血和贫血。近年来研究发现，AA 患者的髓样树突状细胞数量增多、DC1/DC2 比例增高、辅助性 T 细胞 Th1/Th2 比例失衡、Th1 细胞功能亢进、Th1 特异性转录因子 T-bet 高表达、T-bet/GATA-3 显著增加、具有保护作用的 NK 细胞比例下降、造血负调控因子 IFN-γ、IL-2 等分泌增高、细胞毒性 T 淋巴细胞比例增高、CD8+HLA-DR+T 细胞穿孔素、颗粒酶 B、TNF-β 及 Fas/FasL mRNA 表达增加等，对于 AA 的诊断及评价疗效有重要提示作用。AA 病情进展迅速，一旦确诊，应尽快采取治疗措施，如骨髓移植，强化免疫抑制治疗。

5. 自身免疫性溶血性贫血（autoimmune hemolytic anemia，AIHA） 老年人免疫稳定功能降低，机体正常组织自我识别能力减弱，免疫监视功能下降，易患 AIHA，也可继发于慢性淋巴细胞白血病及淋巴瘤等淋巴系统增殖性疾病。AIHA 是免疫性血细胞减少症中常见的疾病，为体内 B 淋巴细胞功能亢进产生大量自身红细胞抗体，结合并破坏自身红细胞所导致的溶血。AIHA 急性溶血发作时病情凶险，可累及肾功能、心功能等，且临床配血困难，很难寻找血型相合的血制品，常常危及患者生命。发病机制即因 DC2 功能亢进，诱导 Th0 向 Th2 转化，导致机体免疫亢进。B 细胞产生自身抗体增多，攻击自身红细胞导致溶血发生。特异性实验室检查为网织红细胞增高，间接胆红素增高，外周血 Coomb 试验阳性。有研究发现 CD8$^+$CXCR3$^+$T 细胞亦参与 AIHA 发病。CD8$^+$CXCR3$^+$T 细胞减少，IL-10 水平下降可能打破机体免疫平衡导致 AIHA 发生。

6. 其他全身疾病相关的贫血　除 CKD 引起的肾性贫血外，肝病以及内分泌系统疾病等均可能导致贫血。少数病毒性肝炎患者可继发再生障碍性贫血，其机制可能与病毒激活体内 T 细胞"免疫瀑布"致骨髓造血衰竭。肝硬化致脾功能亢进可导致红细胞在脾脏破坏过多，导致贫血。甲状腺功能减退等亦可导致老年性贫血，机制可能与免疫系统功能异常有关。

7. "不能分类"或"无法解释"贫血　老年人存在贫血但又不符合目前已有特异性的贫血诊断标准，不能明确贫血原因，此类贫血亦占 1/3 左右，目前称之为不能分类或者无法解释。一般多见于社区老年人。"不能分类"的贫血可能是一组异质性疾病，上面提到的所有病因都有可能参与"不能分类"贫血的发病。老年不明原因贫血可能与老年人年龄增长造血干细胞的生理改变相关。在部分老年人随年龄增长出现低氧/EPO 反馈机制异常时可能发生 EPO 缺乏。最近有研究发现，这一类贫血的特征为血清 EPO 较低，同时循环炎症标志物下降。

四、治疗

1. 支持治疗　治疗原则与一般血液病患者相同，由于老年人各脏器功能有不同程度衰退，同时常伴有其他器官疾病，造血组织应激能力差，对迅速发生的贫血耐受能力低，对缓慢发生的贫血，则由于其他疾病可能掩盖贫血症状，多种原因所致的贫血在老年人中常见，故在治疗上单一用药很难出现明显效果。因此，积极的支持治疗，包括脏器功能的保护、改善贫血、防止出血及控制感染等十分重要。对 Hb 80g/L 患者采用小量多次输血，输血时注意心功能，尽量将 Hb 维持在 80g/L 以上。

2. 营养性贫血　积极治疗原发病。缺铁性贫血治疗以口服铁剂为主。通过口服补铁，一般可以达到治疗的目的。在治疗开始的 7～10d，网织红细胞会很快上升。持续补铁对补充体内的铁贮备至关重要。一般情况下，口服铁剂可能会出现胃肠道反应，可能会影响患者的依从性，需要调整治疗策略。如果潜在的疾病未能纠正（如失血），那么起效时间就会推迟甚至无效。口服补铁无效或不能耐受者可选择

老年疾病管理与康复

静脉补铁。

叶酸缺乏治疗即口服叶酸，维生素 B_{12} 缺乏即需补充维生素 B_{12}，可肌内注射，亦可口服。对内因子缺乏患者，可以考虑给以大剂量口服维生素 B_{12}。补充叶酸和/或维生素 B_{12} 后，血液学反应相当迅速，治疗后 1 周内网织红细胞迅速上升。补充叶酸后，贫血可能一过性得到改善，常常由于同时合并有维生素 B_{12} 缺乏的结果；若单一补充叶酸，神经系统并发症可能会随着时间延长而加重。因此，建议共同补充叶酸和维生素 B_{12}。

3. CKD 贫血　EPO 治疗有效，及时静脉补铁可以增加疗效。对 CKD 老年患者，采用 ESAs 进行治疗是最关键治疗措施。有研究表明，ESAs 在治疗 CKD 贫血方面，较为安全、有效，能够显著改善 CDK 患者的各项生活指标，提高生活质量。目前已有关于 CKD 患者接受 ESAs 治疗的指南。传统上，门诊患者可以采用每周 1～2 次，皮下注射 ESAs。在 ESAs 治疗期间，需要补铁。一般情况下，ESAs 治疗是安全的，但也会有一些严重不良反应出现，包括增加死亡风险、血栓栓塞并发症、卒中、心脏病发作、再生障碍性贫血、肿瘤进展等。为了最大限度减少这些风险，应密切监测血红蛋白水平，随时调整 ESAs 的剂量。

4. 慢性炎症性贫血　早期有前瞻性研究曾经显示，短期应用 ESAs 和补铁，血液学方面会有改善，纠正贫血。ESAs 是否最终真的能够改善不良预后，是否能够增加存活率，需要开展进一步的大规模随机对照研究来研究。

5. 再生障碍性贫血　目前对于 AA 的治疗主要为强化联合免疫抑制的非靶向治疗和造血干细胞移植，但随着年龄增加，各器官功能减退，骨髓移植风险大，不建议行干细胞移植。

6. 自身免疫性溶血性贫血　AIHA 患者体内存在难以彻底清除的自身抗体和补体，是导致 AIHA 难以根治的原因。临床上 AIHA 的治疗主要是免疫抑制治疗（包括糖皮质激素、环孢素 A 等），缺乏针对性和靶向性，副作用较大，近年临床上采用清除 B 细胞的 CD20 单克隆抗体（利妥昔单抗，美罗华）治疗 AIHA，有一定疗效，但合并感染风险较大。联合应用可有效提高疗效，减少复发。寻找低毒高效、作用持久的免疫抑制剂，并加强支持治疗，对于改善患者症状、维持脏器功能、提高老年患者生存质量至关重要。

7. "不能分类"或"不能解释"的贫血　对这组异质性贫血患者，目前所了解的发病机制很少，也没有针对性的特殊治疗措施。考虑到贫血一般都是继发于其他特异性的疾病，例如并不单是年龄偏大之故。随着临床研究的不断深入，某些特异性的病因可能会逐渐被发现出来。

124

五、预后

流行病学研究发现，贫血是老年人群独立的预后不良因素，无论对临床患者还是公共健康研究对象都如此，其中包括致死率、疾病易感性、体能状态、致残以及认知功能。无论是以社区老年人还是患有一定疾病（如 CKD、心血管疾病和糖尿病）的老年患者作为研究对象，贫血合并其他疾病均增加预后不良的严重程度。

六、健康教育

1. 向患者及家属介绍本病的病因，防止滥用抑制骨髓的药物，避免接触毒性物质。

2. 预防感染　嘱咐患者加强自我保护，不去人群密集的场所，保持良好的作息时间，回家可单独住一个房间，每天进行室内通风，每次 30min 左右，家里的地面、桌子、床边、门把手、卫生间等地方每天用乙醇进行擦拭消毒。

3. 休息与活动　生活规律，充足的睡眠与休息可减少机体的耗氧量，根据个人情况可适当进行室外或室内的体育锻炼，如散步、打太极拳等，这样能提高患者的免疫力，调节身心状况，提高患者的活动耐力。

4. 饮食指导　加强营养，增进食欲，避免进食对消化道黏膜有刺激性的食物，养成良好的卫生习惯，积极预防感染。

5. 用药指导　向患者及家属讲解继续遵医嘱服药的重要性，说明药物的不良反应，在医师指导下减药或停药。

6. 病情监测指导　注意出血倾向的发生，如皮肤、黏膜、眼底、鼻腔、齿龈的出血等。患者如果出现发热、咳嗽等症状，应及时回院就诊。

7. 心理指导　良好的情绪有利于患者的康复，指导家属要关心患者，指导患者学会自我调整，学会倾诉，保持心情舒畅。

8. 出院后定期回院复查，前 3 个月内根据情况每 1 周或每 2 周回院检测血常规、肝功能、骨髓穿刺等。身体情况稳定后可延长复查时间，遵医嘱按时服药。

第八章　老年免疫系统疾病患者的管理与教育

第一节　多发性肌炎患者的管理与教育

多发性肌炎（polymyositis，PM）是指各种原因引起的骨骼肌群的间质性炎性改变和肌纤维变性为特征的综合征。主要临床表现为受累骨骼肌无力，继之产生肌肉萎缩。如病变局限于肌肉则称为多发性肌炎，病变同时累及皮肤称为皮肌炎（dermatomyositis，DM）。

一、诊断要点

1. 对称性近端肌无力，伴或不伴吞咽困难和呼吸肌无力。

2. 血清肌酶升高，特别是 CK 升高。

3. 肌电图异常　肌源性损害，有插入电位延长、纤颤及正相电位、短时限的多相电位和重收缩时的病理干扰相。

4. 肌活检异常　可见肌纤维变性、坏死、被吞噬和再生，间质有炎症细胞浸润和纤维化。

5. 特征性的皮肤损害，典型的皮肤改变是面部呈蝶形分布于双侧颊部和鼻梁的紫色斑疹，在眶周、口角、颧部、颈部、前胸、肢体外侧、指节伸侧和指甲周围的红斑和水肿，尤以上睑部淡紫色的红斑和水肿最为常见，早期的充血性皮疹为红色，以后逐渐转为棕褐色，后期呈现脱屑、色素沉着和硬结。

6. 约有 20% 的 PM、DM 患者合并红斑狼疮、类风湿关节炎、干燥综合征、风湿热和硬皮病等，约 1/4 的患者可并发恶性肿瘤如肺癌等。40 岁以上发生肌炎，尤其是皮肌炎者须高度警惕潜在恶性肿瘤的可能性，应积极寻找原发病灶，一时不能发现病灶者应定期随访，有时需数月至数年才可能被发现。

具备前 4 项者，可确诊 PM；具备上述 1～4 项中的 3 项可能为 PM，只具备 2 项为疑诊 PM。具备第 5 条，再加 3 项或 4 项可确诊为皮肌炎；第 5 条，加上 2 项可能为皮肌炎；第 5 条，加上 1 项为可疑皮肌炎。

二、治疗

急性期卧床休息，并适当进行肢体被动运动，以防肌肉萎缩，症状控制后适当锻炼，给以高热量、高蛋白饮食，避免感染。合并恶性肿瘤患者在切除肿瘤后，肌炎症状可自然缓解。糖皮质激素是本病的首选药物。

1. 糖皮质激素　是本病的首选药物，通常剂量为泼尼松 1.5～2mg/（kg·d），晨起一次口服，重症者可分次口服。大多数患者于治疗后 6～12 周肌酶下降，接近正常。待肌力明显恢复，肌酶趋于正常则开始减量，减量应缓慢，一般 1 年左右，减至维持量 5～10mg/d 后继续用药 2 年以上。在减量过程中如病情反复应及时加用免疫抑制剂。对病情发展迅速或有呼吸肌无力、呼吸困难、吞咽困难者，可用甲泼尼松龙 0.5～1.0g/d，静脉冲击治疗，连用 3 天之后改为 60mg/d 口服，再根据症状及肌酶水平逐渐减量，应该指出，在服用激素过程中应严密观察感染情况，必要时加用抗感染药物。

2. 免疫抑制剂　对病情反复及重症患者应及时加用免疫抑制剂。激素与免疫抑制剂联合应用可提高疗效，减少激素用量，及时避免不良反应。

（1）氨甲蝶呤（MTX）　常用剂量为 10～15mg/周，口服或加生理盐水 20ml 静脉缓慢推注，若无不良反应，可根据病情酌情加量（30mg/周）。待病情稳定后逐渐减量，维持治疗数月或数年。有的患者为控制该病持续小剂量服用该药 5 年以上，并未出现不良反应。不良反应主要有肝酶增高、骨髓抑制、血细胞减少、口腔炎等。用药期间应定期检查血常规和肝肾功能。

（2）硫唑嘌呤（AZA）　常用剂量为 2～3mg/（kg·d），口服，初始剂量可从 50mg/d 开始，逐渐增加至 150mg/d，待病情控制后逐渐减量，维持量为 50mg/d。不良反应主要有骨髓抑制、血细胞减少、肝酶增高等。用药开始时需每 1～2 周查血常规一次，以后每 1～3 个月查血常规和肝功能一次。

（3）环磷酰胺（CTX）　对 MTX 不能耐受或不满意者，可用 CTX 50～100mg/d 口服，对重症者，可 0.8～1g，加生理盐水 200ml 静脉冲击治疗。不良反应主要有骨髓抑制、血细胞减少、出血性膀胱炎、卵巢毒性、诱发恶性肿瘤等。用药期间需监测血常规、肝肾功能。

3. 人免疫球蛋白　大剂量静脉注射人免疫球蛋白急性期应用效果较好。一般应用人免疫球蛋白 0.4g/（kg·d），连续 5d 为 1 个疗程，每月一次，根据病情可连续数月，4 个月为 1 个疗程。可减少免疫抑制药的用量。

三、健康教育

1. 情绪管理　教育患者要树立信心，以一种乐观的情绪、良好的精神状态去面对疾病，配合长期治疗。教育家属要在精神上支持、鼓励患者，理解安慰患者，为患者创造良好的家庭环境氛围。

2. 劳逸结合　在疾病的缓解期注意休息并做适当的活动，避免过度劳累，活动2h后体力恢复为最佳。在生活上尽量自理，消除依赖感。锻炼肌力，防止肌肉萎缩。功能锻炼应在服药30min开始，运动之前应做充分的准备活动，如肌肉的按摩、热敷等，局部治疗可采取转头 - 四肢肌肉外展 - 肌肉屈伸 - 抬腿 - 蹲下 - 起立 - 扩胸 - 举物 - 踢腿 - 室内散步 - 爬楼 - 慢跑或打太极拳，注意循序渐进，持之以恒。

3. 合理膳食　此病可累及消化道肌肉会出现吞咽困难，食管蠕动减慢，易引起反流性食管炎。肠蠕动减弱，肛门、膀胱括约肌松弛导致大小便失禁，所以应选用高蛋白（优质蛋白）、高维生素、易消化的饮食（软食），少食干硬、油炸食品。餐前可服用一些增加胃动力的药物，进餐时尽量采取坐位或半卧位，进餐后30～60min尽量避免卧位。注意补钙，尤其增加富含维生素C、维生素E的食物。

4. 要按时服药，不可随意增减药物，不可擅自停药或改药。用药期间应定期复查血常规和肝肾功能。注意激素、免疫抑制药等药物的不良反应。

5. 要自我监测心、肺的病变，如出现呼吸困难、发绀、心慌或心前区疼痛等需立即就诊。注意定期复查。

6. 皮疹处理　应保持皮肤清洁，保持干燥，表面不要包裹，尽量暴露，可以涂中性护肤品，如果出现皮损，切勿抓挠，以免造成感染。勤换内衣，注意保暖，避免日光晒。

第二节　类风湿关节炎患者的管理与教育

类风湿关节炎（rheumatoid arthritis，RA）是一种以关节滑膜炎症和骨质破坏为主要特征的全身性自身免疫病，血清中可出现多种自身抗体。RA病程迁延，如不及时治疗，会导致关节畸形和功能丧失，严重影响生活质量。早期诊断和早期治疗对改善RA的长期预后非常重要。

一、临床表现

RA为系统性自身免疫病，临床表现多种多样，虽然以关节症状为主，但全身表现及脏器受累亦不少见。RA 起病多隐匿，发病初期症状不典型，可表现为一个或几个关节肿痛；起病急骤者，数天或数周内出现典型多关节症状。

（一）关节

RA 的关节症状通常有以下几种表现形式：

1. 晨僵　指患者清晨出现的关节部位发僵发皱感，这种感觉在活动后可明显改善。晨僵是许多关节炎的表现，然而 RA 的晨僵最为突出，可持续 1h 或以上。晨僵时间和程度可作为评价病情活动和观察病情变化的指标。

2. 关节痛及压痛　常常是 RA 发病的最早症状。多呈持续性、对称性。

3. 关节肿　主要由于关节腔积液、滑膜增生及组织水肿而致。常呈对称性。

4. 关节畸形　常出现于病程中晚期，由于滑膜增生、软骨破坏，或关节周围肌肉萎缩及韧带牵拉的综合作用引起关节半脱位或脱位，如"天鹅颈""畸形""纽扣花"畸形、尺侧偏斜等。

5. 关节功能障碍　关节炎症持续存在可导致受累关节骨质破坏、关节间隙狭窄，导致关节强直，初期以纤维化强直为主，晚期则为骨性强直，关节功能完全丧失。关节功能障碍按轻重程度可分为 4 级：Ⅰ级：能正常进行各种工作和日常生活活动；Ⅱ级：能正常进行各种日常生活活动和某些特定工作，其他工作受限；Ⅲ级：能正常地进行各种日常生活活动，不能胜任工作；Ⅳ级：各种日常生活和工作活动均受限。

6. RA 受累关节部位　常见部位是近端指间关节、掌指关节、腕关节，也可累及肘关节、膝关节、踝关节、跖趾关节。颞下颌关节受累见于 1/4 的 RA 患者，早期表现为讲话或咀嚼时疼痛加重，严重时有张口受限。寰枢椎关节及周围腱鞘受累出现颈痛、活动受限，有时甚至因颈椎半脱位而出现脊髓受压。肩关节、髋关节也可受累，表现为局部痛和活动受限。

（二）关节外表现

1. 类风湿结节　为 RA 的特征性皮肤表现，见于约 20% 的患者，通常质地硬，不易活动，无疼痛或触痛。多发于尺骨鹰嘴下方、膝关节、跟腱以及枕突等易受摩擦的骨突部位皮肤下方，也可见于眼、肺、心包和其他内脏浆膜等处。类风湿结节的出现多预示疾病活动、病情较重。

2. 血管炎　是重症 RA 的表现之一，可累及大、中、小血管，但以坏死性小动脉或中等动脉病变为主。临床可以出现多种表现，如皮肤溃疡、紫癜、甲周皮肤梗死、指（趾）坏疽、网状青斑、巩膜炎、角膜炎、视网膜血管炎等。

3. 肺受累　常见，可为首发症状。

（1）肺间质病变：最常见，见于约30%的患者，表现为干咳，逐渐出现气短，严重者可以导致呼吸衰竭。高分辨率 CT 有助于早期诊断。

（2）肺内类风湿结节：单个或多个结节，有时可液化，可形成空洞。

（3）胸膜炎：见于约10%的患者。为单侧或双侧性，常为少量胸腔积液，偶为大量胸腔积液。胸腔积液呈渗出性，糖含量很低。

（4）肺动脉高压：多数轻微，部分与肺间质病变有关。

4. 心脏　以心包受累最为常见，主要表现为心包炎和心包积液，也可出现心内膜炎及心肌炎。有心包炎临床表现的 RA 患者约占10%，超声心动图发现的心包积液和其他心包异常约在30%的患者，但无临床症状。

5. 肾　肾受累少见，偶有轻微膜性肾病以及肾脏淀粉样变的报道。

6. 消化系统　患者可有上腹不适、胃痛、恶心、纳差，甚至黑粪，多与服用的抗风湿药物，尤其是非甾体抗炎药有关，很少由 RA 本身引起。

7. 神经系统　神经病变可分为中枢性和外周性两种。中枢性病变多继发于颈椎破坏后的脊髓或脑干损伤，外周性病变多由于外周神经受压引起。腕管综合征为常见的外周神经受损表现。

8. 血液系统　贫血常见，多为正细胞性或小细胞性，铁利用障碍是贫血的主要原因。活动性 RA 患者中血小板增多常见。30%的患者淋巴结肿大，多伴 RF 阳性和血沉增快，提示病情活动。淋巴结活检可见生发中心 $CD8^+$ T 细胞浸润。淋巴滤泡散在性均匀增生是本病的特点，并有助于同淋巴瘤的鉴别。贫血的程度、血小板增高程度通常与 RA 病情的活动性有关。

9. 干燥综合征　30%～40%的 RA 患者合并干燥综合征，表现为眼干、口干，检查发现有干燥性角结膜炎和口干燥征。

二、类风湿关节炎的特殊类型

1. Felty 综合征　见于1%的 RA 患者。该综合征患者多伴有贫血、血小板减少、脾大、红细胞沉降率增快、类风湿因子和抗核抗体阳性。

2. 缓解型血清阴性对称性滑膜炎伴凹陷性水肿综合征（syndrome of remitting seronegative symmetric synovitis with pitting edema，RS₃PE）。其特征是突发的手背或足背的凹陷性水肿，伴有关节炎，类风湿因子多为阴性，X 线片上关节破坏较少见。

3. 回文性风湿症　主要表现为反复急性发作的关节炎。以单个或少数关节起病，可持续数小时至数天，发作间期关节完全正常。随病情进展，发作期进展，发作期逐渐延长，而间歇期变短。30% 以上的患者在病初为单关节受累，50% 以上的患者可出现多关节病变，甚至畸形。部分类风湿因子阳性，红细胞沉降率增快。

三、辅助检查

1. 血象　轻至中度贫血。活动期患者血小板可增高。白细胞及分类多正常。

2. 炎性标志物　红细胞沉降率和 C 反应蛋白常升高，和疾病的活动度相关。

3. 自身抗体

（1）类风湿因子（RF）：可分为 IgM、IgG 和 IgA 型，在常规临床工作中主要检测 IgM 型，RF 见于约 70% 的患者中，滴度一般与疾病活动性和严重性呈比例。但 RF 并非 RA 的特异性抗体，甚至在部分正常人也可出现低滴度 RF，因此 RF 阳性者必须结合临床表现，方能诊断本病。

（2）抗角蛋白抗体谱：有抗核周因子（APF）抗体、抗角蛋白抗体（AKA）、抗聚角蛋白微丝蛋白抗体（AFA）和抗环瓜氨酸肽（CCP）抗体。这组抗体的靶抗原为细胞基质的聚角微丝蛋白，环瓜氨酸是该抗原中的主要成分，因此抗 CCP 抗体对 RA 诊断的特异性和敏感性高。这些抗体有助于 RA 的早期诊断。

4. 关节滑液　正常关节腔内的滑液不超过 3.5ml。当关节有炎症时滑液增多，滑液中的白细胞明显增多，达（2.0 ～ 75）× 10^9/L，且中性粒细胞占优势，其黏度差，含葡萄糖量低（低于血糖）。滑液内可测出 RF、抗 Ⅱ 型胶原抗体及免疫复合物。补体 C3 水平多下降，而 C3a 和 C5a 则可升高。

5. 关节影像学检查

（1）X 线片：对 RA 的诊断、关节病变分期和监测 RA 的演变均很重要。初诊至少应摄手指及腕关节的 X 线片，以后每 6 ～ 12 月复查一次。早期可见关节周围软组织肿胀影、关节端骨质疏松（Ⅰ期）；进而关节间隙变窄（Ⅱ期）；关节面出现虫蚀样改变（Ⅲ期）；晚期可见关节半脱位和关节破坏后的纤维性和骨性强直（Ⅳ期）。

（2）CT：有助于了解关节间隙、椎间盘、椎管及椎间孔病变，对关节间隙的分辨能力优于 MRI。

（3）MRI：可很好地识别骨水肿、关节软骨、滑液及软骨下骨组织，对发现早期关节破坏很有帮助。在 RA 的早期诊断和指导治疗方面已经有大量研究。

四、诊断和鉴别诊断

（一）诊断

RA 诊断主要根据病史和临床表现，对中晚期患者诊断一般不难。但是，对不典型病例或早期患者则需要详细的临床资料及辅助检查。

（二）鉴别诊断

RA 需与以下疾病进行鉴别：

1. 骨关节炎　表现为关节肿痛和畸形，多有晨僵，尤其当手指关节受累时更易与 RA 混淆。但骨关节炎具有不同于 RA 的特点：①多见于中老年人，大多起病缓慢；②膝、髋、手及脊柱关节易受累，而掌指、腕和其他关节较少受累；③手部可见 Heberden 和 Bouchard 结节，膝关节有摩擦感；④X 线片示关节边缘骨质增生，而非破坏性改变；⑤红细胞沉降率和 C 反应蛋白多正常；⑥RF、抗 CCP 阴性。

2. 强直性脊柱炎　以侵犯骶髂关节及脊柱病变为主的疾病，有外周关节受累时需要与 RA 鉴别。不同点：①青年男性多发，起病缓慢。而 RA 患者以女性为主；②多为中轴关节如骶髂及脊柱关节受累，或伴有非对称性下肢大关节肿痛。很少出现手腕小关节的对称性关节炎；③常有大转子、跟腱、脊柱关节等肌腱或韧带附着点疼痛等肌腱端病的表现；④关节外表现多为虹膜睫状体炎、心脏传导阻滞及主动脉瓣闭锁不全等；⑤X 线片可见骶髂关节侵蚀、破坏或融合；⑥90% 以上患者 HLA-B27 阳性；⑦RF 阴性；⑧家族发病倾向。

3. 反应性关节炎　特点为：①起病急，发病前常有肠道或泌尿道感染史；②以外周大关节（尤其下肢关节）非对称性受累为主，可伴有骶髂关节受损；③关节外表现为眼炎、尿道炎、溢脓性皮肤角化病及发热等；④多数患者 HLA-B27 阳性；⑤RF 阴性；⑥可有骶髂关节炎的 X 线改变，常为非对称性。根据以上特点可与 RA 区分。

4. 银屑病关节炎　临床上可以分为 5 型，其中多关节炎型和 RA 相似。然而患者多有特征性银屑疹、指甲病变，RF 及抗 CCP 阴性。

5. 系统性红斑狼疮　少数患者以双手或腕关节炎为首发症状，临床上酷似 RA。但是，这些患者往往关节外表现较多，如发热、疲乏、皮疹、血细胞减少、蛋白尿，抗 dsDNA 抗体或抗核抗体等多种自身抗体阳性。

五、治疗

RA 的治疗目的在于减轻关节炎症，抑制病变发展及骨质破坏，尽可能提高患者的功能状态和生活质量。

治疗原则包括 4 个方面：①早期治疗。尽早应用改善病情抗风湿药，以控制 RA 病变的进展。②积极治疗，甚至多种药物的联合治疗。③方案个体化。应根据患者的病情特点、对药物的反应及副作用等选择个体化治疗方案。④目标治疗，即达到临床缓解或在长病程患者中达到低疾病活动度。

治疗措施包括非药物治疗、药物治疗和手术治疗，其中药物治疗是 RA 治疗的根本和所在。经正规内科治疗无效及严重关节功能障碍的患者，可行关节置换术。关节肿痛明显者应强调休息及关节制动，而在关节肿痛缓解后应注意关节的功能锻炼。此外，理疗、外用药对缓解关节症状有一定作用。

RA 的药物治疗主要包括非甾体抗炎药、改善病情抗风湿药和糖皮质激素。

1. 非甾类抗炎药（non-steroid anti-inflammatory drug，NSAID）　具有消肿镇痛作用，主要通过抑制环氧化酶活性，减少炎症介质前列腺素的释放和由此引起的炎症反应过程而发挥作用。常用的 NSAID 包括塞来昔布、美洛昔康、双氯芬酸、舒林酸、阿西美辛、萘普生、布洛芬等。上述药物的治疗作用及耐受性因人而异，一种药物效果不佳者可换用另一种，但是，应避免同时口服两种或以上的 NSAID。老年人宜选用半衰期短的 NSAID 药物，对有溃疡史的老年人，宜服用选择性环氧合酶 -2 抑制剂以减少胃肠道的不良反应，或同时使用胃黏膜保护剂。特别需要注意的是：NSAID 只有缓解症状的作用，并不能阻止疾病的进展。因此，治疗 RA 时应加用改善病情抗风湿药。

2. 改善病情抗风湿药（disease modifying antirheumatic drugs，DMARD）　较 NSAID 起效慢，临床症状的明显改善需要 1 ~ 6 个月，有改善和缓解病情的作用。RA 一旦诊断明确都应立即开始 DMARD 治疗。药物选择要根据患者的病情活动性、严重性、进展速度、有效性、安全性和费用等方面综合考虑。临床上最常用的药物包括：

氨甲蝶呤（MTX）：为治疗 RA 的首选药物。是二氢叶酸还原酶的抑制剂，可引起细胞内叶酸缺乏，使核蛋白合成减少，从而抑制细胞增殖和复制。一般采用小剂量间歇疗法，每周 7.5 ~ 25mg，一次口服。氨甲蝶呤的不良反应有恶心、口炎、腹泻、脱发、肺炎、肝酶升高、肺纤维化以及血液学异常等。

来氟米特：主要抑制合成嘧啶的二氢乳清酸脱氢酶，使活化淋巴细胞的生长受抑。其服法为 10 ~ 20mg/d。主要不良反应为胃肠道反应、肝酶升高、皮疹、疲乏无力及白细胞减低等。

柳氮磺吡啶：一般从小剂量开始，逐渐递增至每日 2 ~ 3g。用药后 1 ~ 2 个月起效。不良反应有恶心、腹泻、皮疹、白细胞减低、肝酶升高等，但一般停药或减量后可逐渐恢复正常。对磺胺过敏者禁用。

羟氯喹和氯喹：羟氯喹 200 ~ 400mg/d，分两次服。氯喹 250mg/d 顿服。长期服用有导致眼底病变的风险，因此每 6 ~ 12 个月宜做眼底检测，少数患者服用氯喹后出现心肌损害。

环孢素 A：常用剂量为 3 ~ 5mg/（kg·d）。其突出的不良反应为血肌酐和血压上升，服药期间宜严密监测。

硫唑嘌呤：口服剂量为 100mg/d，病情稳定后改为 50mg 维持，服药期间宜严密监测可能出现的不良反应。

3. 糖皮质激素　有强大的抗炎作用，不仅能够改善炎症，而且起到控制 RA 进展的作用。在急性活动期常常短期使用，剂量依病情严重程度而调整，一般不超过泼尼松 15mg/d。但应同时使用 DMARD，也应特别关注激素可能出现的各种不良反应。关节腔内注射激素有利于减轻关节炎症状，改善关节功能，但一年内不宜超过 4 次。过多的关节腔穿刺除了并发感染外，还可发生类固醇晶体性关节炎。

六、预后

大多数 RA 患者病情迁延，在疾病早期的 2 ～ 3 年骨侵蚀发生率和致残率较高，如未能及时诊断和早期治疗，2 年内骨侵蚀发生率达 70%。然而，积极正确的治疗可以使多数 RA 患者的病情得到缓解，保持功能状态和生活质量。

本病的死亡原因主要有：血管炎、肺间质病变、感染和肾淀粉样变等。

七、健康教育

1. 在护士指导下了解本病的治疗、服药、注意事项及预防保健知识等。避免有奇迹疗法的思想，坚定信心，坚持长期治疗。

2. 此病病程长，反复发作，加之关节疼痛、畸形、功能障碍给患者身心带来极大痛苦。此时应鼓励患者坚定信心，鼓励自强，消除自卑感和依赖感，在允许的体能范围内，可以继续工作。与家人、医师、护士、社会配合治疗，达到最佳疗效，避免失用综合征。

3. 告知患者及家属避免各种诱因，如寒冷、潮湿、过度劳累及精神刺激。积极预防和治疗各种感染。

4. 坚持服药，不可擅自停药、改药、加减药。同时了解药物不良反应。

5. 饮食　患者宜进食营养丰富、可口的饮食，少食高胆固醇食物，忌生冷、性寒食物，少饮酒、茶、咖啡等饮料，戒烟。

6. 功能锻炼　目的在于掌握姿势，减轻疼痛，减少畸形发生。原则为活动后 2h 体力恢复。要循序渐进，计划可行。关节疼痛时除服药外，可行冷、热敷，局部按摩。在冷、热敷时避免与皮肤直接接触而造成损伤；在卧床期间可采取半卧位，手掌向上，可用夹板或辅助物支持和固定关节，减轻疼痛。不允许膝关节下长期放置枕头。加强翻身，避免压疮；避免突然的移动和负重；进行关节周围皮肤和肌肉的按摩，增进血液循环，防止肌肉萎缩；主动或被动地进行肢体活动，如伸展运动等；加强拍背和扩胸运动，预防感染；活动关节的方法，如织毛衣、下棋、摸高、伸腰、踢腿等；逐步锻炼生活自理能力，鼓励患者参加更多的日常活动。

第三节　痛风患者的管理与教育

通常将正常嘌呤饮食状态下，非同日两次空腹血尿酸水平男性 > 420μmol/L（7.0ml/dl）、女性 > 360μmol/L（6.0mg/dl）定义为高尿酸血症（hyperuricemia），老年高尿酸血症目前采用同一标准。痛风是一种单钠尿酸盐沉积所致的晶体相关性关节病，与嘌呤代谢紊乱和 / 或尿酸排泄减少所致的高尿酸血症直接相关。

尿酸是人体嘌呤代谢的终产物，正常情况下人体每天尿酸的产生和排泄基本上保持动态平衡。人体嘌呤来源有两种，内源性为自身合成或核酸降解约占体内尿酸总量的 80%，外源性为摄入嘌呤饮食约占体内尿酸总量的 20%，每天新产生尿酸共约 750mg，30% 从肠道和胆管排泄，70% 经肾排泄，增加血尿酸生成和 / 或抑制排泄的因素均可导致血尿酸水平升高。高尿酸血症使尿酸盐从超饱和细胞外液沉积于组织或器官，大部分高尿酸血症可无临床症状（无症状高尿酸血症），部分患者有痛风性关节炎反复发作、痛风石形成、痛风性肾病（包括慢性尿酸性肾病、急性尿酸性肾病、尿酸性肾结石）等。肾脏是尿酸排泄的重要器官，肌酐清除率减少 5% ~ 25%，即可导致高尿酸血症。老年人随增龄肌酐清除率降低，常见尿酸排泄障碍。随着人们生活水平的提高和寿命的延长，高尿酸血症及痛风越来越成为威胁老年人健康的主要疾病之一，常伴发高脂血症、高血压病、糖尿病、动脉硬化及冠心病等。

一、临床特点

痛风分为 4 个阶段：无症状高尿酸血症期、急性痛风性关节炎、临床缓解期、慢性痛风石性痛风。

老年人高尿酸血症大部分可无临床症状（无症状高尿酸血症），少部分患者有痛风性关节炎反复发作。急性痛风性关节炎 90% 为单关节炎，50% 的首发症状为第一跖趾关节炎。但近期许多研究发现，目前非典型部位急性痛风性关节炎的发病率明显增高，包括下肢其他部位或上肢小关节，而老年女性甚至会出现多关节炎。对临床表现不典型的痛风疑似患者，可考虑使用 B 超或者双源 CT 检查受累关节及周围肌腱与软组织以辅助诊断。超声在痛风患者中能较敏感发现尿酸盐沉积征象，尤其是超声检查关节肿胀患者有双轨征和非均匀回声结节时，可有效辅助诊断痛风。必要时进行双源 CT 检查，也能特异性识别尿酸盐结晶，可作为另一种影像学筛查手段。根据痛风患者临床特征和影像学检查仍无法确诊时，可进行关节穿刺抽液，检查尿酸盐结晶。

老年人痛风有如下特点：①老年患者较少发生急性痛风性关节炎：＜60 岁的患者中 80%～90% 有急性单关节炎症状，而老年痛风患者只有 50% 有此症状；②老年患者往往以亚急性或慢性多关节炎的关节不适发病：症状通常比较隐匿，常为多关节受累，与中青年相比较多累及手的小关节；③老年女性患者的发病率明显增高：由于雌激素的作用，生育期妇女血尿酸水平明显低于同龄男性，发生痛风者罕见，而老年女性雌激素的保护作用显著下降，发生痛风者明显增多；④老年患者肾功能受损常见：由于增龄性肾功能下降、长期高尿酸血症、其他肾损害慢性疾病共存和服用非甾体抗炎药（NSAID）等原因，导致老年患者肾功能受损常见，较早期即可出现痛风石沉积，有时无急性痛风性关节炎发作病史；⑤老年患者骨关节炎和痛风石常共存：老年患者中常常同时存在 Heberden 结节、Bouchard 结节和痛风石沉积；⑥老年患者常合并多种慢性疾病：主要有高血压、冠心病、高脂血症和糖尿病等，治疗上既有一致性，也常常有矛盾冲突，必须兼顾或者分清主次、缓急而制定治疗方案，宗旨是有利于患者生活质量及重要器官功能的维持和改善。

二、与其他常见慢性疾病的关系

（一）与糖尿病的关系

能引起嘌呤分解增加的糖有果糖和麦芽糖。一般每天摄入 100g 以内果糖并不影响血尿酸水平，如果持久大量摄入，会使血尿酸增加。一般人所摄入的食品中含有麦芽糖较少，其对血尿酸影响非常小。葡萄糖对嘌呤无影响，可是嘌呤合成要利用葡萄糖，所以葡萄糖和嘌呤代谢也有关系。蔗糖由葡萄糖和果糖组成，摄入过多会影响血尿酸代谢。许多研究表明基线高尿酸血症是 2 型糖尿病发生的独立预测因子，2 型糖尿病发病风险随着血尿酸水平的升高而增加。一些可以降糖药如二甲双胍可以降低血尿酸水平。

（二）与代谢综合征的关系

代谢综合征的中心环节是胰岛素抵抗和肥胖，高尿酸血症患者中超过 60% 存在胰岛素抵抗。老年人随着增龄胰岛素敏感性下降，老年高尿酸血症患者有更明显的胰岛素抵抗。研究还表明，肥胖、高脂血症都与高尿酸血症密切相关，而一些改善胰岛素抵抗的药物如二甲双胍等也可以降低血尿酸水平。

（三）与肾脏疾病的关系

随增龄肾小管分泌尿酸不足和尿酸净重吸收增加时，血尿酸水平均可增高。美国心血管健康研究显示，年龄 ≥ 65 岁人群，校正年龄、性别、基线肌酐、代谢综合征、利尿剂应用后，血尿酸每升高 60μmol/L（1mg/dl），肾脏病风险增加 71%，肾功能恶化风险 [肾小球滤过率每年下降 3ml/（min·1.73m^2）] 增加 14%。血液中过多的尿酸盐结晶沉积于肾脏可产生间质性肾炎，沉积在肾脏的尿酸钙结石可导致肾绞痛和肾梗阻。肾结石在原发性痛风患者中的发病率为 10% ～ 25%，高于一般人群。痛风患者发生肾结石的可能性随血清尿酸盐浓度升高和尿尿酸排泄增多而增加，50%以上的肾结石患者血清尿酸盐高于 770μmol/L，或 24h 尿尿酸排泄率超过 1 100mg。高尿酸血症与肾脏的关系不只是引起肾小管和肾间质尿酸结晶、间质炎细胞浸润等所谓慢性间质性肾炎的形态学特点，更重要的是参与肾小球内"三高"，可直接引起肾小球微血管病变，并由此诱发无症状性高尿酸血症肾损害。20% ～ 40% 的痛风患者存在蛋白尿，通常轻微且间歇性出现，只有当尿酸盐浓度长期升高，高尿酸血症本身才可能成为引起慢性肾脏疾病的原因，直至进展为终末期肾衰竭。

（四）与高血压的关系

长期高血压损害肾脏功能、降压药中噻嗪类利尿剂呈剂量依赖性抑制肾小管分泌尿酸，这些都会导致血尿酸水平升高，但高尿酸血症与高血压是否因果关系目前并不能肯定。总结来说，现有的研究已经证实，在青少年和成年人中血尿酸增高是未来发展成高血压的独立危险因素，控制血尿酸水平可预防高血压。虽然仍需进一步的临床试验来予以验证，干预血尿酸水平联合降压也取得了一定的效果。但对多个高龄老年人群的研究表明，尿酸和高血压的相关度随着患者年龄及高血压病程的增加而降低。

（五）与冠心病的关系

老年冠心病患者常伴有肾动脉硬化、肾灌注不足、肾小球滤过率下降及肾小管尿酸分泌功能降低，使血尿酸水平升高。众多研究表明，高尿酸血症是冠心病心血管事件和死亡率的独立预测因子，但是，目前仍缺少大规模的研究证据证明降低血尿酸水平可以改善冠心病预后。

（六）与心力衰竭的关系

心力衰竭患者往往伴有血尿酸水平的升高，高血尿酸血症是提示急性和慢性心力衰竭患者预后不良的独立指标。

三、预防和治疗

原发性高尿酸血症和痛风的防治目的是降低尿酸，预防尿酸盐在组织中沉积；迅速终止急性痛风性关节炎的发作；防止尿酸结石形成和肾功能损害。药物治疗应按照临床分期进行，并遵循个体化原则。

治疗高尿酸血症不仅可预防痛风的发生，同时有助于高血压、冠心病、糖尿病、代谢综合征等慢性疾病的防治。由于老年人容易发生药物相关不良反应，因此更强调非药物治疗。调整生活方式是基本治疗措施，有助于降低血尿酸以及防治痛风。应遵循下述原则：限酒；减少高嘌呤食物的摄入（如肉类、海鲜、动物内脏、浓肉汤等）；防止剧烈运动或突然受凉；减少富含果糖饮料的摄入；大量饮水（每日 2 000ml 以上）；控制体重；增加新鲜蔬菜的摄入；规律饮食和作息；规律运动；禁烟。

建议经过权衡利弊后去除可能造成尿酸升高的药物，如噻嗪类利尿剂、复方降压片、水杨酸盐、左旋多巴、乙胺丁醇、吡嗪酰胺、烟酸、环孢素和喹诺酮类药物等，小剂量阿司匹林（< 325mg/d）尽管升高血尿酸，但作为心血管疾病的防治手段不建议停用。应积极治疗各种影响尿酸代谢的疾病。

（一）高尿酸血症的治疗

尿酸一直被认为是惰性的嘌呤代谢终末产物，对于已有痛风发作的高尿酸血症的处理基本上已有共识，但对于无高尿酸血症的处理意见却大相径庭。以往对于无症状高尿酸血症，仅在以下 3 种情况下建议降尿酸药物治疗：①持续高尿酸水平，男性 780μmoL/L（13mg/dl），女性 600μmoL/L（10mg/dl）；②每日尿尿酸排泄＞1 100mg（6.5mmol），有 50% 的风险产生尿酸结石，若经低嘌呤饮食控制后每日尿尿酸排泄仍＞1000mg（6.0mmol），应给予别嘌呤醇治疗，以达到排泄率＜800mg/d（4.8mmol/d）；③接受放疗或化疗的患者，当血尿酸浓度男性＞720 ～ 780μmol/L（12 ～ 13mg/dl）、女性＞600μmol/L（10mg/dl）时，应积极使用药物来控制血尿酸水平。

常用的降尿酸药物如下。

1. 促尿酸排泄药物　促进尿酸排泄的药物，苯溴马隆和丙磺舒均可用于慢性期痛风患者，若肌酐清除率＞60ml/min、无尿酸性肾结石病时可应用此类药物，苯溴马隆在有效性和安全性方面优于丙磺舒。国内现有苯溴马隆，用法 50mg/d，渐增至100mg/d，主要不良反应有可能促进肾结石和痛风的发生、消化道症状如腹泻，偶见皮疹、皮肤瘙痒、过敏性结膜炎和粒细胞减少等。用药期间需服用碳酸氢钠碱化尿液，维持尿 pH 6.5～6.8，有利于尿酸盐结晶溶解和从尿液排出；pH＞7.0 易形成草酸钙及其他类结石，因此碱化尿液要监测尿 pH，特别是肾结石患者；还应强调患者必须大量饮水，保证每日尿量在 2 000ml 以上，避免治疗中可能出现的尿路或肾结石。应密切监测肝功能。尿酸性肾结石和重度肾功能不全的患者禁忌使用此类药物。

2. 抑制尿酸生成药物　抑制尿酸生成的药物，建议使用别嘌呤醇或非布司他，非布司他在有效性和安全性方面较别嘌醇更具优势。别嘌呤醇主要用于尿酸生成过多、痛风石沉积、肾结石、对促尿酸排泄剂无效或禁忌的患者，使用别嘌呤醇时，应从低剂量开始，肾功能不全时剂量应更低，逐渐增加剂量，密切监视有无超敏反应出现。老年人的起始剂量通常为 50～100mg 隔日一次，然后每两周增加 50～100mg/d，直至血尿酸浓度低于 360μmol/L（6mg/dl）。血肌酐水平≥177.0μmol/L（2mg/dl）或肌酐清除率＜50ml/min，别嘌呤醇应减量使用，并避免应用 NSAIDs，密切监视有无超敏反应出现。目前老年患者临床常用的别嘌呤醇剂量为 200mg 或者更少，可能对该药的临床疗效有影响。有部分患者服药后血尿酸水平不能降至 360μmol/L，为难治性痛风，此时联合使用苯溴马隆，仍可有效降低尿酸水平。少数患者使用别嘌呤醇可发生危及生命的不良反应，包括出现麻疹样皮疹或斑丘疹、血管炎、肝炎以及肾衰竭。

新型降尿酸药物非布司他为非嘌呤类黄嘌呤氧化酶选择性抑制剂，具有比别嘌呤醇更强的特异性抑制作用。该药通过双通道排泄，主要通过肝脏氧化和糖酯化作用代谢，经肾排泄较少，对肾功能影响小，轻、中度肾功能损害的患者无须调整剂量。口服推荐剂量为 40mg，每日一次。在其治疗初期，可能出现急性痛风发作，建议同时服用 NSAIDs 或小剂量秋水仙碱，无须终止非布司他治疗。常见不良反应主要有肝功能异常、恶心、关节痛和皮疹，非布司他禁用于正在接受硫唑嘌呤、巯嘌呤治疗的患者。

3. 尿酸酶（uricase）和聚乙二醇尿酸酶（PEG-uricase）　可以将尿酸降解为可溶性尿囊素（allantoine），提高溶解性，易于排泄。尿酸酶还可以有效预防和治疗肿瘤溶解综合征。聚乙二醇尿酸酶可延长尿酸酶作用时间但有潜在的免疫原性，输液反应也较常见，仅用于传统降尿酸治疗无效的成年难治性痛风患者。

（二）急性痛风性关节炎的治疗

绝对卧床，抬高患肢，避免负重。痛风急性发作期，及早（24h 以内）有针对性地使用非甾体消炎药（NSAID）、秋水仙碱和糖皮质激素可有效抗炎镇痛，提高患者生活质量。急性发作期不开始降血尿酸治疗，已服用降尿酸药物者发作时不需停用，以免引起血尿酸波动，延长发作时间或引起转移性发作。

1. 非甾体抗炎药（NSAID） 痛风急性发作期，推荐首先使用 NSAID 缓解症状，为一线用药。肾功能正常且无消化道出血危险的老年患者在急性痛风性关节炎发作时，越早使用 NSAID，缓解症状的效果越好，直至症状完全消失后 24h，2 ～ 3d 内减量。非选择性 NSAID 常见的不良反应是胃肠道症状，也可能影响血小板功能、加重肾功能不全，在老年人中应用时需谨慎。必须用时尽量选择短效制剂，同时应监测血压、肌酐和电解质变化。选择性环氧化酶 2（COX-2）抑制剂更有针对性地抑制 COX-2，减少胃肠道损伤等不良反应，可用于有消化道高危因素的患者，但在老年患者应注意其心血管系统的不良反应。

2. 秋水仙碱 痛风急性发作期对 NSAID 有禁忌的患者，建议单独使用低剂量秋水仙碱。但其不良反应较多，以腹泻和呕吐最常见，可导致严重脱水，还可引起骨髓抑制、脱发、肝功能损害、过敏和神经毒性等。肝、肾、心功能不全以及心律失常的患者更容易发生秋水仙碱中毒。低剂量秋水仙碱（1.5 ～ 1.8mg/d）与高剂量秋水仙碱相比，在有效性方面差异无统计学意义；在安全性方面，不良反应发生率更低。

3. 糖皮质激素 对急性痛风患者短期单用糖皮质激素（30mg/d，3d）可起到与 NSAID 同样有效的镇痛作用，且安全性良好，特别是对 NSAID 和秋水仙碱不耐受的急性发作期痛风患者。主要有如下注意事项：①当肾功能不全的患者发作急性痛风时，不宜选用秋水仙碱或 NSAID，以免加重肾功能恶化，应选用糖皮质激素，有明显的疗效，但应除外感染；②对单个或两个关节受累者，关节腔内注射糖皮质激素可缓解症状，有利于减少全身不良反应，要注意使用前先排除细菌性关节炎；③老年人在使用糖皮质激素时应注意监测血糖、血压、电解质、精神神经症状等，如同时合并糖尿病，用药将十分棘手，更需密切关注血糖变化，必要时使用胰岛素控制血糖；④为避免停用激素后症状反跳，停药时可加用小剂量 NSAID 或秋水仙碱。

（三）痛风性关节炎发作间歇期和慢性期的处理

每年发作 2 次以上的急性痛风患者，在间歇期开始降尿酸药物治疗最为经济合理。建议急性痛风性关节炎发作等控制症状治疗 2 ～ 3 周后开始加用降尿酸治疗，把血尿酸水平控制在 300 ～ 360μmol/L（5 ～ 6mg/dl）可以预防痛风性关节炎再次急性发作，控制在 300μmol/L（5mg/dl）以下有助于痛风石吸收。较大痛风石或经皮破溃者可手术剔除。

（四）预防痛风性关节炎急性发作的治疗

指在降血尿酸治疗同时给予预防痛风急性发作的药物治疗。在降尿酸治疗初期，预防性使用秋水仙碱至少 3 ～ 6 个月可减少痛风的急性发作，小剂量秋水仙碱安全性高，耐受性好。

（五）老年常见共病的治疗

老年患者常合并多种慢性疾病，主要有高血压、冠心病、高脂血症和糖尿病等，治疗上既有一致性，也常常有矛盾冲突，必须兼顾或者分清主次、缓急而制订治疗方案，宗旨是有利于患者生活质量及重要器官功能的维持和改善。

虽然对于合并高血压的老年高尿酸血症和痛风患者，最好避免使用噻嗪类利尿剂，但怎样使用利尿剂仍取决于病情的主次和缓急之需要，需密切关注尿酸水平和痛风发作的情况。降压药氯沙坦、氨氯地平兼有降尿酸作用，二甲双胍、阿托伐他汀、非诺贝特在降糖、调脂的同时，均有不同程度的降尿酸作用，建议可按患者共病情况适当选用。喹诺酮类、青霉素、头孢霉素等抗生素大多由肾排泄，会影响尿酸的排出，因此老年高尿酸血症患者应尽量避免使用此类抗生素，以防止诱发急性痛风性关节炎。

四、健康教育

1. 养成良好的生活习惯，注意休息，劳逸结合。保持心情舒畅，情绪稳定。避免精神刺激，积极配合治疗，树立战胜疾病的信心。

2. 防止饮食无度，避免乙醇、饥饿和高嘌呤饮食。在碱化尿液的同时多饮水。

3. 控制体重，避免劳累、创伤和手术等诱发因素。

4. 在医师指导下按时服药，剂量准确。了解药物作用与不良反应，及时发现问题。

5. 定时复查各项化验指标，如出现不适症状应及时就诊。

6. 平稳期积极进行功能锻炼。

第九章　老年中枢神经系统感染患者的管理与教育

一、病毒性脑炎

脑炎是大脑中的一个炎症性过程，并伴有神经系统功能障碍的临床症状。通常所谓的脑炎多指病毒性脑炎和属于急性播散脑脊髓炎的感染后脑脊髓炎。

（一）诊断要点

1. 急性或亚急性起病，常伴有发热、头痛等一般症状。神经系统的表现根据病因、病变分布和严重程度而有所不同。流行性乙型脑炎（eidemic encephalitis B，简称乙脑）是由乙脑病毒引起的，经蚊传播，多见于夏秋季。

2. 头痛、头晕、颈部僵直等脑膜炎的症状。病变严重、弥漫时则可出现意识障碍、谵妄、躁动、脑神经麻痹、肢体瘫痪、不自主运动、尿便障碍、惊厥等症状。病情进一步发展时患者可陷入深度昏迷，呈去大脑或去皮质状态。

3. 辅助检查　脑脊液成功检查，脑部 MRI 或 CT 检查为炎性病变。

（二）治疗原则

脑炎的防治因病而异。对乙型脑炎应进行预防接种和防蚊、灭蚊。单纯疱疹脑炎应早期进行抗病毒治疗。对感染后脑炎或疫苗接种后脑炎（急性播散性脑脊髓炎）皮质类固醇治疗效果良好，可选静脉滴注免疫球蛋白。在各种脑炎的急性期，支持与对症疗法和精心护理也很重要。

（三）西药治疗

1. 经验疗法

（1）所有等待检测结果的疑似脑炎患者均应使用阿昔洛韦进行初始治疗。

（2）在初始治疗方案中选择其他抗生素药物应该依据特别的流行病学或临床因素。

2. 特殊疗法

（1）单纯疱疹病毒感染推荐使用阿昔洛韦。

（2）水痘带状疱疹病毒感染者，推荐使用阿昔洛韦；更昔洛韦可作为备选药物使用；可以考虑皮质甾醇类为辅助治疗。

（3）巨细胞病毒感染推荐采用更昔洛韦＋膦甲酸联合疗法。

（4）EB 病毒感染推荐使用阿昔洛韦治疗；皮质甾醇类药物也可能对治疗有益，但使用之前必须进行潜在的风险 / 效益评估。

（5）感染了人疱疹病毒的免疫力减弱患者应该采用更昔洛韦或膦甲酸治疗。

（6）B 病毒感染建议使用伐昔洛韦治疗；更昔洛韦和阿昔洛韦可作为备选药物。

（7）流感病毒感染可以考虑使用奥司他韦治疗。

（8）麻疹病毒感染可以考虑使用利巴韦林治疗；对于患有亚急性硬化性全脑炎的患者可以考虑使用椎管注射利巴韦林治疗。

（9）尼帕病毒感染应考虑使用利巴韦林治疗。

（10）西尼罗病毒感染不推荐使用利巴韦林。

（11）日本脑炎病毒感染不推荐使用 α- 干扰素。

（12）可以考虑给圣路易斯脑炎病毒感染使用 2α- 干扰素。

（13）推荐给 HIV 感染者使用 HAART 治疗。

（14）感染 JC 病毒的患者推荐使用免疫抑制逆转药物。

二、化脓性脑膜炎

化脓性脑膜炎（purulent meningitis）是由化脓性细菌感染所致的脑脊膜炎症，是中枢神经系统常见的化脓性感染。通常急性起病，好发于婴幼儿和儿童。基本病理改变是软脑膜炎、脑膜血管充血和炎症细胞浸润。

（一）诊断要点

1. 临床表现　急性起病，出现发热、寒战或上呼吸道感染的表现及头痛、呕吐等颅内压增高表现，部分患者可出现局灶性神经功能损害的症状，其他比较特殊的临床特征如流行性脑脊髓膜炎菌血症时出现的皮疹。

2. 神经系统检查　脑膜刺激征阳性。

3. 腰椎穿刺　脑脊液压力升高、白细胞明显升高。

4. 其他　确诊须有病原学证据，包括脑脊液细菌涂片或培养检出病原菌、血细菌培养阳性等。

（二）治疗原则

1. 化脓性脑膜炎的治疗应针对病原菌选择敏感、足量以及容易透过血脑屏障的抗生素。

2. 初始经验治疗：首选青霉素，一次 400 万 U，静脉滴注，每 6h 一次。对青霉素类过敏者可以用头孢噻肟，一次 2g，静脉滴注，每 12h 一次。或头孢曲松，一次 1g，静脉滴注，每 12h 一次。对青霉素严重过敏者或有头孢类过敏史者可以用氯霉素替代，一次 0.5 ～ 1g，静脉滴注，每 12h 一次。

（三）西药治疗

1. 肺炎链球菌感染

首选药物：青霉素，80 万 U/（kg·d），分 4 ～ 6 次静脉滴注。或氨苄西林，一次 1 ～ 2g，静脉滴注，每 8h 一次。

次选药物：头孢曲松，一次 1g，静脉滴注，每 12h 一次。或头孢噻肟，一次 2g，静脉滴注，每 12h 一次。或氯霉素，一次 0.5 ～ 1g，静脉滴注，每 12h 一次。

青霉素耐药株：首选去甲万古霉素，一次 0.8 ～ 1.6g，静脉滴注，每日一次；加头孢曲松或头孢噻肟（剂量同上）。次选美罗培南，一次 0.5g，静脉滴注，每 8 ～ 12h 一次。治疗 10 ～ 14d。

2. 流感嗜血杆菌感染

首选药物：非产酶株：氨苄西林，一次 1 ～ 2g，静脉滴注，每 8h 一次。产酶株：头孢曲松，一次 1 ～ 2g，静脉滴注，每日一次。或头孢噻肟，一次 1.5 ～ 3g，静脉滴注，每 12h 一次。

次选药物：非产酶株：头孢噻肟，一次 1.5 ～ 3g，静脉滴注，每 12h 一次。或头孢曲松，一次 1g，静脉滴注，每 12h 一次。或氯霉素，一次 0.5 ～ 1g，静脉滴注，每 12h 一次。产酶株：氯霉素，一次 0.5 ～ 1g，静脉滴注，每 12h 一次。或头孢吡肟，一次 1 ～ 2g，静脉滴注，每 12h 一次。或氟喹诺酮类。

3. 李斯特菌属感染

首选药物：阿莫西林，一次 1g，口服，每日 3 次。或氨苄西林，一次 1 ～ 2g，静脉滴注，每 8h 一次。加奈替米星，每日 4 ～ 6.5mg/kg，分 2 ～ 3 次静脉滴注。

次选药物：复方磺胺甲噁唑，一次 2 片，口服，每日 2 次，疗程为 10 ～ 14 日。

4. 脑膜炎奈瑟菌感染

首选药物：敏感菌（MIC ＜ 0.1mg/L）：青霉素，每日 240 ～ 2 000 万 U，分 2 ～ 4 次静脉滴注。或氨苄西林，一次 1 ～ 2g，静脉滴注，每 6h 一次。相对耐药菌株（MIC 0.1 ～ 1mg/L）：用头孢曲松，一次 2g，静脉滴注，每日一次或每 12h 一次。或头孢噻肟，一次 2g，静脉滴注，每 12h 一次。

次选药物：敏感菌：头孢曲松，一次 1g，静脉滴注，每 12h 一次。或头孢噻肟，一次 2g，静脉滴注，每 12 小时一次。或氯霉素，一次 0.5 ～ 1g，静脉滴注，每 12h 一次。或磺胺嘧啶，一次 1 ～ 1.5g，静脉滴注，每 8h 一次。耐药株：喹诺酮类药物。或氯霉素，一次 0.5 ～ 1g，静脉滴注，每 12h 一次。

5. 金黄色葡萄球菌感染

（1）甲氧西林敏感菌

首选药物：苯唑西林，一次 1 ～ 2g，静脉滴注，每 8h 一次。或氯唑西林，一次 1 ～ 2g，静脉滴注，每 8h 一次。

次选药物：去甲万古霉素，一次 0.8g，每 12h 一次（青霉素过敏者）。

（2）甲氧西林耐药菌

首选药物：去甲万古霉素，一次 15mg/kg，静脉滴注，每 12h 一次。加磷霉素，一次 2 ～ 4g，静脉滴注，每 6h 或每 8h 一次。

次选药物：去甲万古霉素，一次 15mg/kg，静脉滴注，每 12h 一次。加利福平，一次 0.3g，口服，每日 3 次。

三、结核性脑膜炎

结核性脑膜炎（tuberculous meningitis，TBM）是由结核分枝杆菌引起的脑膜和脊髓膜的非化脓性炎症。病理可见蛛网膜下腔多有大量炎性渗出物黏附，渗出物积聚，尤以脑底部为甚；脑膜面上，脑实质内可有小结核结节形成。可产生血栓和脑软化、脑积水、脑水肿等。

（一）诊断要点

多起病隐匿，慢性病程，也可急性或亚急性起病；可有结核病病史或接触史；症状往往轻重不一，可有结核中毒症状，脑膜刺激征及颅内压增高表现。如早期未能及时恰当治疗，发病 4 ～ 8 周时常出现脑实质损害的症状：癫痫发作、精神症状、意识障碍及肢体瘫痪等，也可出现脑神经受损的表现。

辅助检查 CSF 淋巴细胞增多及糖含量降低等特征性改变，CSF 抗酸涂片、结核分枝杆菌培养和 PCR 检查等亦有益于诊断。

（二）治疗原则

对于感染了结核分枝杆菌的患者应首先进行 4 药联用抗结核治疗；在此疗法的基础上还应增加地塞米松进行辅助治疗。

四、隐球菌脑膜炎

隐球菌脑膜炎是由新型隐球菌感染引起的脑膜炎，是中枢神经系统最常见的真菌感染。当机体免疫力低下时易被感染。病理可见脑膜呈广泛性增厚，脑膜血管充血，脑组织水肿，脑回变平，脑沟和脑池可见小的肉芽肿、结节和脓肿，蛛网膜下腔内有胶样渗出物，脑室扩大。

（一）诊断要点

依据慢性消耗性疾病或全身性免疫缺陷性疾病的病史，慢性隐匿病程，临床表现脑膜炎和颅内压增高的症状和体征，脑脊液中发现隐球菌是确诊的关键。

（二）治疗原则

首选抗真菌药：两性霉素 B 静脉注射，一次 0.5 ～ 0.8mg/kg，每日一次，加氟胞嘧啶口服，一次 25 ～ 37.5mg/kg，每 6h 一次，至患者退热及病原菌阴性（约6 周），后改用氟康唑口服，一次 200mg，每日一次。对轻症可用口服氟康唑一次400mg，每日一次，连续 8 ～ 10 周。

说明：脑积水可用导管行脑室腹膜腔分流或脑室心房分流术。

五、脑囊虫病

脑囊虫病系猪囊尾蚴寄生于脑内引起的一种疾病。经由多种途径进入胃的绦虫卵，在十二指肠中孵化成囊尾蚴，钻入肠壁经肠膜静脉进入体循环和脉络膜而进入脑实质、蛛网膜下腔和脑室系统，引起各种损害。

（一）诊断要点

1. 癫痫发作或 / 和多灶、多样的中枢神经系统症状，伴有便绦虫节片史。

2. 皮下结节并经活检证实为囊虫。

3. 脑脊液细胞学检查可见嗜酸性粒细胞的百分率显著增高，最高时可达 80% ～90%。其他还可见压力增高，蛋白及其他白细胞增加等。脑脊液的囊虫补体结合试验、间接血凝试验、囊虫抗体的 ELISA 阳性。

4. 囊虫结节的病理学诊断与头颅 CT、磁共振的典型囊虫影像，头颅 CT：可见脑实质、脑室内低密度囊虫影或高密度的囊虫钙化影。磁共振：T_1 加权成像时呈边界清楚的低信号区，T_2 加权成像时则为高信号区为确诊依据。

（二）治疗原则

脑囊虫病的治疗应结合神经影像学，血清检测结果分析决定治疗方案。治疗方案应个体化，达到早期及时治疗。临床应根据脑囊虫病分型选择驱虫、脱水、糖皮质激素抗炎、手术切除囊虫或脑室引流等不同的治疗方法。

（三）西药治疗

为了减免抗囊虫治疗过程中在体内大量死亡所引起的过敏反应，一般均从小剂量开始，逐渐加量，在出现颅内压增高的症状后应及时用甘露醇等脱水药物治疗，还应酌情并用类固醇激素等。

1. 吡喹酮：系一种广谱的抗蠕虫药物，对囊虫亦有良好的治疗作用。服药后囊虫可出现肿胀、变性及坏死，导致囊虫周围脑组织的炎症反应及过敏反应，有的患者还可出现程度不等的脑水肿，脑脊液压力与细胞数增高，严重者甚至发生颅内压增高危象。

2. 阿苯达唑：亦系广谱抗蠕虫药物。常见的毒副反应有皮肤瘙痒、荨麻疹、头昏、发热、癫痫发作和颅内压增高。

3. 甲苯达唑：常见的不良反应有腹痛、腹泻、皮肤瘙痒和头痛等。

4. 灭绦灵（氯硝柳胺）：驱绦虫药。

5. 脱水药物。

6. 类固醇激素。

（四）健康教育

1. 患者出院后注意休息，适量运动。警惕跌倒等意外伤害。

2. 定期复查血常规、肝功能、肾功能、C 反应蛋白等指标，若病情变化，及时复查腰椎穿刺及头 CT、MRI 等。

3. 规律作息，均衡饮食，饮食宜少量多餐，以均衡饮食为主，给予高热量、易消化、高蛋白、低脂食物，注意脂溶性维生素的补充。加强休息，进行适当体育锻炼，避免劳累，注意保暖，预防新发感染。

4. 严格按医嘱用药，不擅自添加减量，慎用糖皮质激素。

5. 出院后随访 6 ～ 12 个月。按期到医院进行复诊，定期行脑脊液检查、病原学检查。如有发热、头痛、视物模糊、意识障碍等，应立即就诊。

第十章 老年神经系统疾病患者的管理与教育

第一节 帕金森病患者的管理与教育

帕金森病（Parkinson disease，PD）又称为震颤麻痹，是一种原因未明的中老年人常见的神经系统变性病。1817 年英国医生 James Parkinson 首次报道 6 例患者，首次提出震颤麻痹一词，并对其进行描述。其病理标记物是路易小体和路易神经突。主要临床表现包括运动迟缓、肌僵直、静止性震颤等运动症状以及嗅觉减退、快动眼睡眠行为障碍、抑郁、焦虑等非运动症状。非运动症状可先于运动症状出现，有些可以作为疾病发生的预见因素。PD 多为散发性，5% ~ 10% 的患者有家族史。本病主要见于 50 岁以上中老年患者，40 岁以前发病者较少，男女比例约为 3∶2。65 岁人群的患病率为 1 000/10 万，随年龄增高，患病率逐渐增高。40 ~ 50 岁以前发病者称为早发型帕金森病，而 50 岁以后发病者称为晚发型帕金森病。

一、临床表现

帕金森病症状包括多巴胺能系统损害相关的运动症状和非多巴胺能系统损害相关的非运动症状。

（一）运动症状

起病隐袭，多从一侧上肢起病，逐渐扩展到另一侧肢体。起病侧症状常重于非起病侧。

1. 运动迟缓或少动　是所有帕金森病患者均具有的症状。其特征是动作速度缓慢、幅度变小。日常生活中各种动作迟缓，起床翻身困难，行走时受累上肢伴随的摆动幅度小甚至无摆动。轮替动作笨拙，动作过程中常有停顿。呼吸肌的少动可致呼吸不畅。声带功能减退及吸气压力不够引起声音低沉、单调、嘶哑，出现重复言语及讷吃。面部表情呆板、瞬目减少，称为面具脸。书写时字体越写越小、变差，称为"小字症"。患者需要更多的时间来完成如穿衣、刷牙、洗脸、剃须等动作，起坐费力，严重时日常生活难以自理。口咽部肌肉少动使唾液吞咽困难，造成流涎，严重时无法进食。

2. 静止性震颤　震颤在静止状态下出现，活动时减轻。震颤幅度较大，频率为

4 ～ 6Hz。典型者出现"搓丸样震颤"，表现为手指的节律性震颤使手部不断地做旋前旋后的动作。约半数患者以震颤为首发症状，常从一侧上肢的远端开始，逐渐扩展到其他肢体。下颌、口唇、舌和头部震颤在晚期才会出现。震颤在睡眠和麻醉时可完全消失。

3. 肌强直　表现为主动肌和拮抗肌张力均增高，在作关节被动运动时，检查者感到有均匀的阻力，称为铅管样僵直。伴有震颤者可感到在均匀增高的阻力上有断续的停顿，像齿轮的转动，又称为"齿轮样僵直"。肌僵直可累及全身骨骼肌。颈项部肌张力增高，患者在平卧时头部常悬在半空持续数分钟，好似有一个"空气枕头"。中晚期患者由于肌张力障碍可出现"纹状体手"，表现为掌指关节屈曲，近端指间关节伸直，远端指间关节屈曲。在症状限于一侧肢体时，患者常主诉一侧肢体无力而常被误诊为脑血管病。但 PD 患者的肌张力增高为屈肌和伸肌张力均匀增高，不同于锥体束病变的折刀样肌张力增高，不伴有腱反射亢进和病理征阳性。

4. 姿势和平衡障碍　出现于疾病的中晚期，表现为头部前倾，躯干俯屈，上肢之肘关节屈曲，腕关节伸直，双手置于前方，下肢之髋及膝关节略为屈曲。由于躯干两侧肌张力增高的不平衡，患者可能出现躯干的侧弯，有人称为"比萨"综合征。行走步幅变小，转弯需连续小碎步多步完成，两足擦地行走且速度缓慢或行走呈拖曳步态。可出现"冻结"步态，表现为起步困难；或出现慌张步态，表现为迈开步后就以极小的步伐向前冲去，越走越快，不能及时停步或转弯，由于平衡障碍而易于跌倒。

（二）非运动症状

帕金森病的非运动症状可出现于帕金森病各期，包括运动症状前期。

1. 嗅觉障碍　嗅觉障碍可能是帕金森病最早出现的症状。80% ～ 90% 的帕金森病患者有嗅觉障碍，但以此作为主诉者罕见。嗅觉障碍既可出现在 PD 运动期，也可先于患者运动症状而出现。伴嗅觉减退的 PD 患者一般高龄、发病年龄晚、自主神经功能障碍明显。

2. 睡眠障碍　帕金森病患者常伴有睡眠障碍，包括白天睡眠增多、失眠及快速动眼期睡眠行为障碍（REM sleep behavior disorder，RBD）及不宁腿综合征。RBD 表现为患者出现生动的梦境，常是噩梦，唤醒后常能清晰地记住梦中的细节。RBD 可见于 PD 运动症状出现后，也可见于 PD 运动症状出现之前。

3. 认知和精神行为障碍　帕金森病中晚期常出现认知损害甚至痴呆。临床特点主要是执行功能和视觉空间受损，记忆障碍主要是回忆困难，再认保持良好。另外，注意及思维判断力也下降。老年 PD 患者的认知障碍发生率高，且病程进展快，认知障碍程度重。有 40% ~ 60% 的帕金森病患者出现抑郁和焦虑。抑郁可以出现在 PD 病程各期，甚至在运动症状出现前就已经出现。多为轻、中度，出现自责、自罪和自杀行为者较少见。PD 焦虑主要表现为广泛性焦虑、惊恐障碍和社交恐惧。其中广泛性焦虑、惊恐障碍较为常见。PD 精神病性症状常见于疾病中、晚期。其主要表现为幻觉、错觉和妄想。视幻觉最为常见，常常为生动的人或动物。听幻觉可以为低语、音乐或威胁的声音。

4. 自主神经功能障碍　超过 70% 的患者出现顽固性便秘。也可有尿失禁、尿频、排尿不畅，但多见于疾病中晚期。有些患者大量出汗，头面部皮脂溢出也颇常见。超过一半的患者存在性功能障碍。直立性低血压主要见于中晚期患者，表现为突然站立时血压的急剧下降，起立 3min 内收缩压持续下降 $\geq$ 30mmHg 或舒张压持续下降 $\geq$ 15mmHg，因而出现站立时头重足轻、视物模糊，平卧后消失，严重者可发生跌倒及晕厥。有研究发现 PD 患者直立性低血压发生率为 40.5%。

二、辅助检查

1. 常规的实验室检查及脑神经影像学（CT 和磁共振）检查　一般无特异性改变。

2. 分子影像学　用于单光子发射断层显像（SPECT）的 ^{123}I-β-CIT 和 ^{123}I-fluopane（FP）-CIT，可以显示多巴胺转运蛋白量，在帕金森病患者显著降低，而原发性震颤正常，可用于两者的鉴别。^{131}I-Metaiodobenzylguanidine（MIBG）/SPECT 可以显示心脏交感神经突触后功能。帕金森病患者 ^{131}I-MIBG 摄取率显著下降，而非典型帕金森病或血管性帕金森综合征显示正常或轻微降低。其他分子影像学检查还不推荐用于帕金森病的诊断与鉴别诊断。

3. 经颅多普勒超声显像　超声检查显示 PD 患者黑质信号显著增强，对 PD 诊断有一定参考价值，但敏感性较高，特异性有限。

三、诊断

帕金森病诊断主要依赖临床。2016 年中华医学会神经病学分会帕金森病与运动障碍学组制定了我国帕金森病诊断标准，详述如下：

1. 帕金森病（Parkinsonism）的诊断　帕金森病的诊断是诊断 PD 的先决条件。帕金森病有 3 个核心运动症状，即必备运动迟缓和至少存在静止性震颤或肌强直 2 项症状的 1 项。对核心症状的检查必须按照统一帕金森病评估量表（UPDRS）中所描述的方法进行。

2. 帕金森病的核心运动症状

（1）运动迟缓，即运动缓慢和在持续运动中运动幅度或速度的下降（或者逐渐出现迟缓、犹豫或暂停）。在可以出现运动迟缓症状的各个部位（包括发声、面部、步态、中轴、四肢）中，肢体运动迟缓是帕金森综合征诊断所必需的。

（2）肌强直，即当患者处于放松体位时，四肢及颈部主要关节的被动运动阻力增高。强直特指"铅管样"抵抗，不伴有"铅管样"抵抗而单独出现的"齿轮样"强直不满足强直的最低判定标准。

（3）静止性震颤，即肢体处于完全静止状态时出现 4 ～ 6Hz 震颤（运动起始后被抑制）。可在问诊和体检中判断。单独的运动性和姿势性震颤不满足帕金森病的诊断标准。

3. 支持标准、绝对排除标准和警示征象

（1）支持标准

1）患者对多巴胺能药物治疗明确而显著有效。在初始治疗期间，患者的功能恢复正常或接近正常水平。在没有明确记录的情况下，初始治疗显著应答分为以下两种情况：①药物剂量增加时症状显著改善，减少时症状显著加重；不包括轻微的改变。以上改变通过客观评分（治疗后 UPDRS-Ⅲ 评分改善超过 30%）或主观（由患者或看护者提供的可靠而显著的病情改变）来确定；②存在明确且显著的开 / 关期症状波动，并在某种程度上包括可预测的剂末现象。

2）出现左旋多巴诱导的异动症。

3）临床体格检查记录的单个肢体静止性震颤（既往或本次检查）。

4）以下辅助检测阳性有助于鉴别 PD 与非典型帕金森综合征：存在嗅觉减退或丧失，或头颅超声显示黑质异常高回声（20mm²），或心脏间碘苄胍闪烁显像法显示心脏去交感神经支配。

（2）绝对排除标准：出现下列任何 1 项即可排除 PD 诊断（但不应将有明确其他原因引起的症状算入其中，如外伤等）。

1）明确的小脑性共济失调异常，或者小脑性眼动异常（持续的凝视诱发的眼震、巨大的方波急跳、超节律扫视）。

2）出现向下的垂直性核上性凝视麻痹，或者向下的垂直性扫视选择性减慢。

3）在发病的前 5 年内，患者被诊断为高度怀疑的行为变异型额颞叶痴呆或原发性进行性失语。

4）发病 3 年后仍局限在下肢的帕金森样症状。

5）多巴胺受体阻滞剂或多巴胺耗竭剂治疗诱导的帕金森综合征，其剂量和时程与药物性帕金森综合征相一致。

6）尽管病情为中等严重程度（即根据 MDS-UPDRS，评定强直或运动迟缓的计分大于 2 分），但患者对高剂量（不少于 600mg/d）左旋多巴治疗缺乏显著的治疗应答。

7）存在明确的皮质复合感觉丧失（如在主要感觉器官完整的情况下出现皮肤书写觉和实体辨别觉损害），以及存在明确的肢体观念运动性失用或者进行性失语。

8）分子影像学检查突触前多巴胺能系统功能正常。

9）存在明确可导致帕金森综合征或疑似与患者症状相关的其他疾病，或者基于全面诊断评估，由专业医师判断其可能为其他综合征而非 PD。

（3）警示征象

1）发病 5 年内出现快速进展的步态障碍，以至于需要经常使用轮椅。

2）运动症状或体征在发病后 5 年或 5 年以上完全不进展，除非这种病情的稳定是与治疗相关。

3）发病后 5 年内出现延髓麻痹症状，表现为严重的发音困难、构音障碍或吞咽困难（需进食较软的食物，或通过鼻饲管、胃造瘘进食）。

4）发病后 5 年内出现吸气性呼吸功能障碍，即在白天或夜间出现吸气性喘鸣或者频繁的吸气性叹息。

5）在发病 5 年内出现严重的自主神经功能障碍，包括：①直立性低血压，即在站起后 3min 内，收缩压下降至少 30mmHg 或舒张压下降至少 20mmHg，并排除脱水、药物或其他可能解释自主神经功能障碍的疾病。②发病 5 年内出现严重的尿潴留或尿失禁（不包括女性长期存在的低容量压力性尿失禁），且不是简单的功能性尿失禁（如不能及时如厕）。对于男性患者，尿潴留必须不是由于前列腺疾病所致的，且伴发勃起功能障碍。

6）在发病 3 年内由于平衡损害导致的反复（＞1 次 / 年）摔倒。

7）发病 10 年内出现不成比例地颈部前倾或手足挛缩。

8）发病后 5 年内也不出现任何一种常见的非运动症状，包括嗅觉减退、睡眠障碍（睡眠维持性失眠、日间过度嗜睡、快动眼期睡眠行为障碍）、自主神经功能障碍（便秘、日间尿急、症状性直立性低血压）、精神障碍（抑郁、焦虑、幻觉）。

9）出现其他原因不能解释的锥体束征。

10）起病或病程中表现为双侧对称性的帕金森病症状，没有任何侧别优势，且客观体检亦未观察到明显的侧别性。

4. PD 的诊断　诊断分为两个层级：

（1）临床确诊 PD 需要具备：①不存在绝对排除标准。②至少存在 2 条支持标准。③没有警示标准。

（2）临床很可能的 PD 需要具备：①不符合绝对排除标准。②如果出现警示征象需要支持标准来抵消；如果出现 1 条警示征象，必须需要至少 1 条支持标准抵消；如果出现 2 条警示征象，则需要至少 2 条支持标准抵消，如果出现两条以上警示征象，则诊断不能成立。

四、治疗

帕金森病运动症状和非运动症状对患者的生活均有较大影响，因此，应综合治疗，包括药物治疗、手术治疗、运动疗法、心理治疗及照料护理。药物治疗是最主要的治疗方法。

（一）治疗药物

1. 左旋多巴或复方左旋多巴 目前最有效的抗帕金森病药物。单用左旋多巴每日有效剂量在 2 ~ 5g。复方左旋多巴由左旋多巴和脑外多巴脱羧酶抑制剂组成，国内有 3 种复方制剂：①卡左双多巴控释片，为左旋多巴加卡比多巴合剂；②多巴丝肼，是左旋多巴加苄丝肼合剂。起始有效剂量常在 300mg/d（指左旋多巴量）左右。与标准片相比，控释片要达到同样效果需增加 30% 的左旋多巴量。应从小剂量开始，逐渐增加到满意疗效为止，并以此剂量长期维持。因蛋白质影响左旋多巴的吸收和转运，应空腹服用；③恩他卡朋双多巴片，见下文儿茶酚胺 - 氧位 - 甲基移位酶抑制剂。

左旋多巴近期不良反应表现为胃肠道症状，如恶心、呕吐、胃纳差；心血管系统症状如直立性低血压、高血压、心律失常；也可见短暂性转氨酶增高。远期不良反应有运动波动（剂末现象、开关现象、异动症等）、睡眠障碍和精神病性症状。左旋多巴剂量与远期运动并发症的发生明显相关，早期单用时，剂量应控制在 400mg/d 及以内。

2. 多巴胺受体激动剂（DA） 包括麦角碱类和非麦角碱类。前者如溴隐亭、培高利特等由于其心脏瓣膜纤维化等副作用，目前已不推荐使用。后者有：①吡贝地尔（Piribedil）缓释片：初始剂量为 50mg，1 次 /d，必要时每周增加 50mg，有效剂量为 50 ~ 250mg/d，需要大剂量治疗时可分 3 次服用。②普拉克索（Pramipexole）：初始剂量为 0.375mg/d，分 3 次服用，每隔 5 ~ 7d 增加 0.375mg，达到满意疗效时为最佳剂量并以此剂量维持治疗。常用剂量为 0.75 ~ 2.25mg/d，最大剂量 4.5mg/d。目前有缓释片剂型，1/d，可等量替换。③罗匹尼罗（Ropinirole）：初始剂量为 0.25mg，3 次 /d。每隔 1 周增加 0.75mg/d，至 3mg/d。一般有效剂量为 3 ~ 9mg/d，分 3 次服用，最大剂量为24mg/d。

3. 单胺氧化酶 B 抑制剂（MAOB-I） 包括司来吉兰（Selegiline）和雷沙吉兰（Rasagiline）。可早期单用，或与左旋多巴合用。司来吉兰用法为 2.5 ～ 5mg，每日 1 ～ 2 次，应早、中午服用，勿在傍晚应用，以免引起失眠。雷沙吉兰用法为 1mg/d，单次服用。一般不应与 5- 羟色胺再摄取抑制剂（SSRI）合用。副作用主要为口干、胃纳差、直立性低血压、多梦或幻觉等。

4. 金刚烷胺 可单用或与其他药物合用。对僵直、少动有一定疗效，对震颤的改善作用不如苯海索。其作用机制可能是加强突触前膜多巴胺的合成和释放、抑制突触前膜对多巴胺的再摄取，从而增加突触间隙多巴胺的含量。除改善运动症状外，也对左旋多巴诱发的异动症有缓解作用。剂量一般为 0.1 ～ 0.2g/d，分 2 ～ 3 次服用，末次应在下午 4 点前服用。常见的副作用如失眠、意识模糊、幻觉、下肢出现网状红斑和踝部水肿等。在老年患者更易诱发意识模糊及幻觉。肾功能不全应减量，癫痫、严重胃溃疡、肝病患者慎用，哺乳期妇女禁用。

5. 抗胆碱能药物 主要改善帕金森病的震颤症状，对少动和强直基本无效。其作用机制是抑制乙酰胆碱的作用，但可损害记忆及认知功能，加重青光眼，引起尿潴留、便秘、精神症状等，60 岁以上及有认知功能障碍者如无必要应避免使用。代表药物为苯海索，剂量一般为 1 ～ 2mg，2 ～ 3 次 /d。老年人不宜超过 4mg/d。

6. 儿茶酚胺 - 氧位 - 甲基移位酶抑制剂（COMT-I） 作用机制是抑制 COMT，阻止了周围血左旋多巴及脑内多巴胺的降解，从而改善左旋多巴引起的运动波动。目前有两种药物：①恩托卡朋。本药不能通过血脑屏障，仅能抑制外周的 COMT。因半衰期短，需与每次左旋多巴同时服用，单用无效。每次 100 ～ 200mg，每日不超过 1 600mg。②托卡朋。可通过血脑屏障，因而在中枢和外周均有 COMT 抑制作用，可以改善剂末和开关现象。本药每次服用 100 ～ 200mg，3 次 /d。每日第一剂需与左旋多巴同时服用，此后隔 6h 服用，可以单用。极少数患者服用托卡朋后出现严重肝毒性，故用药期间应严密监测肝功能。服用 COMT-I 时需减少左旋多巴剂量 30% 左右。恩他卡朋双多巴片是恩他卡朋与卡左双多巴的复方片剂，服用方法参照以上原则。

（二）老年帕金森病患者的药物治疗

PD 患者药物治疗有其共同的原则，即：①细水长流，不求全效。即以相对小的剂量获得满意疗效；②从小剂量起始，逐渐增加达到合适的剂量；③不宜突然停药，以免发生撤药恶性综合征。但老年患者由于其发病晚、进展相对早发型 PD 快、左旋多巴的远期运动并发症发生率较早发型 PD 低、伴发的其他系统疾病多，因而在药物的选用上与早发 PD 有所不同。

1. 药物首选原则　对于早发型 PD 患者，一旦诊断即应开始治疗。复方左旋多巴（美多巴、息宁）或加 COMT-I、多巴胺受体激动剂、MAOB-I、金刚烷胺均可作为首选药物。为推迟运动并发症的发生，常首选多巴胺受体激动剂。但老年 PD 患者则首选左旋多巴类药物进行对症治疗。每日左旋多巴剂量控制在 400mg/d（含）以内。已达 400mg/d 疗效减退后再加用多巴胺受体激动剂、MAOB-I、COMT-I 等。苯海索除非必要一般不用，金刚烷胺亦有抗胆碱能作用，也应慎用。

2. 运动并发症的治疗

（1）内科治疗：①运动波动的治疗：运动波动包括剂末现象、"开"期延迟或无"开"期及"开 - 关"现象。其中剂末现象最为常见。处理原则：在复方左旋多巴应用的同时，首选加用 DA，或加用 COMT-I 及 MAOB-I；也可以维持总剂量不变，增加左旋多巴的次数，减少每次服药剂量；或改用左旋多巴控释片，但剂量要增加 20%～30%。避免饮食（含蛋白质）对左旋多巴吸收及通过血脑屏障的影响，餐前 1h 或餐后 1 个半小时服用，减少全天蛋白摄入量或重新分配蛋白饮食可能有效。严重"关期"患者可采用皮下注射阿朴吗啡。②异动症的治疗：异动症包括剂峰异动症、双相异动症和肌张力障碍。对剂峰异动症首先应考虑减少每次左旋多巴剂量，每日总剂量不变。如果是左旋多巴单药治疗，减药同时可加用 DA 或 COMT-I。金刚烷胺有轻微抗异动症作用。非典型抗精神病药氯氮平对异动症也有疗效，但应定期监测血常规。

（2）外科治疗：脑深部灰质立体定向毁损术和脑深部电刺激术（Deep brain stimulation，DBS）对运动并发症有效且可改善运动症状。其中 DBS 由于其微创、安全和可调控性而成为外科治疗的主要选择。但手术并不能根治帕金森病，术后仍需药物治疗。一般病程需 5 年以上，经过最佳的药物治疗出现疗效减退及运动并发症，可以考虑手术治疗。手术年龄最好不超过 75 岁。如身体状态良好，经评估后也可放宽到 80 岁。

3. 非运动症状的治疗

（1）精神症状的治疗：对于帕金森病抑郁焦虑，具有明确疗效者包括普拉克索、帕罗西汀及文拉法辛缓释胶囊。劳拉西泮等对于激惹状态疗效良好。对于幻觉妄想等精神病性症状，首先应依次停用或减少苯海索、金刚烷胺、司来吉兰、DA。或使用抗精神病药。推荐使用氯氮平和喹硫平，但服用氯氮平要定期监测粒细胞。奥氮平可加重锥体外系症状且疗效不肯定，不建议使用。老年患者对这些药物较敏感，应从最小剂量起始治疗，缓慢增加到有效剂量并监测不良反应。

（2）认知障碍：卡巴拉汀及多奈哌齐对帕金森病痴呆有中等程度疗效，对伴随的幻觉也有轻度改善。

（3）自主神经损害：对于症状性直立性低血压，首先应适当增加盐和水的摄入，平卧时抬高头位，穿弹力袜，改变体位时要缓慢。应适当减少 DA 及左旋多巴的剂量。上述方法无效可用盐酸米多君或屈昔多巴。对于便秘应促使患者多饮水多运动，停用或减少抗胆碱能药物。乳果糖、莫沙比利等可改善便秘。

（4）睡眠障碍：对于失眠者，司来吉兰应在早中午服用，金刚烷胺服用时间不迟于下午 4 点服用。失眠也可能与晚间药效不持续致翻身困难引起，睡前加用卡左双多巴控释片或 DA 多有效。也可根据患者失眠的类型选择镇静安眠药。对于 RBD 患者，睡前给予氯硝西泮，起始时 0.5mg 就能奏效。白天睡眠过多特别是服药后出现者应减少药物特别是 DA 剂量。

（三）运动疗法

应鼓励患者多运动，有利于改善症状和延缓疾病进展。可根据患者运动症状选择运动方式，如打太极拳、慢跑或快步走、健身操。有证据证明，打太极拳可以改善患者的平衡障碍。长期坚持运动有助于改善生活质量。

五、健康教育

1. 按医嘱正确服药，定期复查肾功能、血常规和监测血压变化，如果出现疗效减退或运动障碍时应及时到门诊复查。

2. 保持平和的心态，维持和培养有益的娱乐爱好，避免情绪波动、紧张。

3. 生活规律，按时休息，保证充足睡眠，避免熬夜、疲劳等。

4. 均衡饮食，预防便秘，如出现吞咽困难应及时就医。

5. 坚持适当的运动和体育锻炼，远离尖锐、坚硬的物体，注意安全，防止受伤和意外发生。

6. 根据气候、天气调整室温、增减衣服，决定活动的方式、强度与时间，预防受凉感冒，避免不良诱因刺激。

第二节　癫痫患者的管理与教育

癫痫（epilepsy）是中枢神经系统对痫性发作的易感状况，是由于神经化学、神经病理学、神经生理学异常而出现的一组短暂大脑功能障碍的慢性脑部疾病，以发作性、短暂性、重复性、刻板性为特征。老年性癫痫是发生在老年期的癫痫，包括老年前期的癫痫延续到老年期，也包括老年期新发癫痫。癫痫已成为继卒中和痴呆后老年人最常见的严重的神经系统疾病，得到越来越多的重视。

癫痫对老年患者的社会和功能产生深远而多样的影响。癫痫发作增加了老年人跌倒后外伤的风险，使老年人自信心和独立性受损。尽管老年性癫痫治疗效果好，但抗癫痫药物的副反应及焦虑、抑郁的发生无疑严重影响了老年患者的生活质量，同时也给社会医疗资源带来了沉重负担，但目前对老年性癫痫的相关研究仍然匮乏。增加照料者及患者对癫痫的认识，提高患者治疗的依从性显得至关重要。本节主要讨论老年人新发的癫痫及发作。

一、临床表现

（一）发作类型

目前常用的是修订的 1981 年国际抗癫痫联盟分类，根据临床表现及发作时的脑电图改变大体分为全面性发作和部分性发作。此外，大约 10% 老年性癫痫的发作尚不能分类。

1. 全面性发作　全面性发作起源于双侧大脑皮质，脑电图可证实异常放电来源于双侧脑部，分为原发性和继发性。老年人中常见的是继发性全面性发作，通常伴有学习障碍；原发性全面性癫痫与遗传因素有关，在老年人中相对少见，包括强直 - 阵挛发作、强直发作、阵挛发作、肌阵挛发作、失张力发作、反射性发作。

2. 部分性发作　部分性发作起源于大脑半球的局灶部位，临床表现与病变部位的功能有关，如左侧大脑皮质区的病灶主要表现为右侧肢体抽搐，颞叶癫痫的自动症，额叶癫痫的姿势性发作，顶叶癫痫的发作性感觉异常、枕叶癫痫的发作性视幻觉和失明等，其中，颞叶癫痫是老年性癫痫比较常见的类型。如果异常放电传播至对侧，可以引起继发性全面性发作。

在老年性癫痫中，部分性发作可分为无意识障碍的单纯部分性发作和有意识障碍的复杂部分性发作。单纯部分性发作包括：①有运动症状的发作，如局部运动发作、旋转性发作、姿势性发作、发音性发作；②有躯体感觉或特殊感觉症状，如躯体感觉、视觉、听觉、嗅觉、味觉、眩晕；③有自主神经症状或体征，如上腹感觉、苍白、出汗、脸红、立毛、瞳孔扩大；④伴高级中枢损害，如语言障碍、情感障碍、认知障碍，或幻觉（如视物增大）。复杂部分性发作包括：①仅有意识障碍的发作；②意识障碍伴自动症的发作；③意识障碍伴强直阵挛的发作。

（二）老年性癫痫的特点

老年期起病的癫痫往往临床表现不典型，复杂多样，出现先兆的较少见且缺乏特异性，约 30% 的老年患者首发症状为癫痫状态，自动症状少见，有些患者仅表现为记忆混乱、行为怪异、意识混沌或无反应状态，且发作性症状可以持续数小时、数天、数周。此外，癫痫发作后状态较年轻人延长，可达数天至 2 周，表现为恍惚、混乱、失定向、活动过度，徘徊、尿失禁、持续头痛。临床表现的复杂多样可能与病变常常累及额顶叶而非颞叶有关。

意识混沌可以是老年性癫痫发作或发作后的唯一临床表现。突发的或短暂的意识混沌应考虑不典型的复杂部分性发作。对于痴呆患者，波动性的意识混沌往往被认为是痴呆本身的表现，常常不易被识别。老年人非惊厥性癫痫持续状态往往表现为不能解释的昏迷或意识混沌，缺乏特异性的运动特征，此时，诊断易被延误。对高度怀疑癫痫的患者进行早期的脑电图检查是诊断老年非惊厥性癫痫持续状态的关键。

二、诊断

（一）病史

目击者提供的完整、详尽病史是诊断最重要的基础。准确的病史采集往往比较困难，除了典型的强直 - 阵挛发作易被目击者准确描述，其他发作形式，如复杂部分性发作，往往不能被目击者识别。尤其对于独居的老年人，被发现时就是"躺在地上"，很难获得发作的细节，这样使诊断相对困难，因此需要加强对该病的认识，尤其是对不典型发作的识别，以提高诊断率。

（二）辅助检查

脑电图是癫痫诊断的重要辅助检查，阵发性异常放电（如棘波、尖波、棘慢波、尖慢波）支持癫痫的诊断。但是，国外学者研究发现，在 26% 非癫痫患者可记录到癫痫样放电，仅 75% 癫痫患者脑电图有癫痫样放电，可见脑电图诊断癫痫其敏感性和特异性都是不高的。此外，常规脑电图记录时间较短，通常为 20min，仅 30%～50% 可以记录到发作间期的阵发性异常放电，因此没有记录到异常电活动不能除外癫痫的诊断。此外，老年人常常更容易出现非特异性脑电图改变，完全依赖脑电图来诊断或排除癫痫有潜在风险。当诊断和鉴别困难时，通过长程脑电图、视频脑电图、睡眠脑电图的记录对老年性癫痫的诊断具有重要意义，对区分癫痫和因心律失常引起的晕厥亦有帮助。其中，对于反复不典型发作，且发作较频繁时，通过视频脑电图检查可有助于鉴别癫痫和非癫痫事件。

由于老年性癫痫继发性因素多，60% 以上的患者可能有器质性脑疾病，因此影像学检查是必要的。老年期起病的癫痫伴随以下情况时建议电子计算机断层扫描

（CT）：①局灶性神经系统体征；②进展性或新发神经系统症状或体征；③不是由于服药依从性差或物质成瘾（如酒精）导致的发作难以控制；④明确的局灶性发作；⑤脑电图显示持续的慢波异常。此外，对于诊断不明确，CT未见阳性发现的患者，磁共振成像（MRI）可进一步评估，以便发现CT不能显示的胶质病变和海马的细微改变。

为了进一步筛查老年性癫痫的可能原因，可根据患者情况选择检查，包括全血细胞计数、红细胞沉降率、生化检查（包括尿液、电解质、血糖、肝功能、甲状腺功能）、心电图、X线胸片、必要时进行特殊筛查，比如梅毒、克-雅病等。此外，为鉴别心源性晕厥，可以考虑动态心电图、心脏彩超、颈动脉窦按摩及倾斜试验等检查。

老年性癫痫的诊断同其他年龄段癫痫的诊断一样，也包括三个方面：首先要确定是否是癫痫，其次是明确发作类型，最后要尽可能查明原因。但是，老年性癫痫发作的多样性增加了诊断难度，如果老年人出现以下情况应该考虑癫痫：意识混沌、意识改变或丧失、行为改变、无反应，抽搐、不自主运动、无意识丧失的肢体或面部感觉异常，反复发作的睡眠障碍，不能回忆的反复跌倒。此外，对疑似癫痫的老年患者应该遵循以下诊断步骤：

首先，明确是否有目击者。如果有，那么在发作后尽快向目击者采集详细的病史。如果没有目击者，且诊断尚不明确时，嘱可能目击的人观察再次发作的情况，并在发作时了解脉搏有无变化。

其次，确定发作的性质。应该全面了解发作前、发作中和发作后的细节，根据患者跌倒时有无意识障碍、异常行为、混乱、局灶性神经系统特征可以判断发作的性质。癫痫发作一般是刻板性的，如果多次发作的形式不同，考虑可能有其他原因。

再者，考虑是否存在认知障碍。由于认知障碍引起病史采集困难，治疗依从性较差，因此对老年人癫痫应该筛查认知功能，为治疗决策和副作用评估做参考。建议用认知筛查量表进行评估，如简易精神状态量表（MMSE）筛查。

老年患者的特殊性使得老年性癫痫诊断比儿童和青年更加困难，易被漏诊和误诊。研究显示老年性癫痫被延误诊断的平均时间为1.7年，而30%被初诊为癫痫的患者并没有癫痫。

被误诊的原因包括：①不恰当地实验性抗癫痫治疗，并且没有充分随访这种治疗的效果；②不了解惊厥性晕厥也可以出现肌阵挛或其他异常运动；③错误地认为发作过程中的尿便失禁仅出现在癫痫发作过程中；④不恰当地依赖发作间期的脑电图结果；⑤采集病史的技巧，认知功能减退，缺少目击者等造成病史不完整；⑥没有掌握癫痫区别于其他疾病的特征；⑦诊断过程没有癫痫专科医生的参与。

被漏诊的原因包括：①患者或者照顾者没有将发作事件告知医生；②当患者不能确定发作过程是否有意识丧失时，会将反复发作的事件过度地认为是简单跌倒；③过度诊断为短暂性脑缺血发作（transient ischemic attack，TIA），尤其是先前有 TIA 或者卒中病史；④过度诊断为晕厥，由于动态心电监测，或者像倾斜试验、颈动脉窦按摩试验这样的心血管激发试验的假阳性结果，或者没有将这些结果与临床表现相联系；⑤老年人复杂部分性癫痫发作的临床特征不典型；⑥采集病史的技巧，认知功能减退，缺少目击者等造成病史不完整；⑦没有掌握癫痫区别于其他疾病的特征；⑧诊断过程没有癫痫专科医生的参与。

三、治疗和管理

虽然抗癫痫药物仍然是老年性癫痫的主要治疗方法，但是，癫痫产生的影响远远超过癫痫发作的直接后果，因此，需要对老年性癫痫患者进行综合管理。

（一）一般措施

心理指导使老年患者能够对疾病有正确的认识以消除老年人对疾病的恐惧。对于患病老人，给他们机会表达想法，给予理解，关心他们的躯体和心理状态是极其重要的。

加强对老年患者的健康教育和社会支持，避免意外。由于癫痫发作的不可预知性，应避免因发作导致危险或意外的活动，如驾驶、游泳、高空作业等。此外，应该告诉患者不良生活习惯可能促使癫痫发作，应该避免睡眠不足、饮酒过度等不良生活习惯。

医务工作者、社工、职业治疗师等多学科综合评估改善其生活质量。由于癫痫发作可能打击老人的自信心，从而限制他们的活动，导致"生活圈"缩小。因此，需要综合评估患者的行走能力、家庭环境、社会支持等。当癫痫频繁发作，穿戴式警报器可能是有帮助的。

加强服药的管理。老年人不可避免有多种药物使用的问题，对于老年性癫痫患者，应该对现服用的药物进行审查，尽量停用可能干扰抗癫痫药效能的药物。抗抑郁药等抗精神病药物会降低癫痫发作的阈值，因此需详细询问是否在服用此类药物。应提高老年患者长期规律服用抗癫痫药的依从性，如减少服药次数、予口头和书面提示、确保药物有标签等。

（二）处理伴随疾病

老年人由于多种疾病共存，应该合理治疗其伴随疾病，如痴呆、卒中、糖尿病、骨质疏松、慢性肾脏疾病，以便更好地控制癫痫。

（三）了解药物相互作用

多药使用在老年人是不可避免的现象，而部分抗癫痫药物的肝酶诱导作用（如苯妥因、卡马西平、丙戊酸、奥卡西平）与其他药物有相互作用，包括华法林、他汀类调脂药、精神安定药、抗生素、抗心律失常药、抗高血压药、皮质激素、细胞毒性药物及其他免疫抑制剂，在临床使用中应该根据患者的用药情况选择。此外，酶诱导剂对内源性维生素 D 和雄性激素亦有一定影响，长期使用可导致骨质疏松和性功能障碍，长期使用抗癫痫药物的过程中应监测骨密度，预防骨质疏松。

（四）抗癫痫药物治疗

1. 处方策略　抗癫痫药物仍然是老年人癫痫的主要治疗方法。总体来说，老年性癫痫的治疗效果较好，65% ～ 80% 的患者发作经单药治疗发作可以控制。老年性癫痫选药需考虑发作类型，还应当注意年龄相关的药代动力学改变、伴随疾病、多药的相互作用等问题，因此，需要全面评价抗癫痫药物的有效性、副作用、对认知的影响、跌倒风险、对骨代谢影响、药物相互作用、服药简便、老年患者的经济问题来指导选药，达到维持正常生活、发作完全控制和副作用最小化的治疗目标。

老年性癫痫患者在对抗癫痫药的吸收、分布、代谢、分解和排出的各个环节上异于成年人，例如吸收面积的减少、内脏血循环速度的缓慢、胃肠功能下降、血蛋白含量降低（游离形式抗癫痫药物浓度相对较大）、容积分布增加、代谢和降解能力减退及肾排出减少等，均可影响药代动力学，其结果是药物清除减慢。因此，抗癫痫药物在成人的推荐剂量不完全适合老年患者，建议采取"从成人推荐剂量的一半开始，缓慢加药、逐渐滴定"的策略。这样可明显降低药物对中枢神经系统及外周的副反应，并且应当严密监测血药浓度，注意不良反应，尤其是认知损害、骨质疏松风险等。

2. 抗癫痫药物的选择　近 20 年来，新型抗癫痫药不断问世，与传统药物（苯妥因钠、苯巴比妥、卡马西平、丙戊酸）相比，新药疗效与之相似，但具有药物代谢动力学更好，药物相互作用更少，副作用相对少的特点，因此对老年性癫痫可考虑优先选用。但是，涉及老年人群的临床研究较少，现有证据表明拉莫三嗪和加巴喷丁在老年人中耐受性良好。最近国际抗癫痫联盟提出拉莫三嗪和加巴喷丁可用于部分性发作的老年性癫痫患者，2013 年国内癫痫管理专家共识中也赞同这一推荐；此外，专家也推荐老年性癫痫患者使用左乙拉西坦、卡马西平、奥卡西平。二线的抗癫痫药物包括加巴喷丁、托吡酯、唑尼沙胺、拉考沙胺、噻加宾。

从癫痫发作类型考虑，原发性或症状性的全面性癫痫首选药物是左乙拉西坦、拉莫三嗪或丙戊酸；治疗部分性发作相关的一线抗癫痫药具有相似的疗效，因此更应该考虑其副作用，倾向于选择拉莫三嗪、左乙拉西坦、卡马西平或丙戊酸；此外，阿尔茨海默病患者的肌阵挛性癫痫发作首选丙戊酸；氯巴占可用于预防发作或丛集发作。苯巴比妥和苯妥英钠由于副作用较多，老年性癫痫患者应尽量避免使用。

但是，新型抗癫痫药物往往价格昂贵，对经济条件差的老年人在选择传统抗癫痫药物时，应当密切监测药物副反应。例如：苯巴比妥和苯妥英钠对认知功能的影响，增加骨质疏松和跌倒的风险；卡马西平在用药剂量很小的情况下，也能引起低血钠症，随年龄的增加更加明显，因此在合并有心力衰竭而使用利尿剂的患者，一定要加以注意；有震颤的老年人应避免选择丙戊酸。

当一种首选的抗癫痫药不能控制发作时，首先应该评估以下情况：①是否是癫痫发作；②用药是否合理；③剂量是否合适；④患者是否坚持服药。如果确定是药物失败，可以考虑换用第二种药物单药治疗，2～3种单药治疗失败时，可以考虑联合用药。如果第二种药有效，应逐渐撤退第一种药物。如果发作不能完全控制，需尽可能减少发作频率且无明显的药物不能耐受。

3. 首次发作的治疗　通常情况下，第一次发作不能称之为癫痫，有诱因的单次发作（如发热或酒精）应当去除诱因，不需抗癫痫药物治疗。出现一次不明原因的发作时，是否使用抗癫痫药成为难题。可以根据复发的风险和可能性大小、抗癫痫药物的副作用，是否存在潜在的病因，以及发作持续时间的长短等多种因素综合考虑是否使用抗癫痫药。如果发作持续时间长或是有明确的潜在脑部因素（如脑部肿瘤），选择治疗是合理的；相反，一次持续时间短的全身或部分抽搐发作或非惊厥发作采取随访观察的策略比较合适。尽管老年患者首次发作后再发的风险高达80%，但总体上仍需要考虑抗癫痫治疗的获益和风险，并与患者及其家属充分沟通后确定是否开始抗癫痫治疗。

4. 癫痫状态的治疗　老年性癫痫状态的治疗与成人是相似的。强直 - 阵挛性癫痫持续状态发作前往往表现为发作频率和严重程度的增加，紧急地使用苯二氮䓬类（如地西泮或咪达唑仑）可阻止发展成真正的癫痫状态。癫痫状态一旦发生，应立即将患者送往医院，静脉注射劳拉西泮2～4mg（1～2mg/min），或者地西泮10～20mg（2～5mg/min）；对于不能静脉给药者，可以选择肌内注射咪达唑仑，也可以直肠使用咪达唑仑或地西泮。药效不佳时，给予静脉输注苯妥英钠（18mg/kg，50mg/min），或苯巴比妥（10mg/kg，10mg/min）。如果发作仍然不能控制超过30～60min，应当转入重症病房给予全身麻醉药（丙泊酚或咪达唑仑），麻醉药应当在发作停止后持续给药12～24h，然后减量停药。

5. 抗癫痫药物的停用　40%左右的癫痫患者在发作完全控制后可以成功撤药。

一般在完全控制发作后两年以上可以考虑缓慢减量直至撤药，而且发作控制的时间越长，停药越容易成功。但是对老年人群的停药研究较少，应当考虑撤药后复发的危险因素，包括年龄、癫痫类型、服用抗癫痫药物的数量、撤药后的缓解时间。总体来说，老年人新发的癫痫、部分和继发性全面发作性癫痫和已知的脑部病变与复发率增加有关，因此大多数老年患者可能需要长期服药。

（五）手术

对于难治性癫痫或病灶明确的癫痫，可选择手术治疗，癫痫发作完全控制率可以和年轻人相比，但往往存在其他方面的风险。对年轻癫痫患者术后的观察性研究显示，癫痫病灶切除术会降低长期的认知功能，但对于老年性癫痫患者目前仍缺乏相关的研究。

四、预后

75% 的老年人癫痫发作可以得到完全控制，癫痫本身没有增加老人死亡率，其预后和生存率是良好的。但是，由于发作的不可预知性，患病老人自信心减退，社会交往减少，依赖性增加，严重者产生焦虑、抑郁情绪，从而导致生存质量下降。

五、健康教育

1. 生活规律，按时休息，保证充足睡眠，避免熬夜、疲劳等。
2. 避免诱发因素，保持心情愉快、情绪平稳。
3. 清淡饮食，多食新鲜的蔬菜和水果，避免咖啡、可乐等兴奋性饮料和 / 或辛辣食物，戒烟戒酒。
4. 避免服用含有咖啡因、麻黄碱的药物。按时、规律服药，不可自行减药、停药，定期门诊随诊。
5. 禁止游泳、驾驶汽车、高空作业、登高等危险活动。
6. 应随身携带简要病情诊疗卡，写明家庭住址、联系电话，以便及时处理。

第三节　阿尔茨海默病患者的管理与教育

阿尔茨海默病（Alzheimer's disease，AD）是一种与年龄相关的慢性进行性中枢神经系统变性疾病，是老年期最常见的痴呆类型。AD 以渐进性认知功能障碍和人格精神异常为主要临床表现并影响患者的日常生活和社会交往能力。神经炎性斑、神经原纤维缠结、脑血管的淀粉样病变、神经元和突触的丢失是其特征性的神经病理改变。AD 严重危害老年人的身心健康并影响生存质量，给家庭及社会带来沉重的负担，已成为严重的社会公共卫生问题。

一、临床表现

AD 起病隐袭，持续性进行性发展，主要表现为认知功能减退和神经精神症状。早期不易被家人觉察，可以因感染、手术或服药后出现异常精神异常而引起注意。2011 年美国国立老化研究所和 AD 协会推荐了新的 AD 诊断标准，明确提出 AD 是一个连续的病理生理过程，包括轻度认知障碍前期（pre-mild cognitive impairment，pre-MCI）、轻度认知障碍期（mild cognitive impairment，MCI）和痴呆期。在此基础上，临床上将整个过程分为两个阶段，即痴呆前阶段和痴呆阶段。

1. 痴呆前阶段　包括轻度认知障碍前期和 MCI 期。轻度认知障碍前期是指 MCI 发生前时期，此期患者没有任何认知障碍或有轻微的认知功能下降，这种下降超过了正常老龄化，但未达到 MCI 诊断标准，有进展为 MCI 和痴呆的风险；AD 源性的 MCI 期是指发生于 AD 痴呆前，患者此期仅有轻度认知功能损害，主要表现为记忆力轻度受损，学习和保存新知识的能力下降，其他认知如注意力、执行能力、语言能力、视空间能力也可以轻度受损，但不影响基本的日常生活功能，达不到痴呆的程度。

2. 痴呆阶段　主要表现为认知功能下降、精神症状和行为障碍、日常生活能力逐渐下降。根据认知能力和身体功能的恶化程度分成 3 个时期。

第一阶段（1～3 年）：轻度痴呆期。表现为记忆减退，尤其对近事记忆减退突出；随着病情发展远期记忆减退。出现时间定向障碍，对所处地理位置定向困难，复杂结构的视空间能力差；言语词汇少，命名困难。能做些已熟悉的日常工作，但对新的事物接受困难，判断能力下降，不能对事件进行分析、思考、判断，难以处理复杂的问题；工作或家务劳动漫不经心，社交困难；情感淡漠，偶尔激惹，多疑。

第二阶段（2～10 年）：中度痴呆期。记忆障碍加重，表现为远近记忆严重受损，明显的视空间结构能力下降，时间、地点定向障碍；如在家中找不到自己的房间，在处理问题、辨别事物的相似点和差异点方面有严重损害；不能独立进行室外活动，在穿衣、个人卫生方面需要帮助；言语重复、计算不能，可以出现失语、失用和失认。此期患者出现较为明显的行为和精神异常，情感由淡漠变为急躁不安，兴奋欣快、言语增多，而原来性格外向的可以变得沉默寡言，出现明显的人格改变。

第三阶段（8～12 年）：重度痴呆期。此期患者除了上述各项症状加重外，还有情感淡漠、失语，以至于不能完成日常简单的生活事项，如穿衣、进食，大小便失禁，需要完全依赖照护者，呈现缄默、四肢出现强直或屈曲瘫痪，查体可见锥体束征阳性，有强握、摸索和吸吮等原始反射。此期患者常可并发肺部或尿路感染、压疮及全身衰竭，最终昏迷并因并发症死亡。

二、辅助检查

1. 实验室检查

（1）血液学检测：对首次就诊的患者进行以下血液学检测以排除非 AD 性认知障碍的病因，常用检测项目包括：甲状腺功能、肝肾功能、乳酸、血脂、电解质、血糖、叶酸、维生素 B_{12}、维生素 B_1、同型半胱氨酸、红细胞计数、血红蛋白、血沉、HIV、梅毒螺旋体抗体、重金属、药物或毒物水平。

（2）脑脊液检测：少数病例需要脑脊液检测以排除其他导致痴呆的病因。如：脑脊液的压力、细胞学、蛋白、寡克隆带、梅毒、莱姆病、HIV 病毒等。

脑脊液的 AD 标记物检测包括：①脑脊液 Aβ 多肽：Aβ1-42 与神经炎性斑块的形成有关。在 AD 人群中，脑脊液 Aβ1-42 水平异常降低。②脑脊液总 tau 蛋白（t-tau）和磷酸化 tau 蛋白（p-tau）：AD 患者的脑脊液总 tau 蛋白升高，但脑脊液 t-tau 不是 AD 特异性标记物，VaD、FTD、DLB、CJD 和急性缺血性卒中亦升高。脑脊液磷酸化 tau 蛋白有助于 AD 与其他神经疾病鉴别。AD 脑脊液 tau 磷酸化水平高于非 AD 型痴呆及其他神经疾病如 FTD、VaD、DLB、PD、ALS、精神分裂症。③脑脊液 Aβ1-42 和 p-tau 联合检测反映了 AD 病理生理变化。随病程进展，脑脊液 Aβ1-42 进行性下降，而 t-tau 和 p-tau 反映了疾病进展强度，联合检测 Aβ1-42 和 p-tau 是目前 AD 与非 AD 痴呆早期鉴别最有效的生物标记物。

（3）分子遗传学标记物检测：检测 APP、PS-1 和 PS-2 基因突变有助于确诊早发家族性 AD，携带 ApoEε4 基因明显增加 AD 散发患者的发病。ApoE 和 AD 的关联度和人种、年龄、性别均有关。55 ～ 65 岁人群发病的相对风险高，ApoEε4 携带者女性比男性发病风险高。ApoEε4 的诊断敏感性和特异性都较低，因此不应用于 AD 风险常规筛查和 AD 诊断。由于轻度认知功能障碍和非痴呆性认知功能损害进展为痴呆的风险极高，数个循证医学研究结果建议将 ApoE 等位基因分析加入痴呆的转化风险预测模型。

2. 神经心理学检查　认知障碍的神经心理学表现可以分为认知功能障碍、社会和日常能力减退、精神行为症状三部分。临床工作中，神经心理评估主要针对这三部分内容进行。AD 型痴呆在以下认知领域中至少 2 个受损（其中记忆损害必不可少）：定向、记忆、语言、运用、视知觉和解决问题能力等。

（1）评价认知功能障碍的量表：常用的有如下几种：①简明精神状态量表（mini-mental state examination，MMSE）：该表包括定向力、记忆力、注意及计算力、回忆和语言5个方面检测。适用于可作为流行病学大样本调查的筛查工具，也用来区分痴呆的严重性。②蒙特利尔认知评估（Montreal Cognitive Assessment，MoCA）量表：包括注意与集中，执行功能，记忆，语言，视结构技能，抽象思维，计算和定向力等8个认知领域的11个检查项目。MoCA敏感性较高，信度和效度好于MMSE。③阿尔茨海默病评估量表（Alzheimer's disease assessment scale，ADAS）：包括阿尔茨海默病评定量表-认知分量表（Alzheimer's Disease Assessment Scale-Cognitive section，ADAS-cog）和非认知功能量表（ADAS-noncog）两部分。认知功能测定包括词语回忆、物品及手指命名、指令、结构性运用、观念性运用、定向力、言语能力、语言理解、找词困难、记忆再现。ADAS-cog覆盖了NINCDS-ADRDA和DSM-IV有关痴呆诊断标准要求检测的主要认知领域，是用于轻中度痴呆治疗药物的疗效评估的最常用量表，通常将改善4分作为治疗显效的判定标准。它是目前应用最广泛的抗痴呆药物临床试验的疗效评价工具。④严重障碍量表（Severe Impairment Battery，SIB）：包括定向力、注意力、记忆力、语言、视知觉、结构。评分愈低，说明痴呆程度越重。SIB适用于严重痴呆，能有效区分MMSE 0～5分组与6～11分组。它是评价中重度到重度AD疗效的最常用量表，有中文版本，信度和效度良好。

（2）评定日常和社会功能的量表：日常能力包括两个方面，即基本的日常生活能力和工具性日常生活能力，前者指独立生活所必需的基本功能，如穿衣、吃饭、如厕等，后者包括复杂的日常或社会活动能力，如出访、工作、家务能力等，需要更多认知功能的参与。常用评价日常生活能力和社会功能的量表，包括阿尔茨海默病协作研究日常能力量表（Alzheimer disease cooperative study ADL，ADCS-ADL）、社会功能问卷（Functional activities questionnaire，FAQ）等。其中FAQ和工具性日常生活能力量表涉及复杂的社会功能和日常活动，适用于较轻患者。重度痴呆患者应另选相应的评定量表，如阿尔茨海默病协作研究重度患者日常能力量表（ADCS-ADL-severe）。

（3）评定精神行为症状（Bbehavior and psychological symptom of dementia，BPSD）的量表：评估精神行为症状有利于痴呆的鉴别诊断和疗效评价，也有利于对痴呆患者的综合管理。AD患者淡漠、抑郁和焦虑出现较早，而幻觉和激越出现在病程的中晚期。常用AD行为病理评定量表（BEHAVE-AD），Cohen-Mansfield激越问卷（Cohen-Mansfield agitation inventory，CMAI）和神经精神症状问卷（Neuropsychiatric inventory，NPI），通常需要依赖知情者提供的信息进行评测。这些量表不仅能发现症状的有无，还能评价症状的频率、严重程度以及对照料者负担，并监测治疗和干预效果。

（4）总体评价量表

1）临床痴呆量表（clinical dementia，CDR）：可以评价受试者的总体或各部分的水平，现已成为痴呆临床试验总体评价的标准之一，CDR 对痴呆患者认知功能和社会生活功能损害的严重程度进行临床分级。采用临床半定式访谈患者和知情者来获得信息，评估受试者 6 方面的表现（记忆、定向、解决问题、社区事务、家庭生活、生活自理），各部分单独进行，由临床医生集合相关的信息得出总积分。按严重程度分为 5 级，即健康、可疑痴呆、轻度痴呆、中度痴呆和重度痴呆，分别记为 0、0.5、1、2、3 分。

2）总体衰退量表（Global deterioration scale，GDS）：也是评价痴呆严重程度或分期最常用的量表。该量表从正常（无认知下降）到非常严重的认知下降分为 7 期，内容涉及记忆（即刻记忆、近期和远期记忆）、日常生活能力、人格和情绪几方面。量表通过对患者和照料者进行访谈并进行分期。将正常人到严重痴呆分为 1 ~ 7 分：GDS-1 为正常健康人群，完全能够行使所有的认知功能；GDS-2 代表了有患者自己主观主诉的主观认知损害，没有临床观察到的客观记忆障碍的证据，即 SCI；GDS-3 代表了有临床观察发现的轻度认知功能损害（MCI），该阶段患者可能表现出轻微的社会和职业活动能力损害，但日常生活能力完全正常。

（5）相关的鉴别量表：如应用 Hachinski 缺血积分（HIS）量表鉴别血管性痴呆和 AD；汉密尔顿抑郁量表（HAMD）可以帮助抑郁状态的评估。

3. 神经电生理检查　AD 患者早期脑电图正常，随病程进展出现非特异性改变，如慢活动增加至弥漫性慢波，病程后期可见 α 波节律变慢、α 波减少、波幅降低或 θ 波、δ 波增多。建议将 EEG 用作 AD 的鉴别诊断。EEG 可提供 CJD 的早期证据，或提示可能存在中毒代谢异常、癫痫性疾病。此外，AD 患者视觉、听觉诱发电位潜伏期延长，事件相关电位（P300）潜伏期明显延长，波幅降低。

4. 神经影像学检查　神经影像学是 AD 诊断和鉴别诊断以及排除其他可治性痴呆的重要手段。

（1）CT 检查后期可见脑萎缩，特别是额、颞叶皮质萎缩，脑沟、外侧裂池增宽和侧脑室增大。

（2）头颅 MRI：头颅结构 MRI 可见海马萎缩、皮质局限性萎缩，也可排除多梗死性痴呆、硬膜下血肿、梗阻性脑积水和脑瘤等器质性痴呆；内颞叶结构测量指标以海马和内嗅皮质最重要。海马测量方法包括：①线性法：主要指标有颞中叶厚度、双额指数，颞角宽度、海马高度；②体积测量：可以测量整个颞叶、海马及杏仁核等结构的体积。功能影像学（fMRI）显示 AD 患者颞顶叶相对血流量显著降低，命名和字母流畅性测试时颞叶激活降低，视觉搜索任务时顶叶激活减少，伴前扣带回和额叶功能减低。

（3）单光子发射计算机断层摄影（SPECT）检测：用于评估脑的血流灌注，显示患者海马及颞、顶和额叶皮质区脑血流减少，与痴呆的严重程度相关；SPECT 多巴胺能影像，能够区分 AD 与 DLB。

（4）正电子发射断层显像（PET）检测：^{18}F-FDG PET 是最常用于探测体内葡萄糖代谢的示踪剂，^{18}F-FDG-PET 显示 AD 的特异性的颞顶和上颞 / 后颞区、后扣带回皮层和楔前叶和额叶外侧皮质葡萄糖代谢降低。^{11}C-PIB-PET 研究显示，AD 患者额叶、顶叶、颞叶、部分枕叶和纹状体 PIB 摄取明显增加，与脑内已知可能含 Aβ 沉积的区域一致。^{18}F-FDDNP 能与 Aβ 和神经纤维缠结相结合，可作为诊断 AD 的另一种特异性新型分子探针。

三、诊断

1. 标准

AD 根据详尽病史及临床症状、体征，结合神经心理量表、神经影像学及神经生化等实验室资料进行诊断。典型 AD 的临床表型必须存在情景记忆损害，对于不存在情景记忆损害的个体，则可能的诊断为非典型 AD 痴呆、轻度认知损害（MCI）或 AD 的临床前阶段。AD 痴呆建议用下列术语分类：①很可能的 AD 痴呆；②可能的 AD 痴呆；③有 AD 病理生理证据的很可能或可能的 AD 痴呆。其中①和②拟用于所有临床情况，③当前拟用于研究领域。

阿尔茨海默病痴呆诊断标准的推荐

	当患者符合以下情况，可诊断很可能的 AD 痴呆。
很可能的 AD 痴呆：核心临床标准	①符合 1984 年版 NINCDS-ADRDA 标准中"很可能的 AD"的标准，并具有以下特点： a. 起病隐袭。症状在数月至数年中逐渐出现，而不是数小时或数天间突然发生； b. 有明确的认知损害的病史。 ②在病史和检查中，起始和最突出的认知障碍在以下某一范畴表现明显： a. 遗忘：是 AD 痴呆最常见的表现，包括学习及回忆最近信息的能力受损。至少还存在一个其他认知域受损的证据。 b. 非遗忘性表现 ● 语言：最突出的是找词困难，但其他认知领域也存在障碍。

很可能的 AD 痴呆：核心临床标准	• 视空间功能：最突出的是空间认知，包括物体失认，面部识别受损，图像组合失认和失读。其他认知领域也存在障碍。 • 执行功能障碍：最突出的是推理、判断和解决问题能力受损。其他认知领域也应存在障碍。 ③当有下列证据之一时不应该诊断很可能的 AD 痴呆： • 伴确凿的脑血管病，有与认知障碍起病或恶化暂时相关的卒中病史；存在多发或广泛梗死，或严重的白质高信号病灶； • 有路易体痴呆的核心特征； • 行为变异性额颞叶痴呆的显著特征； • 语义变异性原发性进行性失语或非流利变异性原发性进行性失语的显著特征； • 存在同时发生的、活动的神经精神疾病，或非神经精神共病，或有应用对认知造成重大影响的药物的证据。
	确定性较高的很可能的 AD 痴呆。
	①已确证认知下降的很可能的 AD 痴呆：在符合很可能的 AD 痴呆的核心临床标准的人群中，确凿的认知功能下降增加了 AD 病理活动和进展的证据。 　已确证认知下降的很可能 AD 痴呆的定义如下：知情人提供的信息和以正式神经 - 心理测验或标准化精神状态检查的认知测试证实的进行性认知下降。 ②AD 致病基因突变携带者中的很可能的 AD 痴呆。 　在符合很可能的 AD 痴呆核心临床标准的人群中，找到致病基因突变（APP、PS1或 PS2）的证据，有助于进一步确定患者临床表现源于 AD 的病理改变。但携带ApoE 基因中 ε4 等位基因并没有足够的特异性被诊断为这一类型。
可能的 AD 痴呆：核心临床标准	有以下所述的任一情况，即可诊断可能的 AD 痴呆。
	①非典型过程：符合（上述）核心临床标准的①和④，但认知障碍可呈突然发作，或病史不够详细，或客观认知进行性下降的证据不足。 ②病因混合的表现：满足 AD 痴呆的所有核心临床标准，但具有下列证据： • 伴脑血管病：存在与认知障碍起病或恶化相关的卒中病史；存在多发或广泛梗死，或严重的白质高信号病灶； • 有路易体痴呆特征； • 有其他神经疾病的证据，或非神经疾病的共病，或存在对认知造成重大影响的药物应用的证据。
有 AD 病理生理过程证据的很可能的 AD 痴呆	符合很可能的 AD 痴呆核心临床标准的人群中，AD 的生物标志物证据可增加临床AD 型痴呆的诊断基础并确定 AD 病理生理过程。 目前被广泛研究的主要的 AD 生物标志物基于生物学分为两类。 1）Aβ 沉积的生物标志物：CSF-Aβ42 水平降低和 Aβ 阳性的 PET 显像。 2）后继的神经元变性或损伤的生物标志物：CSF-tau 蛋白升高，包括总 tau（t-tau）和磷酸化 tau（p-tau）；PET 显示颞顶叶皮质摄取氟化脱氧葡萄糖（FDG）下降；结合磁共振成像（sMRI）显示基底节、颞叶外侧面、顶叶中央皮层的不成比例的萎缩。

有 AD 病理生理过程证据的可能的 AD 痴呆	这一分类是指符合非 AD 痴呆的临床标准，但有 AD 病理生理过程的生物标志物的证据，或符合 AD 的神经病理学标准的患者。例如，患者满足路易体痴呆（DLB）或额颞叶变性（FTLD）亚型的临床标准，但有阳性的 AD 生物标志物研究，或尸检的结果符合 AD 病理标准。上述的生物标记物提示，符合非 AD 表型临床表现的患者两类生物标志物必须均阳性方可诊断可能的 AD。
病理生理学证实的 AD 痴呆	如果患者符合前述的 AD 痴呆的临床和认知标准，并用公认的神经病理学检查证明 AD 病理的存在，即可诊断为病理生理学证实的 AD 痴呆。

2. 鉴别诊断

（1）血管性痴呆（vascular dementia，VD）：血管疾病是痴呆的一个重要原因。血管性痴呆包括多发脑梗死，关键部位梗死，小血管病变，血流灌注不足，或出血等引起的痴呆。它的特点是痴呆临床表现与脑血管疾病之间的时间关系。可以通过既往史（突发性痴呆，波动过程），临床检查，神经影像（MRI 或 CT）证实脑血管疾病。卒中和痴呆发病时序关系是血管性痴呆最好的提示。血管性痴呆也可由皮质或皮质下重要功能区梗死引起。如，丘脑梗死会影响注意力、记忆、语言和抽象思维能力。左侧角回或左额叶梗死损害记忆。尾状核或右顶叶的梗死也降低认知功能。急性发病的痴呆，要考虑到关键部位梗死性痴呆的诊断。血管性痴呆的另一原因是小血管病变，通常与高血压和糖尿病相关。高血压和动脉硬化引起的慢性缺血引起脑白质脱髓鞘，影像可见脑白质疏松。心搏骤停或严重低血压引起的弥漫性脑缺血也导致血管性痴呆。

（2）额颞叶痴呆（FTD）：额颞叶痴呆包括额叶和颞叶局灶性退行性痴呆。临床特点包括行为和语言问题。额颞叶痴呆，既往叫 Pick 病，早期表现为人格改变、自知力差和社会行为衰退，遗忘、空间定向及认知障碍出现较晚。有三种亚型：额叶变异型、颞叶变异型（也称语义性痴呆）、左额叶为主的变异型（也称进行性非流利性失语）。额颞叶痴呆症患者出现脱抑制，表现出不恰当的社会行为，表明眶额皮层受到累及。其他额叶行为异常包括冷漠，缺乏动力。颞叶变异型的主要临床特点是词义理解障碍或物体失认，或两者兼有。反映左侧颞叶的明显退化。左额叶为主的变异型主要表现为表达障碍。

（3）路易体痴呆（Dementia with Lewy bodiy，DLB）：它是第二常见的痴呆症，占所有老年期痴呆的 15% ～ 25%。病理特点是 Lewy 小体。Lewy 小体是嗜酸性神经元包涵体，路易体痴呆患者这些包涵体见于脑干和大脑皮质。路易体痴呆的核心症状是认知功能的波动性伴注意力和警觉性的改变；反复发作的内容具体、形象的视幻觉；帕金森综合征的自发运动表现（运动迟缓、静止性震颤、强直和姿势反射缺失）。运动症状通常出现于精神障碍后一年以上，支持症状包括快速动眼（REM）睡眠行为障碍和对神经安定类药物高度敏感。对抗精神病药物的高敏感性在本病的治疗管理中是非常重要的。

（4）帕金森病痴呆：PD 患者的痴呆发病率可高达30%，表现为近事记忆稍好，执行功能差，但不具有特异性。须注意约 10% 的 AD 患者可发现 Lewy 小体，20% ～ 30% 的 PD 患者可见神经炎斑和神经原纤维缠结。

路易体痴呆与阿尔茨海默病、帕金森病的鉴别：这 3 种疾病在老年群体都有很高的发病率。路易体痴呆和帕金森病更多见于男性。和 AD 和帕金森病不同，路易体痴呆可以突然发作，病情波动、进行性发展，这点常和谵妄混淆。视幻觉等精神病症状是路易体痴呆的突出特征，虽然幻觉也见于 AD，但通常晚期才出现。痴呆发病的时间是帕金森病痴呆和路易体痴呆两者的鉴别点。当痴呆早于帕金森综合征或与其同时发生，则应诊断为路易体痴呆。帕金森病痴呆指的是明确的帕金森病症状存在 1 年后发生的痴呆。

（5）其他非变性型痴呆：正常颅压脑积水多发生于脑部疾病如蛛网膜下腔出血、缺血性脑卒中、头颅外伤和脑感染后或为特发性。出现痴呆、步态障碍和排尿障碍等典型三联症，痴呆表现以皮质下型为主，轻度认知功能减退，自发性活动减少，后期情感反应迟钝、记忆障碍、虚构和定向力障碍等，可出现焦虑、攻击行为和妄想。CT 可见脑室扩大，腰穿脑脊液压力正常。AD 尚需与酒精性痴呆、颅内肿瘤、慢性药物中毒、肝功能衰竭、贫血、甲状腺功能减退或亢进、亨廷顿病、神经梅毒、CJD 等引起的痴呆综合征鉴别。

四、治疗

由于 AD 的病因及发病机制未十分明确，治疗尚无特效疗法。针对痴呆的治疗药物，除改善认知功能的疗效外，也更加重视对患者生活质量的影响。

药物治疗　药物治疗以最大限度地延缓痴呆进程为原则、以改善患者和照料者的生活质量为目标。治疗药物主要包括：胆碱酯酶抑制剂、兴奋性氨基酸受体拮抗剂、脑代谢增强剂以及抗精神病药物。

（1）改善认知功能：①胆碱酯酶抑制剂。通过抑制胆碱酯酶活性，增加突触间隙 ACh 含量、改善神经递质来提高认知功能。这类药包括：多奈哌齐（donepezil）、重酒石酸卡巴拉汀（rivastigmine）、加兰他敏（Galanthamine）。以上三种胆碱酯酶抑制剂的作用机制和药物活性存在一些差异，因此胆碱酯酶抑制剂之间可以相互转换治疗。②兴奋性氨基酸受体拮抗剂。AD 患者 N- 甲基 -D- 天冬氨酸（NMDA）受体处于持续轻度激活状态，导致记忆 - 长时程效应失效、认知功能受损，引发钙超载、细胞凋亡。美金刚是具有非选择性、非竞争性、电压依赖性、中亲和力的 NMDA 受体拮抗剂，用于治疗中、重度痴呆的治疗药物。可改善认知功能、日常生活能力，对妄想、激越等精神行为症状有一定的作用，具有较好的耐受性，少数可能出现恶心、眩晕、腹泻等不良反应。美金刚与胆碱酯酶抑制剂作用机制的差别，支持两者联合应用。

（2）改善精神和行为症状：痴呆症的行为症状很普遍，包括睡眠障碍、情绪激动，抑郁、幻觉和妄想。在精神药物治疗前应记录这种具体的行为，并寻找其原因或促发因素。引起行为异常的原因有疼痛、抑郁、药物副作用、感染、物理限制等。对精神行为症状患者，如抑郁、淡漠、焦虑、烦躁、退缩等应用 SSRI 类药物，对在应用一线治疗及 SSRI 药物基础上，仍出现精神行为症状（幻觉、妄想、激越和攻击行为），可短期、小剂量应用抗非典型精神病药。非典型抗精神病药物除氯氮平外副作用相对较少，如利培酮、奥氮平和喹硫平，可以根据病情及患者的耐受性选择药物并缓慢调整剂量。总体上，使用抗精神病药物前应与患者家属或照料者商讨精神药物的作用和副作用，并权衡利弊，谨慎调整剂量。

（3）改善脑代谢和控制危险因素：脑血流减少和糖代谢减低是 AD 的重要病理变化，血管扩张药可增加脑血流，脑细胞代谢药可提高脑对葡萄糖的摄取和利用，改善症状或延缓疾病进展。此类药物常用的有银杏叶提取物、γ- 氨基丁酸（GABA）、吡拉西坦、奥拉西坦、茴拉西坦等。神经营养性因子、神经节苷脂可促进神经系统发育和维持神经系统功能。但只有几个小样本试验提示脑代谢增强药对痴呆有治疗效果。此外，AD 和 VaD 常以共病形式发生，而预防和治疗脑血管病及其危险因素是血管性认知功能损害最根本的方法，所以，控制危险因素包括了防治高血压或低血压、血脂、血糖、抗血小板聚集抗脑缺血等措施。

（4）康复治疗及社会参与：对于轻到中度痴呆患者考虑给予认知刺激或康复训练。职业治疗可以改善患者的日常活动功能并减少对非正式看护的依赖。改善患者的社会生活环境，鼓励参与各种社会日常活动，增加家庭教育项目，让患者维持一定的社会活动和生活能力，加强家庭和社会对患者的照顾、帮助和训练；教育看护者掌握护理及康复原则和方法。帮助患者家属合理指导患者生活，提高患者的生存质量，减轻社会及家庭负担。

【轻度认知功能障碍】

轻度认知功能障碍（mild cognitive impairment，MCI）是用来定义有记忆或其他认知损害，但对日常能力无明显影响、未达到痴呆的程度。MCI 是正常的认知功能和痴呆的中间状态。MCI 患者发展为痴呆的风险大大增加。这一点强调了在早期阶段，对于 MCI 诊断和治疗干预的必要性。

一、分类

MCI 主要有以下两种分类方法。

1. 根据累及的认知域分类 遗忘型 MCI（amnestic MCI，aMCI）和非遗忘型 MCI（Non amnestic MCI），患者有突出的记忆障碍，称为遗忘型 MCI。存在其他认知域损害，记忆相对保留，称为非遗忘型 MCI。根据累及认知域的多少，又进一步分为单一认知域损害型和多认知域损害型。患者单一的非记忆域的认知域损害，比如，执行功能或语言功能缺损，称为单个非记忆域损害型 MCI。这种亚型的 MCI 会进展为额颞叶痴呆或失语症。

2. 根据病因分类 MCI 各临床亚型可以有不同的病因，包括血管性、代谢性、创伤性以及神经退行性。也可以认为 MCI 可由不同疾病引起，如阿尔茨海默病（AD）、脑小血管病、路易体病、额颞叶变性等，其中脑血管病变导致的 MCI 称为血管源性轻度认知障碍（Vascular mild cognitive impairment，vMCI）或轻度血管性认知障碍（Mild vascular cognitive impairment，mVCI）。

二、临床表现

aMCI 患者有突出的记忆障碍，学习和保存新知识的能力下降。非遗忘型 MCI 存在其他认知域损害，记忆相对保留。患者单一的非记忆域的认知域损害，包括注意力、执行能力、语言能力和视空间能力等其他认知域出现受损。客观的神经心理学检查可以发现这些认知功能阈的减退，但未达痴呆的标准，日常生活不受影响。此外，MCI 患者可伴有情绪和行为症状，包括冷漠、激动、焦虑、易怒、抑郁、幻觉等。其中，认知障碍和抑郁的关系复杂，其中后者可引起假性痴呆，两者可相互促进。

三、辅助检查

（一）神经影像学检查

1. 结构神经影像学检查 NIA-AA 的诊断指南并未推荐对 MCI 进行常规的神经影像检测，但提出神经影像可以帮助 MCI 病因和预后判断。研究显示 MRI 可以帮助鉴别 MCI 和那些具有高危转化为 AD 的 MCI 患者，例如，MRI 容积测量显示海马萎缩可能提示 MCI 向痴呆转化的高风险性。此外，结构脑影像学可以结合病史、体格检查和实验室检查排除硬膜下血肿、卒中、肿瘤等引起的认知损害。

2. 功能磁共振和淀粉样蛋白检测 ^{18}F-葡萄糖 PET 扫描（^{18}F-FDG-PET）能够检测到 AD 源型或其他类型的 MCI 局部脑葡萄糖呈低代谢特征。另外，淀粉样蛋白 PET 显像阳性被认为具有 AD 发生高风险的证据，但是目前并没有证据推荐淀粉样蛋白 PET 显像作为疑似 MCI 患者的常规检测。

（二）实验室检查

实验室检查包括血常规、血电解质、血糖、甲状腺功能、肝功能、维生素 B_{12} 和叶酸水平等。通常被确定为潜在的可逆性 MCI 包括：感染、肾功能不全、高镁或低镁血症、高钙或低钙血症、甲状腺功能减退或亢进，维生素 B_{12} 或叶酸缺乏等。梅毒抗体、莱姆螺旋体抗体、HIV 抗体检测可能找到相对罕见的认知损害的原因。脑脊液如 Aβ1-42 和 tau 蛋白磷酸化水平有助于那些可能发展为 AD 的 MCI 患者的诊断，但临床上腰穿检测并不常规推荐作为 MCI 的临床评估。

四、诊断及鉴别诊断

所有患者需要询问完整的病史、进行体格检查和神经认知测试，尤其关注认知功能、社会功能、用药情况、神经精神方面有无异常，同时实施实验室检查。其主要目的在于区分 MCI 和正常老龄状态或痴呆以及鉴别出可逆性的 MCI（如药物引起的、甲状腺疾病、维生素 B_{12} 或叶酸缺乏等）。

MCI 诊断标准：①来自知情者或患者本人主诉或有经验的临床医生观察到患者认知功能下降。②客观的证据（认知测试）显示 1 个以上认知功能损害，包括记忆力、执行能力、注意力、语言能力或视空间技能。③保留独立的日常生活能力（虽然执行日常生活功能比以往的效率低或有些小错误）。④没有证据显示有明显的社会和职业功能受损。

鉴别诊断：主要需要和抑郁症鉴别，同时需要鉴别不同病因类型的 MCI。临床提示 AD 源性 MCI 的特征包括：①出现记忆力受损。②进行性（数月至数年）认知功能受损（快速进展的认知下降提示朊蛋白病、肿瘤或代谢性疾病）。③没有帕金森病状和视幻觉（排除路易体性 MCI）。④脑影像显示没有血管性和脑血管病的风险因素（排除血管性认知功能损害）。⑤没有显著的行为和语言功能障碍（排除额颞叶变性引起的认知损害）。

五、防治

MCI 防治无统一方案。一般原则：早期识别并控制危险因素，进行一级预防；根据病因进行针对性治疗，或对症治疗，进行二级预防；在无法根治情况下，尽量延缓病情，进行三级预防。

1. 识别并控制危险因素　MCI 的危险因素，包括：①人口学因素：老龄、性别、低教育水平。②血管危险因素：高血压、糖尿病、高血脂、心脏病、动脉硬化、肥胖、高同型半胱氨酸血症等。③脑卒中：卒中病灶的体积、部位、脑白质病变等。④遗传学因素：ApoE ε4 基因、Notch3 基因突变等。⑤系统性疾病：肝肾肺功能不全等、维生素缺乏、甲状腺功能低下。⑥中毒：酒精中毒、毒品滥用等。

2. 治疗　①对因治疗：根据 MCI 的病因进行针对性治疗，如叶酸、维生素 B_{12} 缺乏导致的 MCI 需补充叶酸和维生素 B_{12}；甲状腺功能减退导致的 MCI 应当进行激素替代治疗；卒中导致的 MCI 应当积极治疗卒中，减轻认知障碍后遗症；对酒精中毒导致的 MCI 应补充维生素 B_1。对怀疑变性病导致的 MCI 目前尚无对因治疗的药物。②对症治疗：目前，临床上用胆碱酯酶抑制剂治疗 MCI，但关于 MCI 的治疗没有达成共识。改善认知障碍的药物还包括促智药、麦角生物碱类制剂、钙通道阻滞药、银杏叶提取物、胆碱酯酶抑制剂等，但是目前，也还没有美国 FDA 批准的治疗 MCI 认知症状的药物。

【血管性认知障碍】

血管性认知障碍（vascular cognitive impairment，VCI）是指由脑血管病危险因素（如高血压病、糖尿病和高脂血症等）、显性（如脑梗死和脑出血等）或非显性脑血管病（如脑白质疏松和慢性脑缺血）引起的从轻度认知损害到痴呆的一类综合征。

一、分类

1. 根据病程分类　VCI 涵盖了血管源性认知损害从轻到重的整个发病过程，病程分类强调对血管因素导致的认知障碍进行早期识别和干预。

2. 根据病因分类　VCI 可由血管性危险因素、缺血性或出血性卒中、其他脑血管病如脑静脉窦血栓形成及脑动静脉畸形和脑血管病合并 AD 等引起。

二、临床表现

1. 多发性脑梗死可见轻偏瘫、单侧巴宾斯基征、视野缺损和假性延髓麻痹。

2. 脑白质病早期表现为精神失常、冷漠、人格改变、抑郁、记忆力和立体空间、执行功能障碍；后期表现为判断力、定向力和日常生活能力下降。随着疾病进展，逐渐出现欣快、抑郁或攻击性行为、尿失禁和伴或不伴其他假性延髓麻痹的构音障碍、癫痫和肌阵挛等。也可出现锥体束征和小脑症状。

3. 单个关键部位脑梗死如丘脑梗死引起注意力、记忆力、语言和抽象思维障碍；

左角回和左额叶梗死引起记忆力减退；尾状核和右顶叶梗死引起认知功能障碍。

4. 线粒体病可见眼肌麻痹、视网膜病变、听力下降或者肌病等。

三、辅助检查

VCI 的辅助检查包括：神经心理学量表评估（筛查、专项认知域的检测）、影像学评估（结构影像学、血管影像），以及其他综合评估。

1. 神经心理学评估　怀疑 VCI 者应进行全面神经心理评估。认知相关量表如 MMSE、MoCA 可以进行血管性认知损害的筛查诊断，ADL 检测有无日常生活能力受损。VD 者可以出现日常生活能受损。根据不同的梗死部位以及脑缺血的性质（如脑白质损伤）显示出不同脑区相关的认知功能损害的特点，VCI 认知损害的特点表型为：不同类型（如多发梗死性和皮质下小血管病性）、不同病灶部位其神经心理特征可不同，常见特征为额叶 - 皮层下功能损害：抽象思维、概念形成和转换、信息处理等执行功能损害突出，不一定有记忆损害，但出现时可非常严重。

2. 影像学检查　通过 CT、CTA、MRI、MRA、MRV 等进行脑结构影像和脑血管影像的评估以发现脑缺血性或出血性、动脉性或静脉性、卒中部位及体积、多发或单发、白质病变的严重程度、脑萎缩（尤其海马）等情况。并排除其他情况，如正常颅压脑积水、炎症或肿瘤。CT 可见脑萎缩，脑室不对称扩大；发现梗死的部位位于顶叶皮质、角回、枕叶、海马和基底节区的单个或多个大小不等的缺血性病灶。MRI 检查显示关键部位梗死（丘脑、海马等）和脑白质脱髓鞘可见长 T2 信号，同时伴白质低密度影伴局灶性梗死。DWI、DTI 序列结合 MRA 检测进一步区分大血管病变、小血管病变（腔隙性梗死、脑白质病变（白质疏松）、微梗死以及 sWI 序列或梯度回波序列确定有无脑微出血。此外，CTA 可以很好地显示脑动脉系统病变。MRV 可以检测脑静脉系统病变，包括静脉窦、大脑大静脉等显影情况。PET 检查可以脑内单一或多发的局灶性代谢降低和血流灌注减少，通常呈左侧多见的不对称性。

3. 其他综合评估　包括遗传性的因素，如 *Notch 3* 基因突变引起 *CADASIL*、*APP* 基因突变引起家族性 *CAAs*、*HTRA1* 基因突变引起 CARASIL 以及线粒体相关突变基因引起线粒体脑病等。其他检测如静脉窦血栓需要检测：D- 二聚体、凝血功能和凝血因子、蛋白 C/S；怀疑血管炎的需检测血管炎相关的抗体如 ANCA、抗内皮细胞抗体等以及免疫活动指标如 C 反应蛋白、红细胞沉降率、补体水平，并进行其他血管的 CTA 或超声检测。

四、诊断

1. 需具备以下 3 个核心要素　①认知损害：主诉或知情者报告有认知损害，客观检查也有认知损害的证据，和／或客观检查证实认知功能较以往减退。②血管因素包括血管危险因素、卒中史、神经局灶体征、影像学显示脑血管病证据。③认知障碍与血管因素有因果关系通过询问病史、体格检查、实验室和影像学检查确定认知障碍与血管因素有因果关系。并除外其他导致认知障碍的原因。

2. VCI 的程度诊断　非痴呆性血管性认知障碍（vascular cognitive impairment not dementia，VCIND）：日常能力基本正常；复杂的工具性日常能力可以有轻微损害；不符合痴呆诊断标准。血管性痴呆（VaD）：认知功能损害明显影响日常生活能力、职业或社交能力，符合痴呆诊断标准。

3. VCI 诊断成立后需进行以下分类诊断

危险因素相关性 VCI：有长期血管危险因素，如高血压病、糖尿病、血脂异常等；无明确的卒中病史；影像学无明显的血管病灶，关键部位无血管病灶，非关键部位＞1cm 的血管病灶≤3 个。

缺血性 VCI：①大血管性：明确的脑卒中病史；认知障碍相对急性发病。或呈阶梯样进展；认知障碍与卒中有明确的因果及时间关系；影像学显示大脑皮质或皮质下病灶（直径＞1.5cm）。②小血管性：有或无明确卒中病史；认知障碍相对缓慢发病；影像学显示有多发腔隙性脑梗死或广泛白质病变，或两者并存。③低灌注性：有导致低灌注的病因：如心搏骤停、急性心肌梗死、降压药物过量、失血性休克、脑动脉狭窄等；认知障碍与低灌注事件之间有明确的因果及时间关系。

出血性 VCI：①明确的脑出血病史（包括脑实质出血、蛛网膜下腔出血、硬膜下血肿等）；②认知障碍与脑出血之间有明确的因果及时间关系；③急性期影像学可见相应的出血证据。

其他脑血管病性 VCI：①除上述以外的血管病变，如脑静脉窦血栓形成、脑动静脉畸形等；②认知障碍与血管病变之间有明确的因果及时间关系；③影像学显示有相应的病灶。

脑血管病合并 AD：①脑血管病伴 AD：有脑血管病病史，发病后一段时间内逐渐出现以情景记忆为核心的认知障碍，这种记忆障碍不符合血管病变导致记忆障碍的特征；影像学有脑血管病的证据，同时存在海马和内侧颞叶萎缩；高龄，有 AD 家族史支持诊断；脑脊液总 tau 蛋白和异常磷酸化 tau 蛋白增高，Aβ42 降低支持诊断。②AD 伴脑血管病：临床符合 AD 特征，隐袭起病，缓慢进展。以情景记忆为核心认知损害；病程中发生脑血管病，可使已存在的认知损害加重；影像学有海马和内侧颞叶萎缩，同时有本次脑血管病的证据；高龄，有 AD 家族史支持诊断；脑脊液 tau 蛋白和异常磷酸化 tau 蛋白增高。Aβ42 降低支持诊断。

五、防治

1. 一级预防　通过控制脑血管病的危险因素，如高血压病、糖尿病、高脂血症等，减少脑血管病的发生，是 VCI 一级预防的根本途径。

2. 二级预防　是对于已经出现卒中或 VCI 的患者，进行血管危险因素的干预以防止再次出现卒中，从而预防 VCI 的发生或减缓 VCI 的进展。目前专家推荐脑血管病或 VCI 患者伴有高血压时应积极进行血压调控，同时存在其他血管危险因素时应进行干预，防治卒中的二次复发、减少或延缓 VCI。

3. VCI 治疗

（1）改善认知：胆碱酯酶抑制剂和美金刚对于轻中度 VaD 患者的认知功能有轻度改善作用，可用于 VaD 的治疗。胆碱酯酶抑制剂和美金刚对 VCIND 的治疗作用有待进一步的大规模临床试验证实。

（2）改善精神行为症状：VCIND 较少出现明显的精神行为症状，症状多轻微，应首选非药物治疗。系统性评价证明音乐治疗、行为治疗和周围环境调整对精神行为症状有效。VaD 较 VCIND 容易出现精神行为症状如抑郁、焦虑、幻觉、妄想、激越、睡眠倒错、冲动攻击行为等，且程度较重。若患者痛苦或伴随的激越、冲动、攻击行为，是药物治疗的适应证。使用非典型抗精神病药物时应充分考虑患者的临床获益和潜在风险。抑郁是 VaD 患者的常见症状，抗抑郁治疗能改善患者的认知功能和生活质量。

六、健康教育

1. 疾病急性期，如发现患者情绪不稳定，激惹性增高，抑郁、焦虑，或出现幻觉、妄想等，要尽快带患者就医，避免自伤、伤人等冲动行为的发生。

2. 疾病慢性期，患者主要以记忆力减退、智力减退和人格改变为主，此时应主要照顾好患者的日常生活。

3. 保护患者安全，有家人陪伴，防止出现跌倒、外伤等意外事件的发生。

4. 告知家属药物的名称、剂量、服用方法和常见的不良反应等。指导家属妥善保管药物，帮助患者按时按量服药，不可自行停药、增减剂量等，定期复诊。

5. 多关心患者的生活。尽量避免患者单独外出，随身携带信息卡，以免走失。

6. 尽量保持患者病前的生活习惯。多鼓励，多体谅，多与患者交流，帮助患者回忆有意义的往事。

7. 帮助患者解决生活中的实际问题，加强生活护理，满足需求。

第十一章　老年循环系统疾病患者的管理与教育

第一节　心脏瓣膜病患者的管理与教育

心脏瓣膜病是我国常见的一种心脏病，常导致单个或多个瓣膜急性或慢性狭窄和 / 或关闭不全，其中以风湿热导致的瓣膜损害最为常见。老年性心脏瓣膜病是由于多种原因引起的单个或多个瓣膜结构或功能异常，造成瓣膜狭窄和 / 或关闭不全，心脏血流动力学改变，最终导致一系列临床症候群。主要包括以下几种类型：老年退行性心脏瓣膜病（senile degenerated heart valvular disease，SDHVD）；延续至老年的心脏瓣膜病，如风湿性心脏瓣膜病；其他原因所致的心脏瓣膜损伤，如瓣膜先天畸形、缺血、感染、创伤等。其中，老年退行性心脏瓣膜病为老年人所特有，也是本章节介绍的重点。

老年退行性心脏瓣膜病是指随着年龄的增长，原本正常或轻度异常的心脏瓣膜，其结缔组织发生退行性变及纤维化，使瓣膜增厚、变硬、变形及钙盐沉积，导致瓣膜狭窄和 / 或闭锁不全。临床上以主动脉瓣及二尖瓣最常受累。心脏瓣膜的退行性变主要有 3 种形式：钙化、硬化和黏液性变。在 SDHVD 中最常见、最具有临床意义的是钙化性主动脉瓣狭窄（calcified aortic stenosis，CAS）和二尖瓣环钙化（mitral annulus calcification，MAC）。因此，SDHVD 通常又称老年钙化性心脏瓣膜病，其起病隐匿，进展缓慢，引起瓣膜狭窄和 / 或关闭不全多不严重，对血流动力学影响较小，常缺乏特异性临床表现，易发生漏诊和误诊；而一旦出现症状，常伴随严重心力衰竭、心律失常、晕厥甚至猝死，因而是一种严重威胁老年人健康的心脏"隐形杀手"，应引起老年科临床医师的高度重视。

一、临床表现

临床表现主要取决于瓣膜钙化的程度、部位以及心脏自身的代偿能力。SDHVD 具有如下临床特点：①起病隐匿，进展缓慢，引起瓣膜狭窄和 / 或关闭不全多不严重，对血流动力学影响较小，可长期无明显症状，甚至终生呈亚临床状态；②主要发生在左心瓣膜常导致主动脉瓣钙化和二尖瓣环钙化，引起主动脉瓣狭窄和二尖瓣关闭不全；③常同时合并其他心肺疾病，如高血压、冠心病、肺心病等，可掩盖本病的症状和体征，易发生漏诊和误诊；④如出现心绞痛、晕厥及心力衰竭等临床症状时，常表明病变严重。

1. 常见症状

（1）胸闷，心悸，气短：可能系钙化的二尖瓣环增加乳头肌机械环的张力，或合并有冠状动脉钙化引起心肌缺血或冠脉痉挛、心功能不全，心律失常及精神因素等所致。

（2）晕厥甚至猝死：晕厥常为主动脉瓣狭窄所致，严重者可发生猝死。晕厥和猝死还可能与室性心律失常、传导阻滞等有关。

（3）心律失常：老年退行性心脏瓣膜病中约 80% 发生心律失常，常见的心律失常主要有房性心律失常，以房性期前收缩，心房颤动、心房扑动最多见，偶有室上性心动过速、房室传导阻滞、病态窦房结综合征。

（4）心功能不全：35% ～ 50% 患者有充血性心力衰竭，心功能一般在 Ⅱ ～ Ⅲ 级。可能系由于瓣膜狭窄和（或）关闭不全引起心脏扩大，加之心律失常而影响心室收缩功能所致。

（5）部分老年患者可同时伴有右结肠血管病变，可引起下消化道出血。

2. 体征　老年钙化性心脏瓣膜病患者可以无异常体征。严重二尖瓣环钙化时，可听到舒张期杂音。研究发现，老年人心尖部如有舒张期杂音，其二尖瓣环钙化存在的可能性可达 90%，且其病变严重程度显著重于仅有收缩期杂音的患者。主动脉瓣狭窄患者在主动脉瓣区可听到收缩期杂音，其最佳听诊部位在心尖部，多向腋下传导而不向颈部传导，呈轻中度乐音样；一般无收缩早期喷射音。脉压正常或增宽。主动脉第二音减弱或消失。若出现舒张期杂音则表明主动脉瓣钙化程度较重。

3. 临床分期　参考 2014 AHA/ACC 心脏瓣膜病指南，可将 SDHVD 分为以下四期。

分期	定义	描述
A 期	危险期	患者具有发生心脏瓣膜病的危险因素
B 期	进展期	患者具有进展性心脏瓣膜病（无症状的轻中度病变）
C 期	无症状重度病变期	无症状重度病变： 　　C1 期：左右心室功能尚可代偿 　　C2 期：左右心室功能失代偿
D 期	有症状重度病变期	出现心脏瓣膜病导致的相关症状

二、辅助检查

1. 心电图　可正常，亦可有 P-R 间期延长、左心室肥厚、非特异性 ST-T 改变、心律失常（如心房颤动、房室传导阻滞、束支传导阻滞、病态窦房结综合征等）。有条件者可行心电图运动负荷试验（electrocardiography exercise test，EET），有利于评估患者的症状和功能状态，尤其对日常无症状或不能明确者意义更大。

2. 超声心动图　经胸超声心动图可见二尖瓣瓣下回声增强，二尖瓣环钙化；主动脉瓣叶增厚，反射增强、钙化，瓣叶活动度减低，跨瓣压差增大，瓣口面积减小；左室乳头肌反射增强、钙化。超声心动图诊断该病的敏感性为89.5%，特异性为97.7%，现已成为该病的首选检查方法。经食管超声心动图诊断早期老年性主动脉瓣周钙化的敏感性显著高于经胸超声心动图，特异性接近；二者联合应用可进一步提高敏感性。

正常人的二尖瓣口面积为 $4 \sim 6cm^2$，当瓣口面积减少一半即对跨瓣血流产生影响而定义为狭窄。瓣口面积 $1.5cm^2$ 以上为轻度，$1 \sim 1.5cm^2$ 为中度，小于 $1cm^2$ 为重度狭窄。重度二尖瓣狭窄时跨瓣压差显著增加，可达 20mmHg。成人主动脉瓣口 $\geqslant 3.0cm^2$。当瓣口面积减少一半时，收缩期仍无明显跨瓣压差。瓣口面积 $1.5cm^2$ 以上为轻度，$1 \sim 1.5cm^2$ 为中度，小于 $1cm^2$ 为重度狭窄。瓣口 $\leqslant 1.0cm^2$ 时，左心室收缩压明显升高，跨瓣压差显著。

3. 胸部 X 线片　可见升主动脉扩张、主动脉弓有条状钙化影。侧位像若见到二尖瓣环钙化，对于该病的诊断有重要意义。

4. CT　对主动脉瓣和主动脉钙化有较高的敏感性和特异性。与传统的 64 排 CT 相比，双源 CT 瓣膜图像能准确显示瓣膜和主动脉壁的微小钙化，在瓣膜疾病的诊断上更具优势。CT 仿真内镜技术则可较好地显示瓣叶的整体情况。

5. 磁共振　无创 MRI 技术除可提供准确、可重复的瓣膜形态学信息外，还可提供瓣膜狭窄和反流程度、心室大小、心肌质量和心功能等参数。流速编码 MR 电影（Velocity-encoded cine MR，VEC-MR）对心脏瓣膜病能够比多普勒超声更精确地进行定量评估，今后有可能应用于临床从而提高该病的诊断水平。

6. 核素心肌灌注显像　核素心肌灌注显像可观察心肌的血流灌注情况及心肌细胞的功能状态，具有简单、无创、安全、诊断准确性高等优点。运动或静态核素心肌灌注显像对于 SDHVD 的鉴别诊断有重要价值。

三、诊断

目前 SDHVD 尚缺乏统一的诊断标准，以下几点可供参考。

1. 年龄 60 岁以上。

2. 超声心动图有典型的瓣膜钙化或瓣环钙化，病变主要累及瓣环、瓣膜基底部和瓣体，而瓣尖和瓣叶交界处波及甚少。

3. X 线检查见瓣膜或瓣环的钙化影。

4. 具有与瓣膜功能障碍相关的临床表现如近期出现的心脏杂音、心功能不全或心律失常尤其是心房颤动或房室传导阻滞者，或有其他临床检查证据。

5. 除外其他原因所致的瓣膜病变，如风湿性、梅毒性、乳头肌功能不全、腱索断裂以及感染性心内膜炎等。

6. 无先天性结缔组织异常和钙磷代谢异常的病史。因此，老年患者若既往无心脏病病史，近期内出现心脏杂音、心功能不全或心律失常尤其是心房颤动或房室传导阻滞者应排除 SDHVD 的可能。

四、鉴别诊断

SDHVD 应与以下心脏疾病相鉴别。

1. 风湿性心脏瓣膜病　主要侵犯二尖瓣叶，有瓣叶增厚，前后叶在舒张期呈同相运动。而退行性二尖瓣环钙化主要侵犯二尖瓣环，二尖瓣后叶活动正常，舒张期前、后叶仍呈反相运动。超声心动图容易鉴别。

2. 高血压心脏病　高血压是 SDHVD 的易患因素之一，故高血压性心脏病可与退行性心脏瓣膜病同时存在。如果以左心室扩大为主或心电图上有左室肥厚劳损图形，常提示存在高血压心脏病。

3. 冠心病　冠心病同样是 SDHVD 的易患因素之一，故 SDHVD 也可与冠心病并存。如果临床上有心绞痛和（或）心肌梗死发生，多提示冠心病。若仅表现为心律失常者，则多见于退行性心脏瓣膜病。必要时可行核素运动心肌灌注显像或冠状动脉造影相鉴别。

4. 扩张型心肌病　如果心脏显著扩大者应考虑合并有扩张型心肌病，可行核素静态心肌显像相鉴别。

五、治疗

SDHVD 早期若无症状则无须治疗。若出现症状及体征时，则应给予相应处理。主要包括以下几个方面。

1. 内科药物治疗　考虑老年患者心功能及药动学特点，应选择合适的药物及剂量，注意用药的个体化原则。

（1）他汀类药物：考虑到退行性瓣膜病变的发病机制和动脉粥样硬化类似，而他汀类药的多效性作用对动脉粥样硬化疾病的明显效果，故可将他汀类药物作为退行性瓣膜疾病的一种治疗选择。部分研究表明，他汀类药物可不同程度延缓瓣膜钙化的发展，但也存在与此结论不一致的研究报道。

（2）ACE抑制剂/ARB：有研究表明，ACE抑制剂/ARB对退行性瓣膜病变有抑制和延缓作用，但回顾性资料未能发现其能抑制主动脉瓣狭窄的进展。

（3）MMP抑制剂：MMP对于正常瓣膜的弹性和完整性具有重要意义。在瓣膜钙化性病变时，炎症介导的MMP呈过度表达，故认为MMP抑制剂理论上具有抑制瓣膜钙化的作用。

（4）主动脉瓣狭窄引起的心绞痛发作，可给予小剂量硝酸甘油或β受体拮抗药，但有青光眼或颅内高压者不宜使用硝酸酯类药，有心动过缓、传导阻滞、哮喘患者应慎用或禁用β受体拮抗药。

（5）其他：有认为改善钙磷代谢的药物和钙通道阻滞药可用于治疗老年退行性心脏瓣膜病。

2. 加强基础疾病、易患因素及并发症的防治　积极治疗高血压、冠心病、高脂血症、肥胖等，并积极预防心力衰竭、心律失常、感染性心内膜炎、栓塞等各种并发症。应在明确病因的基础上加强晕厥的治疗。晕厥如果由严重心动过缓引起者应植入起搏器；有快速心房颤动者应控制心室率；由严重主动脉瓣狭窄所致者则应考虑手术治疗以解除机械性梗阻。发生心力衰竭时按心力衰竭指南处理，但尽量避免使用强烈的利尿药与血管扩张药。

3. 手术治疗　人工心脏瓣膜置换术及瓣膜成形术是心脏瓣膜病的根治方法，对于已出现心力衰竭症状的心脏瓣膜病患者，应积极评价手术的适应证和禁忌证，争取手术治疗的机会。对于瓣膜置换术适应证，目前多主张跨瓣压差 ≥ 6.65kPa（50mmHg），瓣口面积 ≤ 0.75cm^2 为"金标准"。术前冠状动脉造影有冠状动脉病变者可同时行换瓣及旁路移植术。对二尖瓣环钙化而无症状的严重二尖瓣反流患者应进行运动耐量的评价。此外，判定左室的收缩功能对于决定是否行换瓣术是至关重要的。对有症状的轻到中度二尖瓣反流患者也应进行血流动力学监测。影响瓣膜置换术预后的主要因素：①年龄：高龄者病死率高，70岁以上者其术后1年内病死率是70岁以下年龄组的2.5倍；②心功能：术前心功能明显减退者，其病死率是正常心功能患者的5～20倍；③冠心病：严重冠脉病变者（冠脉狭窄＞70%）其术后病死率较非冠心病者增高2.7倍；④有肺、肝、肾疾患或糖尿病周围血管疾病者，其预后较差；⑤跨瓣压差：一般来说手术存活率与跨瓣压差呈反向关系，跨瓣压差越大术后存活率越低，反之越高。

4. 介入治疗　介入治疗操作相对简单，无须开胸，且费用相对较低。介入治疗主要包括经皮瓣膜球囊成型术和经皮瓣膜置换术。近年来由于材料和方法学的改进，成功率已明显提高。此外，高频超声消融主动脉瓣上的钙化斑块今后可能是非常有前途的治疗方法之一。

根据 2014 AHA/ACC 心脏瓣膜病指南，结合 STS（美国胸外科医师协会）评分、体质情况、术后不能改善的受累主要器官数及手术难度进行评估，可将外科手术和介入的风险分为低危、中危、高危和禁忌。

5. 组织工程和干细胞治疗　组织工程学和干细胞的联合应用可能为退行性瓣膜疾病的治疗提供乐观的前景，但目前尚处于试验研究阶段，临床应用尚未成熟。

六、预后

尽管部分 SDHVD 患者可长期无临床症状，预后良好，但随访发现，心脏瓣膜退行性病变处于一种持续进展状态，每年可使瓣口面积减少约 $0.1cm^2$，是引起老年人心力衰竭和猝死的重要原因之一。目前尚无可靠的方法阻止本病的发生和发展。主动脉瓣硬化是最常见的心脏瓣膜退行性病变。有瓣膜硬化者心血管事件发生率明显高于无硬化者，其心血管性死亡、急性心肌梗死、心力衰竭的相对风险分别高达 66%、46%、33%。加速病变的相关因素主要有：与患者相关的因素（如增龄、吸烟、高血压、肥胖/糖尿病、慢性肾衰竭、合并冠心病等）；与血流动力学相关的因素（如：左室收缩功能异常或低心排、运动时有血流动力学的改变、透析治疗等）；与瓣膜本身相关的因素（如：二尖瓣畸形、退行性主动脉瓣狭窄、瓣膜钙化合并反流、已存在轻至中度的狭窄等）。二尖瓣环钙化范围每增加 1mm，其心血管疾病的风险、病死率和总死亡率，经基线危险因素调整后约增加 10%。

七、健康教育

1. 心理指导　鼓励患者树立信心，舒解患者治疗及康复期间的心理压力。育龄妇女，病情较重不能妊娠者，做好患者及其配偶的思想工作，鼓励患者家属参与患者的术后管理中。

2. 生活指导　预防感冒及上呼吸道感染。一般瓣膜置换术后休息 3～6 个月。锻炼应从轻度活动开始，循序渐进，逐步增加运动量及延长运动时间。患者出院后应规律作息，掌握如何进行饮食调节和控制体重，勿暴饮暴食。

3. 其他　感染性心内膜炎患者，应学会自我监测体温，遵医嘱按时足量、全程应用抗生素，不可擅自减药、停药。行口腔有创性操作或其他侵入性操作及外科治疗前，应告诉医师心内膜炎病史。

第二节　冠状动脉粥样硬化性心脏病患者的管理与教育

稳定的冠状动脉疾病（stable coronary artery disease，SCAD）是老年冠心病最常见的临床类型，是在冠状动脉狭窄的基础上，由于心肌负荷增加引起心肌急剧的、暂时的缺血与缺氧的临床综合征，主要包括以下 3 个内容：①稳定型劳力性心绞痛；②既往已明确的冠脉病变经治疗后症状消失、需定期随访的稳定患者（低危的不稳定型心绞痛、变异型心绞痛、微血管性心绞痛）；③有创或无创检查提示有无症状的缺血性心肌病患者（如以呼吸困难等心力衰竭症状起病的缺血性心肌病患者）。

一、临床表现

1. 症状　典型心绞痛位于胸骨中段后方及心前区，约手掌大小范围，可向左肩背部、左臂内侧放射，为压榨、紧束或窒息感，偶伴濒死感，持续数分钟到半小时，数秒或数小时均少见。

老年患者疼痛部位，不典型的概率明显多见，可发生在下颌部到上腹部的任何非典型的部位，包括牙痛，颈部、咽喉部疼痛，上肢酸胀疼痛，腹痛和背痛等，容易误诊。但每次发作多固定在某一部位，由相同的原因反复诱发。

老年人由于神经敏感性降低，心脏储备能力较差，对慢性缺血的适应，多表现为非典型的疼痛，常被误解为老化或者其他合并疾病的征象。有的类似关节炎的肩背部酸胀隐痛，类似咽炎的咽喉部不适、紧缩感，类似溃疡病的夜间腹部不适、呃逆、胃灼热，有的仅表现为胸部不适、呼吸困难、气急、憋闷、软弱无力或疲惫，部分患者甚至出现无症状性心肌缺血发作。

稳定型心绞痛的发生阈值，在每天甚至同一天都有所不同，症状的变异性取决于关键狭窄部位的血管收缩程度（动态狭窄）和／或远端血管状况。

2. 体征　通常心绞痛发作体征较少，无特异性。有时可见心率增快、血压升高，但有些患者可以出现心率减慢、血压下降，症状缓解后消失。

二、辅助检查

1. 心电图　心绞痛发作时的心电图 ST-T 的变化有助于心肌缺血的诊断。静息心电图还可以有其他异常，例如陈旧性心肌梗死、左心室肥厚、异常复极、束支传导阻滞、预激和其他心律失常，这些信息对确定胸痛原因或识别高危患者均有帮助。但是约半数以上的稳定型心绞痛患者静息心电图正常。

2. 运动心电图　现有指南仍然对症状不典型或静息心电图正常且能运动的患者推荐标准运动试验，评价运动试验结果时应考虑到，受试者的血流动力学反应性、所达到的运动负荷、临床症状特点及心电图 ST 段的变化。但是老年人合并其他脏器功能不全或运动不便、不适合进行运动负荷试验时，或者静息心电图异常且影响运动实验结果分析时（例如左束支阻滞或心室起搏心律），或者运动试验还不能确诊的，需要进行其他影像学检查。

3. 动态心电图　可以发现心绞痛症状出现时伴随的 ST-T 改变，有重要的诊断价值；还能观察到无症状的心肌缺血、缺血发作的频度和持续时间，但是在此过程中 ST-T 改变受多种因素影响，一般不作为诊断心肌缺血的主要依据。

4. 超声心动图　所有老年患者均建议进行静息超声心动图检查，旨在排除心绞痛的其他原因如老年性瓣膜改变，确认提示为冠心病的节段性室壁运动异常，测定 LVEF 以助于危险分层，评价心室舒张功能。药物负荷超声心动图（多巴酚丁胺、腺苷或者双嘧达莫）在显示心肌缺血程度和缺血部位方面有特殊的价值，诊断冠心病的特异性和敏感性均高于运动心电图试验。

5. 放射性核素扫描　其优势是可以评估心肌缺血风险、陈旧性心肌梗死面积、左心室射血分数，对判断心肌缺血范围较心电图准确。缺点是费时、价格较高。一般说来，负荷超声心动图和核素成像的敏感性和特异性相似，具体到各个医疗中心可能有所差别。尽管这些检查明显增加了费用，但提高了诊断准确性，还能够提供冠状动脉性疾病的定位和程度的信息。

6. 冠状动脉 CTA　是显示冠状动脉病变及形态的无创检查方法，有较高的阴性预测价值。但是由于老年冠心病患者普遍存在钙化，而重度钙化会影响狭窄程度的判断；对于支架内再狭窄程度的判断也受到限制。指南不建议用于 PCI 术后复查或者无任何冠状动脉疾病征象个体的筛查。

7. 心脏磁共振成像（cardiovascular magnetic resonance imaging，CMR）　辐射小，能探测心肌缺血、观察室壁运动，未来有望成为诊断冠状动脉疾病的重要手段。

8. 冠状动脉造影　为诊断冠心病最可靠的方法，能准确了解冠状动脉病变部位、病变形态、狭窄程度和侧支循环情况。老年患者心导管术的使用需要以它潜在的危险 - 受益比值为基础。尽管在目前的临床实践中，心导管术已经很普遍，也相对安全，但是它仍然可以引起血管损伤、出血、MI、卒中甚至死亡，尽管这些比较罕见。随着年龄的增加这些风险也轻度增加，在年龄 > 75 岁的患者中对生命的危险度 < 0.2%，其他严重的恶性事件的危险度 < 0.5%。如果从心导管获得的信息不太可能影响治疗决策的时候，患者面对即使是最小的风险也是不值得的。所以，老年人

的冠状动脉造影主要用于准备进行血运重建治疗或确定下一步治疗策略的患者，而不仅仅为了明确诊断。推荐于症状严重且临床特点提示高危的患者，特别是对药物治疗反应不佳的患者，或者虽然无症状或症状轻微，但是无创评价提示高危可能需要血运重建的患者。

9. 冠状动脉血流储备分数（coronary flow reserve fraction，FFR）　是指当冠脉存在狭窄时获得的最大血流量与冠脉正常时最大血流灌注的比值。利用特殊的压力导丝精确测定的冠脉狭窄（通常是由动脉粥样斑块引起的）前后的冠脉血压，两者的比值即为FFR。正常冠脉血管的FFR值等于1，FFR < 0.75则提示冠脉狭窄与心肌缺血密切相关。FFR是对冠脉病变的功能性评价指标，对于判断冠脉病变的严重程度及选择治疗策略提供了重要参考依据。

三、诊断及鉴别诊断

1. 诊断　认真采集病史对诊断和处理心绞痛是必需的。在大多数病例，仅根据病史即可作出明确诊断，但是仍有必要进行体格检查和客观试验，以确定心绞痛的病因和严重程度。

2. 鉴别诊断　首先排除急性心肌梗死。与急性冠脉综合征一样，还需与主动脉夹层、瓣膜病变、心肌病、急性心包炎、消化系统疾病如反流性食管炎、胆囊炎及胆石症、胰腺炎、消化性溃疡或肿瘤、肺栓塞、带状疱疹等疾病鉴别。

3. 心绞痛分级　普遍采用加拿大心血管学会（CCS）心绞痛严重程度分级。

四、冠心病危险评估和分层

稳定型心绞痛患者有发生急性冠脉综合征的危险。疾病进展和急性事件的发生，并不一定与冠脉造影所显示的病变狭窄程度相关。这就决定了对于SCAD患者需要进行评估，根据患者的危险分层决定治疗策略，降低其进展为ACS的风险，对高危患者进行血管重建治疗可以改变其转归。

冠心病患者应该在经常规心电图、静息超声心动图评估后进行运动负荷试验，包括普通运动心电图、运动超声心动图、运动核素扫描等检查。在完成这些基本评估后，再决定是否进行冠状动脉CTA或冠状动脉造影。

五、治疗

治疗稳定型心绞痛目的是改善预后、预防心肌梗死和死亡；减轻或消除症状。前者通过药物与非药物治疗以抑制炎症反应，保护内皮功能，达到延缓斑块进展、稳定斑块和预防血栓形成的目的；后者则通过改善生活方式、药物治疗与血运重建来达到目的。成功控制危险因素可改变初始危险因素水平，对改善老年冠心病患者的预后有重要意义。

在稳定型心绞痛患者中，介入治疗所带来的益处并未超过药物治疗。因此，应首先强调生活方式的改变和药物治疗来缓解症状、提高患者生活质量；对高危患者应评估介入治疗和 CABG 是否获益更多，以最大限度减少心血管事件和降低死亡率。

（一）改善预后的药物治疗

1. 抗血小板和抗凝药物　所有无禁忌证（活动性胃肠道出血、阿司匹林过敏或既往有阿司匹林不耐受的病史）的稳定型心绞痛患者应给予阿司匹林，老年人用于稳定性冠状动脉疾病的有效剂量范围为 50 ～ 300mg/d；不能服用阿司匹林时，氯吡格雷作为替代；无须联用阿司匹林和氯吡格雷。如果患者胃肠不能耐受阿司匹林，应服用抑酸药以减少胃肠道出血，其中质子泵抑制药效果最佳。不推荐使用双嘧达莫，抗栓疗效弱且易导致冠脉缺血。抗凝药物如华法林或凝血酶抑制剂，可与阿司匹林联用或代替阿司匹林，通常用于栓塞的高危人群，例如冠心病合并房颤的患者。

2. 调脂药物　大量临床研究证实，血脂异常老年人应用他汀降低心脑血管事件及死亡率。老年人常合并多种疾病并联合多种药物治疗，应用他汀时需注意药物相互作用的影响，警惕药物不良反应。对于不能耐受他汀类药物者，可考虑：更换另一种药代动力学特征不同的他汀类药物；减少他汀类药物剂量；隔日用药；老年冠心病患者的调脂目标为 LDL-C < 70mg/dl（1.8mmol/L）或 LDL-C 较基线下降 50%。血脂达标后，应坚持长期用药，可根据血脂水平调整剂量甚至更换不同的他汀类药物，如无特殊原因不应停药。

3. ACEI　Heart Outcomes Prevention Evaluation 研究扩大了 ACEI 对几乎所有已知 CHD 和高危 CHD 的有益性，年龄 ≥ 75 岁的患者同更年轻的患者相比获益更大。2007 年 ACC/AHA 稳定型心绞痛指南推荐，在 LVEF ≤ 40% 和伴有高血压、糖尿病、慢性肾病的心绞痛患者中，若无禁忌证，一律应该开始并长期使用 ACEI 治疗。不能耐受的患者（绝大部分是严重咳嗽）考虑血管紧张素受体抑制剂（ARB）替代治疗。对 ACEI 引起血管性水肿患者，由于交叉反应的可能性不能服用 ARB。老年患者服用时，应谨慎评估血清电解质和肌酐，因为这些药物能够引起肾功能下降和高钾血症。

4. β 受体拮抗药　心肌梗死或 ACS 后患者使用 β 受体拮抗药有明显降低心血管事件危险的益处，对既往有心衰（LVEF ≤ 40%）或心肌梗死的所有患者，都应当接受 β 受体拮抗药治疗，除非有禁忌证（推荐使用已经被证明可降低死亡风险的卡维地洛、琥珀酸美托洛尔或比索洛尔）。

（二）改善症状的药物治疗

1. 硝酸酯制剂　短效硝酸甘油用于缓解急性期症状和运动前的预防用药，长效硝酸酯制剂适用于慢性长期治疗，但对于严重主动脉瓣狭窄或肥厚型心肌病引起的心绞痛不宜用硝酸酯制剂。

2. β受体拮抗药　既可改善预后，又可缓解症状。如果单用β受体拮抗药效果不佳或不能耐受，可尝试单用或联用钙通道阻滞药、长效硝酸酯。但在老年患者，联用β受体拮抗药和二氢吡啶类钙通道阻滞药可能引起传导阻滞和收缩功能下降，要特别谨慎。

3. 钙通道阻滞药　对变异型心绞痛或以冠状动脉痉挛为主的心绞痛，钙通道阻滞药是一线药物。维拉帕米或地尔硫䓬能减慢房室传导，常用于伴有心房颤动或心房扑动的心绞痛，但不能应用于已有严重心动过缓、高度房室传导阻滞和病态窦房结综合征的患者。老年稳定型心绞痛合并心力衰竭时，可选择氨氯地平或非洛地平。

4. 曲美他嗪　通过抑制脂肪酸氧化和增加葡萄糖代谢改善心肌缺血和左心功能。

5. 尼可地尔　是一种钾通道开放剂，具有类似硝酸酯类药物的作用，能发挥抗心绞痛作用。

6. 伊伐布雷定　选择性抑制窦房结起搏电流，降低心率和心肌耗氧量，对心肌收缩力无影响，无论单用还是与β受体拮抗药联用都有效，推荐用于不能耐受β受体拮抗药或心率控制不满意（超过60次/min）的SCAD患者。

（三）血运重建

老年患者治疗的一个主要挑战是谁应该选择进行冠状动脉血运重建术。在更年轻的患者中随机临床试验发现，PCI或者CABG提高了治疗之外的生存率或者生活质量。然而，在这些关键试验中，并不包括年龄>75岁的患者。血运重建术之后的手术死亡率随着年龄的增长发生了渐进性的升高，非致死性手术并发症（卒中、MI和肾衰竭）也随着年龄增长呈曲线增长，CABG较PCI的这些风险更高。因此必须认真权衡血运重建术的危险度和潜在益处。

对于SCAD的处理原则是：注重患者是否存在明确的缺血证据，结合临床症状的严重程度和危险分层，综合分析决定药物治疗和血运重建策略的选择，同时生活方式干预和优化的药物治疗是基础，在此基础上应用血运重建治疗进一步改善高危患者的预后，缓解药物治疗不能控制的心绞痛症状。

1. 血运重建的指征　对于存在以下临床情况的患者，需要优先考虑血运重建治疗：①心肌梗死后；②左心室功能不全；③多支血管病变和/或大范围心肌缺血（缺血面积超过10%）；④左主干病变；⑤优化药物治疗难以控制的心绞痛。

2. 经皮冠脉血运重建　对于低危的稳定性冠心病患者，PCI 与药物治疗疗效相似；对于高危及多支血管病变的患者，PCI 能更好地缓解症状。PCI 并不能改善患者的长期预后或阻止心肌梗死的发生，但是对老年人的短期恢复有好处。

3. CABG　CABG 对于低危患者并不比药物治疗更好，但可以改善高危患者的预后，对于左主干明显狭窄、三支主要冠状动脉近段狭窄、两支主要冠状动脉狭窄（其中包括左前降支）的患者，CABG 优于药物治疗。

六、预后

多数慢性稳定型心绞痛患者的预后相对较好。一般，左心室功能差、心脏扩大、多支血管病变、冠状动脉狭窄位于血管近段、高度狭窄病变、严重心绞痛、静息心电图有 ST 段下移、心肌梗死病史的患者预后差，但是血管重建治疗获益大。吸烟、出现严重的合并症如高血压、糖尿病、慢性肾功能不全、严重的呼吸系统疾病等也是老年稳定型心绞痛预后不良的因素。

七、健康教育

1. 服药指导　术后患者需终身服用抗血小板药物，以保持桥血管通畅，需通过健康教育使患者及家属认识遵医嘱服药的重要性，教会患者及家属如何根据医嘱正确服药，定时定量，同时教会患者及家属如何观察皮下出血或便血等异常情况，若有上述异常情况，应及时就诊。

2. 生活指导　倡导健康生活方式，科学安排饮食，控制高血脂和高血糖，针对肥胖患者应控制体重，减少总热量摄入，坚持低盐低脂饮食。

3. 运动康复指导　结合患者出院时的具体情况，与医师共同客观评估患者运动能力，指导患者日常生活及锻炼。

4. 自我保健

（1）保持正确姿势：术后患者胸骨愈合约需要 3 个月，在恢复期，应避免胸骨受到较大的牵拉，如举重物、抱小孩等，当身体直立或坐位时，尽量保持上半身挺直，两肩向后展，每天可酌情做上肢水平上举练习，避免肩部僵硬。

（2）促进腿部血液循环：在腿部恢复期可遵医嘱穿着弹力袜，以改善下肢血液供应；卧床休息时，可抬高下肢，促进血液循环。

（3）定期复诊，不适随诊：心绞痛发作或心功能不全时应及时到医院就诊。

第十二章　老年肝癌患者的管理与教育

第一节　原发性肝癌患者的管理与教育

一、临床表现

肝癌起病隐匿，早期多无症状和体征；有症状的早期患者临床表现主要来自肝炎和其肝硬化背景。因此出现临床表现时，肝癌已多处在中、晚期。

（一）症状

早期肝癌多无症状，中、晚期肝癌症状多但无特异性。右上腹疼痛或不适多为肝癌的首发症状，多位于剑突下或右肋部，呈间歇性或持续性钝痛或刺痛，若肿瘤位于肝右叶近膈顶部，疼痛常可放射至右肩或右背部。其他症状还有纳差、腹胀、乏力、消瘦、腹部肿块、发热、黄疸、下肢水肿等，但这些多属中、晚期症状；有时还可出现腹泻，出血倾向等，少部分左肝外叶肿瘤压迫贲门引起进食哽咽症状。有时远处转移为首发症状。

（二）体征

最常见的体征为进行性肝脾肿大。其他还有上腹肿块、黄疸、腹水、下肢水肿、肝掌、蜘蛛痣、腹壁静脉曲张等常见肝硬化表现。若肝癌破裂，可引起急腹症、失血性休克体征。门脉瘤栓、肝癌浸润可以引起顽固性或癌性腹水。

（三）伴癌综合征

伴癌综合征是指由于癌组织本身产生或分泌影响机体代谢的异位激素或生理活性物质而引起的一组特殊症候群。最为常见的为红细胞增多症、低血糖症。发生率较低，机制尚不明确。可能原因是肿瘤细胞分泌促红细胞生成素和胰岛素样活性物质，以及肝脏对其代谢、灭活减低等有关。其他旁癌综合征还表现为高钙血症、男性乳房发育、高纤维蛋白原血症、高胆固醇血症、血小板增多症、高血压、高血糖症等。

（四）转移的表现

肝细胞肝癌多通过血道转移，其次为淋巴道，亦有直接蔓延、浸润或种植。血道转移中以肝内转移最为常见，肝外转移常见部位依次为：肺、骨、肾上腺、横膈、腹膜、胃、肾、脑、脾以及纵隔。淋巴转移首先见于肝门淋巴结，有时可见左锁骨上淋巴结。胆管细胞癌常以淋巴道转移居多。肝癌还可直接侵犯邻近脏器如膈、肾上腺、结肠、胃、网膜等。

（五）并发症

由肿瘤本身因素或肝硬化原因所引起。上消化道出血为肝癌最常见并发症，可由门脉或肝静脉瘤栓加重门 - 脉高压所致食管 - 胃底静脉曲张破裂出血，也可由应激下胃黏膜糜烂溃疡所导致。肝癌破裂出血常因肿瘤生长迅速，肿瘤坏死或挤压外伤所致；常引起休克，大部分无手术机会，短期内死亡。肝性脑病为终末期表现，多由肿瘤或瘤栓及其他诱发因素引起肝衰竭所致，常反复发作，预后极差。

二、分期

（一）美国癌症联合学会（AJCC）肝癌 TNM 分期

该分期系统仅适用于原发性肝癌，包括肝细胞肝癌、肝内胆管癌及混合型肝癌，肝脏的原发性肉瘤及转移性肝癌不包含在内。

肝癌的 TNM 分期包括三部分：原发肿瘤、区域淋巴结和转移部位。

原发肿瘤：肝癌的原发肿瘤分离是基于肝癌切除术后对影像因素的多因素分析的结果，该分类考虑了有无血管侵犯（影像学或病理证实）、肿瘤数目（单发或多发）以及最大肿瘤的体积（≤ 5cm 与 > 5cm）。对于病理分类而言，血管侵犯包括肉眼能看到的以及镜下发现的。大血管的侵犯（T3）定义为侵犯了门静脉主干的分支（门静脉右或左支），不包括扇支或段支的侵犯或侵犯 3 支肝静脉（右支、中支、左支）中的一支或以上。多发肿瘤包括卫星灶、多灶肿瘤和肝内转移瘤。T4 包括胆囊以外邻近器官的侵犯或穿透脏腹膜者，肿瘤可穿破肝包膜侵犯邻近器官（肾上腺、膈肌、结肠）或发生破裂，引起急性出血和腹膜肿瘤种植转移。

区域淋巴结：肝癌转移的区域淋巴结包括有：肝门淋巴结、肝十二指肠韧带淋巴结、腔静脉淋巴结，其中最突出的是肝动脉和门静脉淋巴结。

转移部位：肝癌主要通过肝内门静脉系统和肝静脉系统播散。肝内静脉播散不能与肝内卫星病灶或多灶性肿瘤相区别，因此被归入多发肿瘤。最常见的肝外播散部位是肺和骨。

TNM 定义

原发肿瘤（T）

TX　原发肿瘤无法评估

T0　没有原发肿瘤的证据

T1　孤立肿瘤没有血管侵犯

T2　孤立肿瘤伴有血管侵犯或多发肿瘤最大径 ≤ 5cm

T3　多发肿瘤最大径＞ 5cm 或肿瘤侵犯门静脉或肝静脉分支

T4　肿瘤直接侵犯邻近器官（除外胆囊）或者穿透脏腹膜

区域淋巴结（N）

NX　淋巴结转移无法评估

N0　无淋巴结转移

N1　有淋巴结转移

远处转移（M）

MX　远处转移无法评估

M0　无远处转移

M1　有远处转移

分期

Ⅰ期	T1	N0	M0
Ⅱ期	T2	N0	M0
ⅢA 期	T3	N0	M0
ⅢB 期	T4	N0	M0
ⅢC 期	任何 T	N1	M0
Ⅳ期	任何 T	任何 N	M1

（二）巴塞罗那临床肝癌分期系统（BCLC）

1999 年由巴塞罗那肝癌小组提出，是目前唯一将肿瘤分期治疗方案与预期生存结合起来的临床分期方法。由于其对治疗的指导作用以及对早期患者的鉴别作用，临床实用性很强，得到了越来越多学者的认可。

（三）Okuda 分期

根据以下几点判断肿瘤分期①肿瘤占肝脏体积：＞ 50% 为阳性，＜ 50% 为阴性。②腹水：有腹水为阳性，无腹水为阴性。③白蛋白：＜ 30g/L 为阳性，＞ 30g/L 为阴性。④胆红素：＞ 51.3μmol/L 为阳性，＜ 51.3μmol/L 为阴性。

Ⅰ期：均为阴性，Ⅱ期：1 项或 2 项阳性，Ⅲ期：3 项或 4 项阳性。

三、诊断

（一）肝癌的早期诊断

从 20 世纪 70 ～ 80 年代起，由于 AFP 的应用及实时超声、CT 的逐步普及，大大促进了肝癌的早期诊断。早期诊断率提高，手术切除率随之提高，预后亦获得明显改善。故肝癌的诊断，尤其是早期诊断，是肝癌临床诊疗的关键。

就早期诊断而言，患者的肝病背景应予充分重视。我国的肝癌患者中，95%有乙肝病毒（HBV）感染背景，10%有丙肝病毒（HCV）感染背景。对于此类人群应定期进行筛查，当出现AFP升高或肝区"占位性病变"时，不可掉以轻心。此外，还应关注下列危险人群：中老年男性中HBV载量高者、HCV感染者、HBV和HCV重叠感染者、嗜酒者、合并糖尿病或肥胖者以及有直系亲属肝癌家族史者。35～40岁以上的HBV、HCV感染者，应每6个月做1次AFP检查与肝脏超声检查。

（二）肝癌的肿瘤标记物

1. 甲胎蛋白（a-fetoprotein，AFP） AFP是胎儿蛋白，也是一种糖蛋白。对于恶性肿瘤来说是一种相关的抗原。分子量为70 000Da。其主要合成于卵黄囊、胚胎肝和胎儿胃肠道。妊娠4周后的胎儿血清中就可检测到AFP，并在12～16周时血清AFP水平达到高峰。以后逐渐下降，胎儿出生数月至一年后体内的AFP水平接近成人。多年来的临床应用已证实了AFP是诊断原发性肝癌的最好指标。也是目前用于早期癌诊断的较好指标。据有关文献报导应用这项指标可在临床症状出现前6～12个月作出诊断。

正常成人实验参考范围是 < 20ng/ml（ELISA法）。在肝癌诊断方面：临床一般以≥ 400ng/ml作为原发性肝癌（PHC）的诊断临界值，但一部分PHC患者AFP也在正常范围内。一般认为AFP的含量与肿瘤的分化程度有关。中等分化程度的肝癌多合成AFP，而高分化和低分化肝癌很少，或不合成AFP。因此临床检测AFP的值对于病情的估计和治疗效果的评价有一定意义。

AFP虽然对早期诊断是较好的指标，但在临床意义上还有限。据报道AFP对胆管细胞癌和纤维板层型肝细胞癌没有诊断价值。另外有一些肝细胞癌患者血清AFP浓度持续在20～200ng/ml，故对做出早期诊断有一定困难。一般情况是血清AFP≥ 500ng/ml，持续1个月，排除其他相关疾病，尤其要与肝硬化鉴别，或AFP≥ 200ng/ml，持续检查，两个月不降，再参考血清生化肝功指标异常。即可考虑为肝癌。

由于肝癌患者中有30%～40%血清AFP检测为阴性，为此其他的标记物对AFP阴性的肝癌患者有一定参考价值。如：血清生化肝功指标γ-GT（γ-谷氨酰转移酶）在活动性肝癌患者血清中显著升高。

对于近晚期的肝癌患者，血清AFP的升高并不一定同肿瘤的生长相关。相反，由于肝代谢紊乱、肝衰竭、肝细胞的坏死致使AFP的浓度下降。

在肿瘤治疗期间AFP的检测可检测治疗效果。但值得注意的问题是在治疗（手术、放射治疗、化学治疗）的初期往往部分患者出现血清 AFP 水平短暂升高的现象，这是因手术的创伤，药物及放射线的作用使肿瘤细胞急性坏死和肿瘤溶解综合征引起的 AFP 释放所致。这种情况的半衰期小于 5d。如迅速降至正常或比治疗前水平低，表明治疗的有效性。

2. 血清铁蛋白（Ferritin，Fer）　血清铁蛋白是人体内一种水溶性的铁储存蛋白。也是重要的铁储存形式。其结构是由脱铁蛋白组成的具有大分子结构的糖蛋白。分子量为 450kD。铁蛋白存在于各组织体液中，1965 年 Richter 等从恶性肿瘤细胞株中分离出来。从此，人们更加认识了铁蛋白的作用。铁蛋白参与细胞内代谢、细胞增殖和免疫调控。

临床常用检测血清铁蛋白一方面判断患者体内铁储存情况，对于诊断缺铁性贫血，铁负荷过度等有重要的意义。另一方面作为恶性肿瘤的标志物，对于临床诊断某些恶性肿瘤的辅助手段具有一定的价值。如：原发性肝癌、肺癌、胰腺癌、卵巢癌、白血病等恶性肿瘤时血清铁蛋白都可见升高。在肝癌患者血清 AFP 测定值低时血清铁蛋白的检测可作为补充参考。在某些良性疾病（肝炎、心肌梗死、肝硬化、输血后含铁黄素沉积、继发性血色素沉着症等）时循环血中血清铁蛋白的水平也增高。由于血清铁蛋白临床诊断特异性的不足，因此，单纯血清铁蛋白的增高不能作为恶性肿瘤的诊断。

3. L 岩藻糖苷酶（a-L-fucoxidase，AFU）　AFU 是与含有岩藻糖的糖脂，糖蛋白等的分解代谢有关的一种溶酶体酸性水解酶。广泛存在于哺乳动物各组织细胞和体液中。AFU 是近几年来应用临床的一项标志物。主要用于辅助诊断原发性肝癌，尤其对 AFP 阴性或浓度较低的原发性肝癌更有意义。有研究显示诊断原发性肝癌时 AFU 的特异性仅次于 AFP。其敏感性为 79.5% ～ 81.2%。假阳性率相对较高。恶性肿瘤除原发性肝癌外，转移性肝癌、子宫癌、胃癌、胰腺癌、白血病等血清中 AFU 都可见升高。一些良性疾病血清中 AFU 也有不同程度的升高，常见于肝硬化、慢性肝炎、糖尿病等 AFU 均升高。一般临床应用时常将 AFU、AFP、GGT 等联合检测，提高其诊断的敏感性和特异性。

4. γ- 谷氨酰转移酶（γ-glutamyl-transferase，γ-GT）　γ-GT 是参与 γ- 谷氨酰循环的一种酶，其天然底物是谷胱甘肽，具有氨基转移酶的作用。在人体各器官中主要存在于肾、前列腺、胰腺、肝、盲肠和脑组织细胞中。尤其以肾组织中含量高。因经尿液排出，所以检测尿中的 γ-GT 可监测肾脏疾病。血清（血浆）中的 γ-GT 主要来源于肝胆系统。临床常见肝胆良恶性疾病时血清 γ-GT 水平均升高。肝胆恶性疾病的患者血清 γ-GT 升高更加明显。如肝癌、胰头癌、阻塞性黄疸、胆汁性肝硬化、胆管炎时 γ-GT 明显升高，传染性肝炎、肝硬化、胰腺炎时 γ-GT 轻度升高。因此 γ-GT

具有肝胆系统疾病的临床诊断价值。

在肝中 γ-GT 主要位于胆小管内上皮细胞及肝细胞的滑面内质网中。当肝汁淤积时导致 γ-GT 合成增加，胆汁促使 γ-GT 从膜结合部位溶解释放出来。有文献报道高浓度的肝汁反流入血，以及细胞破坏和通透性改变导致血清中 γ-GT 活性增高，这是各种肝胆系统疾病血清中 γ-GT 升高的原因。肝癌的患者，由于癌细胞的浸润使正常的肝组织细胞受到损伤致使 γ-GT 释放，循环血中 γ-GT 水平增高。

（三）肝癌的影像学诊断方法

1. B 超　这是目前肝癌最常用的定位诊断方法，也是普查的首选的方法。其价值包括：①确定肝内有无病灶（可检出 0.7 ～ 1cm 的小肝癌）。②鉴别占位性质。③肿瘤定位（包括穿刺或局部治疗定位）。④明确肝内肿瘤与血管和邻近脏器的关系。术中超声在肝外科有重要地位：有助于深部肿瘤的术中定位；可能发现微小转移灶；明确与周围血管关系进行可切除性判断；有助于引导术中局部治疗或估计手术切除范围。实时超声造影灰阶成像技术（简称超声造影）可显著增强超声对肝脏病变的准确性，可提高小肝癌和微小转移灶的检出率。超声显像的优点是：①为无创性检查，可多次重复。②价格低廉。③无放射性损害。④敏感度高。缺点是：①存在超声难以测到的盲区。②检查效果受操作者解剖知识、经验等影响较大。

2. CT　肝癌定位的常规检查，可检出 1 ～ 2cm 的小肝癌。原发性肝癌 CT 平扫多为低密度占位，部分有晕症，大肝癌中央常有坏死或液化；典型的肝细胞肝癌螺旋 CT 扫描征象为：双期增强扫描显示为"快进快出"表现，即平扫呈低密度灶；动脉期呈全瘤范围强化，强化密度高于肝脏而低于同层主动脉；门静脉期肿瘤密度迅速降至低于肝脏。CT 检查有助于了解肿瘤的位置、大小、数目、与血管的关系；其与超声相比，互为补充。CT+ 门脉造影有助于微小肝癌（＜ 1cm）的检出。

3. MRI　这是一种非侵入性，无放射性损害的检查方法。与 CT 等相比，在观察肿瘤内部结构和血管关系方面 MRI 有独特优点，在鉴别肝内良性病变方面可能优于 CT，对血管瘤的鉴别具有特异性。高场强 MRI 有助于肝癌和癌前病变的早期检出和诊断。通常肝癌结节在 T_1 加权像呈低信号强度，在 T_2 加权像呈中 - 高信号强度。

4. 放射性核素显像　近年来由于超声、CT、MRI 等检查的日趋完善，放射性核素应用于肝癌检查相对减少。肝血池显像有助于鉴别肝血管瘤。骨扫描有助于发现肝外骨转移。PET-CT 可早期探测肝细胞癌在远出脏器的转移灶，对肝癌的临床分期、治疗方案的选择具有重要价值；缺点价格昂贵，临床应用受限。

5. 肝动脉造影　属侵入性检查，随着非侵入检查的发展，目前应用亦减少，仅在上述检查仍未能定位时用。常用于介入治疗前的定位诊断，也有一定的定性诊断价值。肝动脉造影的指征：①肝内占位病变良恶性用常规方法难以鉴别者。②病灶较大，边界不清者。③怀疑有肝内卫星转移或多原发灶者。④拟行肝动脉化疗栓塞者，栓塞前常规行肝动脉造影检查。

（四）原发性肝癌的诊断标准

1. 病理诊断　肝组织学或肝外组织学证实为肝细胞癌。

2. 临床诊断　AFP > 400ng/ml，持续四周以上，除外妊娠，活动性肝病，生殖胚胎性肿瘤及转移性肝癌。

3. 肝内实性占位，除外血管瘤等良性病变及转移性肝癌并具以下条件之一：① AFP > 200ng/ml；②典型原发性肝癌影像学表现；③无黄疸而 AKP 或 γ-GT 明显升高；④远处有明确转移性病灶或有血性腹水，或在腹水中找到癌细胞；⑤明确乙型肝炎标志阳性的肝硬化。

四、鉴别诊断

（一）AFP 阳性患者的鉴别诊断

除肝细胞肝癌（hepatocellular carcinoma，HCC）外，下列情况也可引起 AFP 升高，需注意与 HCC 鉴别。

1. 慢性肝病　如病毒性肝炎、肝硬化等。对患者血清 AFP 水平进行动态观察，肝病活动时 AFP 多与 ALT 同向活动，多为一过性升高或呈反复波动性，一般不超过 400μg/L，时间也较短暂；如 AFP 与 ALT 异向活动和（或）AFP 持续高浓度，则应警惕 HCC 的可能。

2. 妊娠　大约妊娠 12 周时以胎肝合成为主。在妊娠 13 周，AFP 即占血浆蛋白总量的 1/3。在妊娠 30 周达最高峰，以后逐渐下降，出生时血浆中浓度为高峰期的 1% 左右，出生后急剧下降，5 周内降至正常。母体血中 AFP 升高还可见于异常妊娠，如：胎儿有脊柱裂、无脑儿、脑积水、十二指肠和食管闭锁、肾变性、胎儿宫内窒息、先兆流产和双胎等。

3. 生殖腺或胚胎型肿瘤　血清 AFP 升高，还可出现于畸胎瘤、睾丸和卵巢肿瘤等。鉴别主要通过病史、体检以及腹盆腔 B 超、CT 检查。

4. 某些消化系统肿瘤　某些发生于胃、胰腺、肠道的肿瘤也会引起血清 AFP 升高。由于胃、胰腺等器官和肝组织均是由胚胎期的原始前肠演化而来。在起源上有密切的关系。上述部位原发性肿瘤的发生过程中细胞分化发生差错，某些基因被抑制，导致部分出现肝样分化。在细胞癌变时被激活。其产生 AFP 的潜在能力得到充分表达，导致大量 AFP 产生。

鉴别诊断除详细的病史、体检和影像学检查外，测定血清 AFP 异质体则有助于鉴别肿瘤的来源。如产 AFP 胃癌中 AFP 以扁豆凝集素非结合型为主。与胚胎细胞合成相似；而原发性肝癌血清 AFP 升高，AFP 异质体以结合型为主。

（二）AFP 阴性的 HCC 患者鉴别诊断

尽管 AFP 是目前特异性和敏感性最好的肿瘤标志物之一，但在原发肝细胞肝癌中其阳性率也仅为 70%。有些肝细胞肝癌患者 AFP 检测呈阴性，如肝癌中特殊类型纤维板层型肝癌，AFP 检测基本均为阴性。这类患者 AFP 呈阴性的机制尚不十分清楚，可能是由于肝癌细胞遗传基因活化程度过低，表达甲胎蛋白的基因失活，导致肝癌细胞不产生甲胎蛋白，因此血清中检测不到 AFP。对这种患者可依据其慢性肝病病史和肝区疼痛、食欲减退、消瘦、乏力、肝肿大等典型肝癌临床表现作出肝癌的诊断。对那些没有明显症状和体征的肝癌，可以借助 B 超、CT、肝动脉造影以及导引下穿刺活检等检查手段确诊。对于 AFP 阴性的其他肝占位主要和以下病变相鉴别：

1. 继发性肝癌　多见于消化道肿瘤转移，多无肝病背景，病史可能有便血、饱胀不适、贫血、体重下降等消化道肿瘤症状，肿瘤标志物检查 AFP 阴性，而 CEA、CA199、CA242 等消化道肿瘤标志物可能升高。影像学检查有一定特点：①常为多发占位，而肝细胞肝癌多为单发；②典型转移瘤影像可见"牛眼征"（肿物周边有晕环，中央因乏血供而呈低回声或低密度）；③CT 增强或肝动脉造影可见肿瘤血管较少，血供不如肝细胞肝癌；④消化道内镜或造影可能发现胃肠道的原发病变。

2. 胆管细胞癌　胆管细胞癌也属于原发肝癌，起源于胆管细胞，基本为腺癌，多无肝病背景，病史中伴有或不伴有黄疸病史，AFP 多为阴性，但 CEA、CA199 等肿瘤标志物可能升高。影像学检查最有意义的是 CT 增强扫描，肿物血供不如肝细胞肝癌丰富，且纤维成分较多，呈"快进慢出"，周边有时可见扩张的末梢胆管，肝十二指肠韧带淋巴结转移也较肝细胞肝癌多见。

3. 肝肉瘤　常无肝病背景，AFP 阴性，影像学检查显示为血供丰富的均质实性占位，不易与 AFP 阴性的肝细胞肝癌相鉴别。

4. 肝良性肿瘤

（1）肝腺瘤：常无肝病背景，女性多，常有口服避孕药史，与高分化的肝细胞肝癌不易鉴别，对鉴别较有意义的检查是 ^{99m}Tc 核素扫描，肝腺瘤细胞接近正常细胞，能摄取核素，但无正常排出通道，故延迟相呈强阳性显像。

（2）肝血管瘤：常无肝病背景，女性多，病程长，发展慢，CT 增强扫描见自占位周边开始强充填，呈"快进慢出"，与肝细胞肝癌的"快进快出"区别，MRI 可见典型的"灯泡征"。

（3）肝脓疡：常有痢疾或化脓性疾病病史而无肝病史，有或曾经有感染表现，超声在未液化或脓稠时常与肝癌混淆，在液化后则呈液平面，应与肝癌中央坏死鉴别。肝动脉造影无肿瘤血管与染色。

（4）肝棘球蚴病：常具有多年病史、病程呈渐进性发展，有牧区生活以及狗、羊接触史，肿物较大时体检可及，叩诊有震颤即"包虫囊震颤"是特征性表现，包虫皮内试验（Casoni 试验）为特异性试验，阳性率达 90% ~ 95%，B 超检查在囊性占位腔内可发现漂浮子囊的强回声，CT 有时可见囊壁钙化的头结。由于诱发严重的过敏反应，不宜行穿刺活检。

近年来针对早期 HCC 的一些新型肿瘤标志物的研究有一定进展，如 AFP 异质体、高尔基体蛋白 73、异常凝血酶原、肝细胞生长因子、血管内皮生长因子等以及传统的血清铁蛋白等肿瘤标志物可帮助提高肝细胞肝癌诊断的特异性和敏感性。

综上所述，不能凭单纯的 AFP 阳性，就诊断为肝癌，也不能因 AFP 检测阴性而排除肝癌的可能，临床上应紧密结合肝癌的典型临床表现、其他实验室检查以及影像学检查，才能正确地诊断肝癌。

五、治疗

主要目的是根治，延长生存期，减轻痛苦，原则为早期诊断、早期治疗，综合治疗，积极治疗。手术切除仍为肝癌最主要、最有效的方法，目前的肝癌治疗模式为以外科为主的多种方法的综合与序贯治疗。

（一）外科治疗

1. 肝部分切除

（1）适应证和禁忌证

1）适应证：患者全身情况良好，无严重的心、肺、肾等重要脏器功能障碍，肝功 Child A 或 B 级以上，影像学上提示肿瘤局限有切除可能，或姑息性外科治疗可能。

2）禁忌证：仅限于有严重的心、肺、肾等重要脏器功能障碍；肝功能失代偿，有明显的黄疸和腹水；有广泛远处转移者。

（2）切除术式的选择：根据切除是否彻底分为根治性切除与姑息性切除；根据切除是否按解剖结构进行可分为规则性切除（也称解剖性切除）与非规性切除，规则性切除又根据解剖范围分为左外叶切除、左半肝切除、左三叶切除、右前叶切除、尾状叶切除等。

无肝硬化或轻度肝硬化的患者首选解剖性肝切除术。合并肝硬化但肝功能代偿良好而不适合肝移植的患者，可行不规则肝切除或亚段肝切除。对于不能手术的巨大或多灶性肝癌，可降期治疗后二期切除。对于肿瘤较大且与周围脏器组织致密粘连或侵犯周围脏器者，可采用逆行法肝切除术。即先将肿瘤与肝脏分离再连同周围脏器一并切除的方法。该方法可降低术中出血以及感染的机会。

（3）肝癌的二期切除：原发性肝细胞肝癌患者就诊时大多数已处于中晚期，约80%的患者就诊时已无法行根治性手术切除。巨大无法切除的肝癌经综合治疗后肿瘤缩小或残肝体积代偿增大，从而获得重新手术的机会，称为肝癌的二期切除。

经皮穿刺肝动脉化疗栓塞（TACE）及经手术肝动脉结扎、置管化疗栓塞（HALCE）是目前肝癌二期手术前最常采用的治疗方法，经治疗后如肿瘤坏死、缩小或形成包膜或远离重要血管，则可能获得二期手术机会。通过治疗可使8% ～ 18%的肝癌患者获得手术切除机会，而手术时机多选择于末次治疗后2个月左右，此时肿瘤周围的炎性反应及纤维化均已减轻，也避免了间隔时间太久导致存活癌细胞继续增长、扩散。如术前采用门静脉栓塞（PVE）以使对侧肝脏体积增生，则一般认为二期手术间隔2 ～ 3周为宜。

无法行根治性手术患者的5年生存率不到10%，行根治性切除肝癌患者的5年生存率可达50%以上，不能切除肝癌的缩小后切除，5年生存率取决于切除当时的肿瘤大小而不取决于肿瘤原先的大小，因此其5年生存率可与小肝癌相媲美。肝癌的二期切除，可使部分不治肝癌变为可治，对提高肝癌的总体生存率具有重要意义。

（4）肝癌术后复发后的治疗：手术切除是治疗原发性肝细胞肝癌的首选方法，但目前患者术后复发率仍较高，大肝癌术后5年复发率高达80%左右，即使是小肝癌，术后5年复发率为40% ～ 60%。因此，肝癌复发后的治疗也是肝癌治疗的难点之一，严重影响肝癌的总体疗效和预后。

手术切除是仍是肝癌术后局部复发和 / 或肺局部转移的首选治疗，可使患者再次获得根治的机会，能够获得长期生存。目前认为，与肝癌首次手术切除相比，肝癌局部复发再次手术切除后的生存率并无显著差异，疗效优于其他非手术治疗。但应当注意到，虽然肝癌局部复发后的再手术治疗适应证与首次手术相同，由于首次手术及术后TACE等一系列治疗后肝功能进一步受损，再次手术的风险较大，故而应更加严格掌握手术指征。

除手术外，复发性肝癌也可选择行经皮穿刺肝动脉化疗栓塞、射频消融、微波消融、无水酒精注射、冷冻治疗、放射治疗、靶向治疗等多种治疗方法。

任何单一的治疗方法均有一定的局限性，综合、序贯利用目前的各种治疗方式则可相互弥补不足、发挥协同治疗作用，从而最大限度地提高疗效，改善肝癌术后复发患者的预后。

2. 肝移植　肝移植可以彻底消除肝内微转移的隐患以及具有恶变潜能的硬化肝脏，是唯一可能永久治愈肝癌的方法。肝移植治疗小肝癌疗效良好，对于处于肝硬化失代偿期，不能耐受肝切除的患者，首选肝移植在国内外已成为共识。

肝癌肝移植适应证：1996 年，Mazzaferro 等提出米兰标准（CMC）：①单个肿瘤结节 ≤ 5cm；②如多发，总数 ≤ 3 个，每个最大直径 ≤ 3cm，③无肝内大血管浸润，无肝外转移。2002 年旧金山大学 Francis 以影像学分期为依据的 UCSF 改良标准：①单个肿瘤结节 ≤ 6.5cm。②如多发，总数 ≤ 3 个，每个直径 ≤ 5cm，且直径合计 < 8cm。③无肝内大血管浸润，无肝外转移。匹兹堡标准：只将出现大血管侵犯、淋巴结受累或远处转移这三项中任一项作为肝移植禁忌证，而不将肿瘤的大小、数量及分布作为排除标准，由此显著扩大了肝癌肝移植的适用范围。

（二）局部消融治疗

目前肝癌的手术切除率仅有 20% 左右，很大一部分无法手术或复发患者需要进行非切除性的方法进行治疗。肝癌的局部治疗作为综合治疗的一部分，目前广泛使用。射频消融、无水酒精瘤内注射、超声聚焦刀、微波固化、冷冻等多适用于直径小于 3cm 的肿瘤病灶，治疗小肝癌疗效与手术相当。

1. 射频消融　是通过高频电流在组织内传导时离子发生摩擦产热杀灭肿瘤。可经皮、术中或腹腔镜进行。优点：操作简单，损伤小，需要治疗的次数少，肿瘤坏死完全。该方法是目前除手术和肝移植外唯一可能使患者获得根治的治疗手段。适应证：适用于不宜手术切除的肝癌，肿瘤的直径应在 5cm 以内；最佳治疗大小在 3cm 以内；更大的病灶也可治疗，但多针穿刺易存留肿瘤，效果不佳。

2. 无水酒精瘤内注射　是通过注射酒精使细胞脱水、蛋白变性、细胞凝固坏死，同时使血管内皮细胞坏死，血栓形成，使肿瘤组织缺血坏死。优点：简便，安全，肿瘤完全坏死率高。适应证：适用于不宜手术切除的肝癌，肿瘤的直径应在 5cm，病灶数目 3 个以内。

（三）介入治疗

由于原发性肝癌的血供几乎全部来自肝动脉（95% 以上），且化疗药物的疗效与肿瘤局部药物浓度呈正相关。因此选择性阻断供应肿瘤的动脉，并同时经动脉导管灌注化疗药物，即肝动脉栓塞化疗（TACE），可以使肿瘤坏死缩小，并减少对正常肝组织和全身其他脏器的损伤。

1. TACE 的适应证与禁忌证

适应证：①原发性肝癌不愿接受手术切除或无法手术切除的进展期肝癌（无肝

肾功能不全，无门静脉阻塞，肿瘤体积小于肝脏体积的 70%）；②原发性肝癌肿瘤体积较大，先行栓塞缩小肿瘤，便于手术切除；③根治性和非根治性肝肿瘤切除术后的辅助治疗预防复发；④肝细胞癌破裂出血和肝动静脉瘘的治疗。

禁忌证：①严重的肝功能不全和肝硬化：Child 分级 C 级（重度黄疸和腹水）。②门静脉主干完全阻塞，无充足的侧支循环。③肿瘤体积大于于肝脏体积的 70%。④白细胞总数 $< 1\,000 \times 10^9/L$ 血小板计数 $< 100\,000 \times 10^9/L$。⑤肿瘤广泛转移或恶病质。

2. TACE 常用的药物与技术　常用的栓塞剂包括碘化油、明胶海绵、微球、中药材料等。肝癌肝动脉化疗栓塞常用的化疗药物包括：顺铂（DDP）、表阿霉素（EPI）、吡柔比星（THP）、丝裂霉素（MMC）、5- 氟尿嘧啶（5-FU）等。碘化油可作为化疗药物的载体，使得化疗药物在肿瘤内缓慢释放。

主要的栓塞技术：①超选择 TACE；②肝动脉及门静脉双栓塞技术；③肝静脉暂时阻断后肝动脉灌注化疗栓塞术。

3. TACE 的不良反应及并发症　化学治疗药物的不良反应包括轻度的消化道反应、白细胞计数下降、脱发、乏力和短暂的肝功能改变。其他常见的不良反应有发热、腹痛、黄疸、腹水。并发症包括肝脓肿、胆管损伤、非靶器官栓塞、肿瘤破裂、肝动脉损伤、麻痹性肠梗阻等。

（四）放射治疗

既往由于认识的局限性以及放疗技术的原因，原发性肝细胞性肝癌（HCC）一度被认为仅能行姑息放射治疗。现代放射生物研究证实，肝细胞性肝癌的放射敏感性相当于低分化鳞癌。同时，近年来随着放射治疗技术的快速发展，如三维适形或调强放疗技术的出现，国内外广泛开展了有关原发性肝癌放疗的研究，而且结果也显示，放疗对肝癌的作用已逐渐从早年的姑息性治疗转向了根治性治疗。对于晚期肝癌患者，在介入栓塞化学治疗的基础上进一步放射治疗，可以弥补单纯介入治疗的不足，从而进一步提高 HCC 患者的疗效。对于更晚期的 HCC 患者，如同时出现门静脉和下腔静脉瘤栓的患者，放疗也延长了其生存率。HCC 同时出现腹腔和腹膜后淋巴结转移时放疗同样有效，也有临床研究证实，HCC 有远地转移，如肾上腺、骨转移时，放疗仍然可以达到缓解症状的姑息性治疗目的。

1. 放射治疗的适应证　结合目前的研究证据，原发性肝细胞性肝癌放射治疗的适应证如下。

（1）肿瘤局限，但由于肿瘤邻近或侵及周围大血管，或由于肝功能差，或患者有严重合并症，如心肺功能差而无法接受手术切除，或者患者拒绝手术治疗。

（2）手术切除不彻底的患者。

（3）原发性肝癌介入治疗后，尤其是介入治疗后仍有病变残留和复发的患者。

（4）原发性肝癌有门静脉、肝静脉或下腔静脉瘤栓的患者，有腹腔或腹膜后淋巴结转移的患者。

（5）原发性肝癌有远地转移，如肾上腺、骨转移的患者。

2. 放射治疗的技术　采用三维适形或调强放射治疗技术，以便在给予肿瘤局部高剂量的同时尽量保护周围正常组织。也建议使用呼吸控制技术，以减少放疗过程中靶区的移动。

3. 靶区定义　大体肿瘤要在增强 CT 上定义，也可以参照 MRI 和介入治疗后碘油沉积的范围。大体肿瘤基础上还要考虑到亚临床病变外侵距离的大小、靶区的移动和摆位误差，最终确定出计划靶体积，一般要在大体肿瘤外放 1 ～ 1.5cm 形成计划靶体积。

4. 放射治疗剂量和分割方式　放射治疗剂量多在 5 000 ～ 6 000cGy，但可以根据肝功能情况（Child-Pugh 肝功能分级 A 或 B 级时才能放射治疗，而 C 级患者不能接受放射治疗）、肿瘤的大小和位置等适当增减。多采用常规分割放疗，即每天一次，200cGy/ 次，每周 5 次。而大分割放射治疗的优劣有待进一步研究。

5. 放射治疗并发症　急性毒副作用主要是肝功能损伤；恶心、呕吐，严重者有上消化道出血等。放射治疗结束后的后期损伤即放射诱发的肝病，一旦发生死亡率很高，因此在制订放射治疗计划时要充分评估患者的身体状况，制订合理的放射治疗方案，以尽量预防和避免放射诱发的肝病的发生。

（五）内科治疗

1. 系统化学治疗　所谓系统化学治疗（全身化学治疗）是指主要通过口服、肌肉或静脉途径给药进行化学治疗的方式。自从 20 世纪 50 年代起系统化学治疗就用于治疗肝癌（主要是肝细胞肝癌，HCC），可是多年来徒劳无功、停滞不前。在晚期 HCC 既往的系统化疗中，铂类、氟尿嘧啶类和蒽环类药物最重要，其中顺铂（PDD）、氟尿嘧啶（5-Fu）和表柔比星（DOX）是"约定俗成"的最为常用的 3 种传统药物；可以单独应用，但是常相互组合或与其他药物组成不同方案联合使用；然而，对于晚期 HCC，尤其是合并肝硬化或肝纤维化的患者，毒性显著，严重影响其临床应用和治疗获益；特别是对于心、肝、肾功能不全的患者，三药的应用受到明显限制。

一般认为，HCC 对传统的细胞毒类药物存在原发耐药：文献报道系统化学治疗的单药或联合化疗的客观有效率（RR）均较低，且波动性大（0 ～ 25%）；不能延长总生存，没有能够改善 5 年生存率超过 5% 的方案。主要影响肝癌系统化疗效果的因素如下。

（1）肝癌细胞存在着天然的原发性耐药，如 MDR- 基因 /P- 糖蛋白过度表达。

（2）绝大多数的肝癌常常合并肝炎、肝硬化等基础肝脏疾病，肝功能已有损害，肝细胞对药物的解毒作用差，限制了最适给药剂量；也使得药物的代谢存在障碍，常导致腹水、胆红素升高以及门静脉高压等并发症。

（3）传统化疗药物（包括顺铂、表柔比星和氟尿嘧啶）对晚期肝癌，尤其是合并肝硬化或肝纤维化的患者，毒性过大。上述因素相互夹杂，往往影响药物的吸收、代谢和作用，明显限制最佳给药剂量，因此系统化疗的效果很差，也常常陷于无药可用的困境。对于晚期 HCC 的系统化疗，多年来临床研究比较少，水平低，进步缓慢，近乎停滞不前。无论在欧美国家、中国或是世界其他国家地区，都没有公认标准的化疗药物和方案，也没有高级别的循证医学证据表明具有生存获益。

近十多年来，随着以奥沙利铂、吉西他滨、卡培他滨以及替吉奥等为代表的新一代细胞毒性药物相继问世和用于临床，作用机制独特，高效低毒，使得晚期胃肠癌的系统化疗有了长足的进步，启发和推动人们去探索试用新一代药物的系统化疗治疗 HCC。可喜的是以奥沙利铂为主的 FOLFOX4 方案治疗晚期 HCC，已经取得了明显的进展，成为继索拉非尼之后另一个新的突破，使得系统化疗在晚期肝癌内科治疗中占据了一席重要之地。

2. 靶向治疗　肝癌的形成、进展及其转移与多种基因突变和细胞信号传导通路密切相关，包括：异常的生长因子激活，细胞分裂信号途径持续活化（如 Raf/MEK/ERK、PI3K/AKT/mTOR 和 Wnt/β-catenin 通路），抗细胞凋亡信号途径失调（如 p53 和 PTEN 基因）和新生血管异常增生等等。上述复杂的分子发病机制提示：其中存在着多个潜在的治疗靶点，正是进行分子靶向治疗的强大理论基础。

索拉非尼是一种口服的多靶点、多激酶抑制剂，靶点包括了 RAF 激酶、血管内皮生长因子受体（VEGFR）-2、VEGFR-3、血小板源性生长因子受体 β（PDGFR-β）、干细胞因子受体（KIT）、Fms 样酪氨酸激酶 3（FLT3）和神经胶质细胞系来源的亲神经因子受体（RET）；具有抑制肿瘤细胞增生和抑制肿瘤新生血管型成的双重作用，它的出现对肝细胞肝癌的治疗具有划时代的意义。2007 年美国临床肿瘤协会（ASCO）年会的报告索拉非尼治疗晚期肝细胞癌的 III 期临床研究（SHARP 研究）显示：使用索拉非尼的患者中位总生存时间 10.7 个月，较对照组延长了 2.8 个月；肿瘤进展时间（TTP）中位值为 5.5 个月，较对照组延长了 2.7 个月。不良反应为腹泻（11%），手足皮肤反应（8%），疲乏（10%），出血（6%）。目前索拉非尼已成为晚期 HCC 的标准治疗药物，但仍有明显不足之处，例如客观有效率较低，肿瘤相关症状恶化时间（TTSP）没有改善以及总生存延长有限等。因此，为了提高疗效，进一步改善生存状况，已有不少学者尝试索拉非尼与其他各种药物或者治疗方法的联合治疗。

3. 生物治疗　生物治疗药物效果有限，多与化疗联合使用。干扰素是近年来使用最多的细胞因子之一，可抑制肿瘤病毒繁殖及细胞分裂、抑制癌基因的表达、诱导肿瘤细胞分化，常与其他方法联合应用有一定的疗效。其他较多使用的是 IL-2 经肝动脉局部灌注治疗和淋巴因子活化的杀伤细胞（LAK 细胞）、肿瘤浸润性淋巴细胞（TIL 细胞）过继免疫治疗。

六、预后

肝癌在以往曾经被认为是不治之症，随着近 30 年来肝癌临床研究的进展，肝癌的生存率有着明显提高。总的 5 年生存率已经提高到 10% 左右，而对于行根治性切除的肝癌患者，5 年生存率已达 50% 以上。

影响肝癌预后的因素较多，肿瘤的生物学特性、机体的免疫功能、治疗方式、患者的合症等均对预后起着一定作用。目前认为，分化程度高、巨块型、具有完整包膜的肿瘤有着更好的预后，而分化程度低、弥漫型、无包膜、有血管侵犯、门脉瘤栓、卫星灶则往往提示预后不良。近年来，有关肿瘤与免疫关系的研究发展迅速，越来越多的研究表明机体的免疫功能影响着肿瘤的发生、发展及预后。不同的治疗方式是影响肝癌患者预后的最主要因素，多年的研究表明，手术治疗仍是肝癌治疗的最佳方法，其远期疗效优于其他手段，目前已有大量临床资料表明，手术根治性切除肿瘤，是治疗肝癌获得长期存活的重要手段。此外，患者如合并慢性肝炎、肝硬化、不同肝功能的分级，也有着不同的预后，肝功能越差，也提示预后较差；男性、酗酒也往往和预后不佳相关，而年轻、女性、肝功能良好、无肝炎活动、不伴有肝硬化者预后相对较好。

总之，肝癌目前仍为威胁人类健康的常见恶性肿瘤之一，手术仍为最好的治疗方法，多种不同治疗方法的联合序贯应用，以生物、靶向治疗为代表的新综合治疗技术的发展，将进一步提高治疗疗效，改善患者预后。

第二节　转移性肝癌患者的管理与教育

一、诊断

诊断肝转移涉及许多辅助检查，包括实验室检查、影像学检查甚至腹腔镜。实验室检查主要用于随访监测以及与原发性肝癌进行鉴别，同时评估患者的肝功能水平以及储备情况。在许多结直肠癌患者的随访中，连续检测其癌胚抗原（CEA）水平可有效检测肿瘤复发。

转移性肝癌的确认主要依赖于影像学检查，超声、CT，以及 MRI 都能提供较为可靠的信息。典型病例病灶常多发，CT 表现为平扫低密度，MR 表现为长 T1 长 T2 信号，增强扫描时动脉期出现环形强化，门脉期强化范围无扩大。部分病灶可出现牛眼征，即病灶中央低密度坏死区周围伴环状强化，环外另见一圈低密度。病理上，环状强化为肿瘤组织，外为受压的肝细胞和肝窦。

拟诊为转移性肝癌后，还需要其他的相关检查如消化道内镜、胸部 CT 或者正电子发射断层成像（PET）来寻找原发病灶以及确认其他部位有无出现转移，为下一步治疗提供依据。

二、治疗

一般认为当发生肝转移时病情已属晚期，多采用以化疗为主的综合治疗方式。但对于结直肠肝转移（CLM），手术是目前唯一可能的治愈手段。国外大宗病例报道治愈性肝切除术的手术死亡率为 1%～2.8%，术后 5 年生存率为 34%～38%，但仅有 10%～25% 结直肠癌肝转移患者确诊时适于手术切除。

结直肠癌肝转移的治疗应坚持规范化治疗基础上的个体化治疗。首先应明确 CLM 的分类欧洲学者将 CLM 分为：M1a 期即肝转移灶可切除；M1b 期即肝转移灶潜在可切除，指转移灶较大、多发或与大血管关系密切，直接切除困难，经过有效的化疗可能缩小肿瘤，转化为可手术切除；M1c 期即转移灶不可切除，指转移灶巨大、多发或侵及 2 个以上肝叶。2009 版的 NCCN 指南也将不可切除肝转移分为潜在可切除和不可切除。针对可切除肝转移，治疗的目标是通过综合治疗延长 TTP 和 OS；潜在可切除的关键是转化治疗，将其中一部分转为可切除。

1. 手术切除的适应证

（1）结直肠癌原发灶完全切除（Ro）。

（2）根据肝脏解剖学基础和病灶范围，肝转移灶可完全切除，且要求保留足够的肝脏功能，肝脏残留容积大于或等于 30%（异时性肝转移）或 50%（同时性肝转移行肝转移灶和结直肠原发灶同步切除）。

（3）患者心肺功能等一般情况允许，没有不可切除的肝外病变。

2. 禁忌证

（1）术后残余肝脏容量不够。

（2）结直肠癌原发灶不能取得 R0 切除。

（3）患者心肺功能等身体状况不能耐受手术。

（4）出现广泛的肝外转移。

3. 化学治疗在 CLM 治疗中的作用　主要体现在几个方面：可切除 CLM 的新辅助治疗和术后辅助治疗，潜在可切除 CLM 的转化治疗，不可切除 CLM 的姑息治疗。与化学治疗有关的几个重要问题如下。

（1）潜在可切除 CLM 的转化治疗方案，对于 K-ras 野生型的患者尽可能采取 FOLFOX 或 FOLFIRI 或 FOLFOXIRI 联合靶向治疗，通过转化治疗，有可能将 10% 不可切除 CLM 转为可切除。

（2）新辅助治疗后手术的时机：肝转移灶缩小至可切除时即可手术，化学治疗期间至少每 2 个月评估一次可切除性，不要过分化学治疗，以免造成严重不良反应导致无法手术，或肿瘤过分缩小致无法确定肿瘤边界。

（3）新辅助化学治疗后影像学上完全缓解并不能代表病理完全缓解，对于这部分患者进行手术切除仍然是有必要的。

而另一部分仍然不可切除的患者则宜采用包括全身静脉化学治疗、介入治疗以及肝转移灶的局部治疗（射频消融、激光消融、无水酒精注射和冷冻切除术）在内的多种方式进行姑息治疗。

三、健康教育

1. 嘱患者及家属密切观察患者伤口有无红、肿、热、痛、渗血、渗液等异常情况并及时就医。如无异常，伤口拆线 1 周后可淋浴。2 周后可用浴液清洗伤口。

2. 带引流管出院的患者，应指导患者妥善固定引流管并保持引流通畅，定期更换引流袋。密切观察引流液的颜色、性质和量，并做好记录。如发现异常，应及时就医。

3. 介入治疗每个月一次，3 ~ 4 次后休息 6 ~ 8 周；化学治疗后 3 周要查血常规。介入治疗前查血常规、肝功能、肾功能、凝血功能。

4. 介入治疗后要口服升白细胞药物及保肝药物，以减轻不良反应。

5. 饮食　禁食辛辣、刺激性食物，禁烟、禁酒。多吃富含能量、蛋白质和维生素的食物，食物宜清淡和易消化为宜，防止便秘，预防血氨的升高。若有腹水者应限制水及钠盐的摄入量。

6. 休息　患者应注意保持心情愉快，劳逸结合，适当运动。

7. 自我观察　注意有无双下肢水肿、体重减轻、出血倾向和黄疸的发生，以及疲倦出现，必要时应及时就诊。

8. 对于晚期患者，护士应给予其精神上的支持，鼓励患者和家属共同面对疾病，互相搀扶，尽可能平静、舒适地度过人生的最后历程。

9. 遵医嘱定期复诊。

第十三章　老年前列腺癌患者的管理与教育

前列腺癌是指发生于前列腺腺细胞的恶性肿瘤。

一、临床和病理分期

前列腺癌的分期系统可指导治疗方法的选择及评价预后。目前主要采用 2010 年第七版 AJCC 的 TNM 分期系统。

T 分期表示原发肿瘤的局部情况，主要通过直肠指诊、前列腺超声及前列腺磁共振确定，前列腺穿刺阳性活检数目和部位、肿瘤病理分级和血清前列腺特异抗原（PSA）水平可协助 T 分期的判断。N 分期表示淋巴结情况，淋巴结切除是准确判断 N 分期的唯一方法，N 分期对准备采用根治性疗法的患者是必要的，一般认为，临床分期 T2 期或以内、PSA ＜ 20ng/ml 和 Gleason 评分 ≤ 6 的患者淋巴结转移的机会 ＜ 10%。M 分期表示肿瘤远处转移，最常见的是骨转移，骨扫描，磁共振（MRI）检查是判断分期的主要方法，对 Gleason 评分 ＞ 7、临床分期 ≥ T3 期或 PSA ＞ 20ng/ml 的患者，应常规行骨扫描检查，以明确是否存在骨转移。

二、临床表现

早期前列腺癌由于肿瘤没有侵犯前列腺周围组织结构，通常没有任何症状。但当前列腺肿瘤不断进展，患者会有多种不同症状出现，主要表现为三个方面：膀胱出口梗阻症状，肿瘤局部浸润性症状，肿瘤转移性症状。

梗阻症状包括排尿困难、尿滞留、尿频、尿急、尿痛、尿流中断等下尿路症状。当前列腺癌细胞向外生长，压迫周围脏器时会出现相应的局部浸润性症状，如肿瘤侵犯并压迫输精管会引起患者腰痛及患侧睾丸疼痛；压迫单侧输尿管会导致患肾积水，压迫双侧输尿管会导致肾盂积水甚至氮质血症；压迫直肠可能造成大便干燥，严重者甚至可导致肠梗阻。当出现远处转移时、患者会出现转移部位的转移性症状。前列腺癌常见的转移部位包括全身骨骼和盆腔淋巴结，有时亦可侵犯其他器官如肺、肝、肾上腺以及阴茎等。如转移到骨，可有骨痛甚至骨髓抑制症状，包括出血、免疫抑制和贫血，有时还会出现病理性骨折。另外，肿瘤转移到肺可有咳嗽、胸闷等症状。

三、诊断和鉴别诊断

（一）诊断

直肠指诊和前列腺特异性抗原测定是目前普遍认同的诊断早期前列腺癌的主要手段。通过系统穿刺取得的前列腺标本进行病理检查是确诊前列腺癌的金标准。

1. 直肠指检（digital rectal examination，DRE）　由于大多数前列腺癌起源于前列腺的外周带，故 DRE 对前列腺癌的早期诊断和分期都有重要价值。通过 DRE，检查者可以获得前列腺体积、质地、有无结节的信息，若 DRE 触及前列腺单发的质硬结节，前列腺癌的可能性则大大增加。

2. 前列腺特异性抗原（prostate specific antigen，PSA）　20 世纪 70 年代，研究人员发现了 PSA 并将其纯化，80 年代起它被广泛应用于临床。PSA 是一种 33kD 的糖蛋白，属于激肽释放酶样丝氨酸蛋白酶，它受到雄激素的调控，主要功能是促进精液的液化。

在血浆中，PSA 以两种形式存在，即结合型的 PSA 与游离型的 PSA。其中绝大多数 PSA 在血浆中与抗蛋白酶及巨球蛋白结合或组成复合物。PSA 主要由前列腺的管状上皮分泌，年龄在 50～80 岁的男性，其血浆 PSA 的正常范围在 4.0ng/ml 以下。和正常前列腺细胞相比，前列腺癌细胞并不分泌更多的 PSA，其分泌的水平甚至还不及正常细胞。在前列腺癌患者中，PSA 升高的原因可能与肿瘤的进展及细胞完整性的破坏有关。

许多因素都会导致 PSA 水平的升高，如良性前列腺增生、泌尿系感染及前列腺炎等疾病。还有些因素会导致 PSA 水平下降，如长期口服 5α 还原酶抑制剂。

PSA 的出现使前列腺癌的诊断出现了革命性的变化。PSA 作为一个预测前列腺癌的独立因素，较直肠指诊和经直肠前列腺 B 超的结果更为可靠。由于前列腺癌患者和非癌人群的 PSA 水平存在交叉，为了提高 PSA 预测肿瘤的敏感性和特异性，一些有关 PSA 水平的衍生指标得到了应用。游离 PSA 与总 PSA 的比值（f/tPSA）作为鉴别前列腺癌与前列腺增生的工具已被临床接受并广泛采用。当 PSA 处于 4～10ng/ml 时，若 f/tPSA < 0.1，则前列腺癌发生的可能性达 56%，若 f/tPSA > 0.25，发生前列腺癌的可能性只有 8%，我国将 f/tPSA > 0.16 作为正常参考值。除此之外，血清 PSA 的变化速率（PSAV）、PSA 密度（PSAD）血清 PSA 的倍增时间（PSADT）还被应用于前列腺癌患者的病情监测。

3. 经直肠超声检查（transrectal ultrasonography，TRUS）　TRUS 能够了解前列腺的全貌，可以了解 DRE 无法触及腺体部分的影像学表现，典型的前列腺癌在

TRUS 的表现为位于外周带的低回声结节，但是前列腺癌在超声上的表现并不特异。因此在临床上，其主要用途是引导经直肠前列腺的系统性穿刺活检。

4. 前列腺穿刺活检　前列腺系统性穿刺活检是诊断前列腺癌的金标准。目前公认的前列腺穿刺指征如下：①直肠指检发现结节，任何 PSA 值。②B 超发现前列腺低回声结节或 MRI 发现异常信号，任何 PSA 值。③ PSA > 10ng/ml。④ PSA 4 ~ 10ng/ml，f/t PSA 异常或 PSAD 值异常。作为一种有创的检查手段，经直肠前列腺穿刺可能造成出血、穿刺部位感染及感染中毒性休克等的严重并发症，甚至可能导致患者死亡。经会阴前列腺穿刺活检可以有效降低感染风险，但需要专用的穿刺设备并需要麻醉医师配合，造成医疗成本的增加。

5. 前列腺癌的其他影像学检查

（1）磁共振：MRI 能够较清晰地显示前列腺的组织细节，辅助判断前列腺癌的分期。在 T2 加权像上，典型的前列腺癌表现为外周带局限性的低信号结节。近年来出现多参数磁共振前列腺扫描显著提高了早期前列腺癌的检出率，前列腺影像报告和数据系统（Prostate Imaging Reporting and Data System，PI-RADS）是目前主流的通过 MRI 影像影响诊断早期前列腺癌的系统工具。

（2）前列腺癌的核素检查：前列腺癌的最常见远处转移部位是骨骼，核素骨扫描可比常规 X 线片提前 3 ~ 6 个月发现骨转移灶，虽然敏感性较高但特异性较差。

（二）鉴别诊断

1. 良性前列腺增生　前列腺癌与良性前列腺增生多发生于老年男性，两者可同时存在于同一患者。但良性前列腺增生好发于靠近尿道的前列腺移行带，因此良性前列腺增生时下尿路症状往往比前列腺癌更为明显。通常最早出现的症状是尿频，之后可逐渐发展为排尿困难，甚至可发展为急、慢性尿潴留。当直肠指检、PSA、影像学出现异常时往往需要警惕前列腺癌。

2. 前列腺炎　前列腺炎往往以下尿路刺激症状为主，表现为尿频、尿急、尿痛，可有血尿，也可出现 PSA 值的升高和影像学的异常，但前列腺炎好发于中青年男性，患者往往还会有下腹、会阴区的不适，根据病因的不同，还可能会有发热等全身表现，鉴别相对容易。

3. 骨痛及关节痛　骨骼和关节的退行性变是老年常见健康问题。如果在临床上遇到这类患者，应当考虑到前列腺癌所致骨转移的可能性，建议完善前列腺癌的相关检查，以防漏诊。

四、治疗

（一）概述

和其他器官的恶性肿瘤类似，前列腺癌也存在多种治疗手段，如观察等待、手术治疗、内分泌治疗、放射治疗和化疗等，临床上可根据肿瘤的分期、分级、患者的身体状况及预期寿命选择最为合理的治疗方法。

（二）手术治疗

前列腺癌的手术治疗即根治性前列腺切除术，较之其他治疗手段，手术是目前治疗局限性前列腺癌最有效的方法，现阶段常用的术式包括：耻骨后根治性前列腺切除术，腹腔镜及机器人辅助腹腔镜根治性前列腺切除术。

1. 手术治疗的适应证和禁忌证　接受根治性前列腺切除术的患者其预期寿命应当大于 10 年且总体健康状况良好。在肿瘤分期方面，先前的研究认为，T 分期在 T_{2c} 期以内且无淋巴结及远处转移的患者才符合手术治疗的指征。而近来的研究则认为，T_{3a} 期患者中也可实时手术治疗，其原因是部分 T_{3a} 期患者术后病理证实为 T_2 期从而获得根治机会；而术后病理证实为 T_{3a} 期的患者在手术治疗的基础上进行综合治疗，亦能够取得较满意的治疗效果。对于 T_{3b} 期以上或已经出现淋巴结转移的患者，虽有部分报道称根治手术能够改善患者的总生存率，但这一观点尚未得到学术界的广泛认可，仍需要进一步的研究。手术的禁忌证包括：全身重要脏器功能不全或衰竭、预期寿命＜10 年，已出现骨转移和其他脏器转移。

2. 手术方法概述　无论何种手术方式及入路，根治性前列腺切除术的切除范围包括：完整的前列腺、双侧精囊腺、双侧输精管壶腹段和膀胱颈部。以往还需要在切除前列腺之前进行双侧闭孔淋巴结活检，以明确有无淋巴结转移；目前，低危前列腺癌患者的手术已出现省略该步骤的趋势。而对于高危前列腺癌患者则建议进行扩大的淋巴结清扫术，包括髂外、髂内和闭孔淋巴结，旨在获得更加准确的病理分期并清除微小转移灶，旨在改善患者总生存率。

3. 手术并发症　术中的并发症包括出血性休克、周围脏器损伤等。术后并发症主要有尿失禁、勃起功能障碍、尿道狭窄、尿外渗、深静脉血栓形成和肺栓塞等。

（三）观察等待和主动监测

1. 由于前列腺癌的发病率及死亡率存在极大的差异，研究发现不少患者其肿瘤发展缓慢，并不会影响其预期寿命。手术等治疗手段虽然能够提高患者的总生存率，但其并发症仍可能导致患者生活质量的下降，为了避免对此类患者的过度治疗，近年来学界提出了"观察等待"和"主动监测"两种处理方法。

2. 观察等待（watchful waiting） 指对于已经确诊的前列腺癌患者，通过密切观察、随诊，直到出现局部或系统症状（下尿路梗阻、血尿、骨痛等）时，采取对症或姑息手段缓解症状的疗法。观察等待的指征包括：已出现远处转移的晚期前列腺癌患者，预期寿命小于 5 年的患者以及 TNM 分期早于 $T_{2b}N_0M_0$ 的患者，上述患者均对治疗的副作用和并发症存在严重顾虑。

3. 主动监测（active surveillance） 指具有治愈可能的局限性前列腺癌患者因担心治疗的副作用和并发症而放弃主动治疗而选择严密随访，积极监测疾病进程，在肿瘤出现进展时再予以处理的治疗方式。主动监测的内容包括：①定期前列腺穿刺活检，在确诊 1 年内重复前列腺穿刺，若穿刺结果与较初次穿刺时无明显差别，可根据患者 PSA 水平、年龄、影像学检查结果每 3～5 年重复穿刺检查；②定期复诊，每 3 个月复诊，检查 PSA、DRE，必要时缩短复诊间隔时间和进行影像学检查。对于 DRE、PSA 检查和影像学检查进展的患者可考虑转为其他治疗。

（四）前列腺癌外放射治疗

与手术治疗类似，外放射治疗（external beam radiotherapy，EBRT）是前列腺癌的根治性治疗手段之一，可适用于各期患者。目前认为，EBRT 对于低危前列腺癌的治疗效果与根治性手术类似。外放射治疗出现性功能障碍、尿路狭窄及尿失禁的风险明显低于根治性手术，且随着放射技术的不断改进，合并放射性膀胱炎及直肠炎的机会也大大减少。

EBRT 根据治疗目的的不同可分为 3 类：①根治性放射治疗，作为根治性的治疗手段用于局限性或局部进展期前列腺癌；②术后放射治疗，可用于高危前列腺癌患者术后的辅助治疗和术后复发的挽救性治疗；③姑息性放射治疗，用于转移性前列腺癌，旨在减轻局部症状。

EBRT 的常见不良反应包括下尿路症状、血尿、腹泻、会阴部下坠、血便等，上述副反应大多是可逆的。

（五）前列腺癌近距离照射治疗

前列腺癌近距离照射治疗（brachytherapy）是将放射源密封后直接植入前列腺腺体内，达到杀伤肿瘤细胞的目的。一般通过三维治疗计划系统的准确定位，以提高前列腺的局部剂量，而减少直肠和膀胱的放射剂量。

前列腺癌近距离照射治疗是继前列腺癌根治术及外放疗外的又一种有望根治局限性前列腺癌的方法，其疗效肯定、创伤小，尤其适合于不能耐受前列腺癌根治术的高龄前列腺癌患者。常见并发症包括下尿路刺激症状、夜尿增多、排便次数增多、便血、直肠炎、慢性尿潴留、尿道狭窄及尿失禁等。

（六）前列腺癌内分泌治疗

20 世纪 60 年代的研究发现，手术去势和雌激素可延缓转移性前列腺癌的进展，并首次证实了前列腺癌对雄激素去除的反应性。前列腺细胞在无雄激素刺激的状况下会发生凋亡。前列腺癌的内分泌治疗就是应用这一原理，以抑制或控制前列腺癌细胞的生长。

降低体内雄激素水平或抑制其活性的治疗被称为去雄激素治疗，早年常通过双侧睾丸切除术实现，近 20 年来由于黄体生成素释放激素类似物及黄体生成素释放激素受体拮抗剂的出现，可以通过药物进行去雄治疗。阻断雄激素与受体结合的治疗则称为抗雄激素治疗，其原理是应用抗雄激素药物竞争性阻止雄激素与前列腺细胞雄激素受体的结合。去雄和抗雄治疗的联合应用可达到最大限度阻断雄激素的目的。

由于内分泌治疗会大大降低患者体内的雄激素水平，故在治疗期间很容易出现骨质疏松、血糖紊乱和心血管相关事件，因此应密切监测上述可能出现的不良事件，并给予必要的干预。

1. 适应证　内分泌治疗的适应证包括：已出现淋巴结转移和脏器转移的晚期前列腺癌患者，存在手术或放疗禁忌证的局限性前列腺癌患者，根治手术或放疗前的新辅助内分泌治疗，根治性手术或放疗后的辅助内分泌治疗，根治性治疗后肿瘤局部复发，根治性治疗后的肿瘤远处转移，去势抵抗性前列腺癌雄激素的持续抑制。

2. 常用方案　内分泌治疗的常用方案包括：应用手术或药物的单纯去势治疗，应用药物单一抗雄激素治疗，最大限度雄激素阻断（去势治疗联合抗雄激素治疗），雄激素合成抑制剂治疗，根治性治疗（手术或放射治疗）前新辅助内分泌治疗，根治性治疗（手术或放射治疗）后辅助内分泌治疗，药物间歇内分泌治疗。

3. 内分泌治疗常用药物简介　黄体生成素释放激素类似物（LHRH-α）这类药物是人工合成的黄体生成素释放激素，作用于垂体表面的相应受体，持续应用可造成受体数量下调，使垂体分泌的黄体生成素减少，最终导致睾酮水平的下降。应当注意的是，在首次注射该药后，睾酮水平呈现先升高后降低的过程，3～4 周后方可使患者体内雄激素达到去势水平，故应在注射前 2 周或当日开始，给予抗雄激素药物至注射后 2 周，以对抗睾酮一过性升高而所导致的病情加剧的副反应。

黄体生成素释放激素受体拮抗剂（LHRH-Antagonists）这类药物通过封闭垂体表面的黄体生成素释放激素受体影响黄体生成素释放激素与其结合，导致垂体无法产生黄体生成素最终降低体内睾酮水平。和黄体生成素释放激素类似物不同，用药初期期间不会出现雄激素水平的一过性升高。

雄激素受体拮抗剂这类药物能够影响雄激素与受体结合，使前列腺癌细胞无法获得雄激素而发生凋亡，同时，药物不会影响患者体内血清睾酮和黄体生成素水平，较之 LHRH-α 及 LHRH-Antagonists，患者在服药期间较少发生心血管系统副作用及骨质疏松。常用的药物包括比卡鲁胺和恩杂鲁胺。

雄激素生物合成抑制剂醋酸阿比特龙能够通过抑制雄激素合成途径的关键酶 CYP17，从而进一步降低患者体内的雄激素水平，目前可作为转移性去势抵抗性前列腺癌患者的一线用药。

虽然内分泌治疗在前列腺患者治疗中占有重要地位，但限于其的作用机制，较之根治性手术或放疗，它无法根治肿瘤。有研究显示，内分泌治疗的中位有效时间仅为 18 ～ 24 个月，即 50% 的患者在内分泌治疗 1 年半或 2 年时出现 PSA 水平的升高或疾病的进展，最终发展为去势抵抗性前列腺癌，特别是高危患者，内分泌治疗的有效时间会大大缩短。

（七）去势抵抗性前列腺癌及治疗

去势抵抗性前列腺癌（castrate resistant prostate cancer）指经初次雄激素剥夺治疗后疾病依然进展的前列腺癌。需要注意的是，第一，此时患者体内的雄激素水平应当低于 50ng/dl（1.7nmol/L），即达到去势水平；第二，间隔一周，连续三次 PSA 水平上升，较最低值升高 50% 以上且大于 2ng/ml。最新的研究认为，如果能进一步降低 C 反应蛋白患者体内的雄激素水平，肿瘤仍可得到控制，因此，C 反应蛋白患者必须维持雄激素抑制治疗。

C 反应蛋白的治疗原则：可将 C 反应蛋白患者分成没有器官转移和存在器官转移（主要为骨转移）两大类。前者的治疗原则是尽可能地降低患者体内雄激素的水平或活性。对于之前仅使用去雄药物治疗的患者，可加用抗雄药物；之前已采用最大限度雄激素阻断治疗的患者，可停用抗雄药物治疗；应用肾上腺皮质激素合成抑制剂如酮康唑、糖皮质激素或给予低剂量雌激素，可在短期内控制部分患者的疾病进展。后者则可选用化疗或二线内分泌治疗。化疗药物可分为一线的多西他赛和二线的卡巴他赛，二线内分泌治疗药物包括 CYP17 抑制剂醋酸阿比特龙和新型抗雄激素药物恩杂鲁胺，在治疗期间，还要考虑患者的一般情况，经济承受能力和药物的不良反应。

由于转移性前列腺癌绝大多数为骨转移，因此，骨转移的治疗在前列腺癌的治疗中占有重要地位。目前的观点是，骨转移的治疗原则是缓解骨痛，预防和降低骨相关事件（skeletal related events，SREs）的发生，提高生活质量，改善生存率。双膦酸盐类药物具有抑制破骨细胞活动的作用，具有持续缓解骨痛、降低骨相关事件的发生率、延缓骨并发症发生时间的作用，是目前治疗和预防去势抵抗性前列腺癌骨转移的首选药物。镭 -223 二氯化合物（氯化镭 -223）可以定位于骨转移患者的骨转换增强的区域，并发射短距离（< 100μm）高能 α 粒子。作为一种骨亲和性钙仿生剂，镭 -223 高度靶向新生骨基质，特别是成骨细胞微环境或骨膜转移灶。这种高能 α 粒子放射可诱导双链 DNA 损伤，进而导致细胞毒性效应。另外 α 粒子的短距效应意味着它对邻近健康组织特别是骨髓的毒性作用可达到最小化。有研究显示，与安慰剂相比，镭 -223 可显著改善总生存率，提高生活质量。根据患者骨痛的程度，也可按阶梯用药原则，选用合适的镇痛药物。患者若出现较局限的病理性骨折，特别是那些影响其正常生理活动的骨折，应考虑手术治疗，旨在使病灶恢复正常的生理功能，提高患者的生活质量。

五、健康教育

1. 疾病知识指导　前列腺癌根治术后常规尿管需留置 2 周，带管出院患者要保持尿道口清洁，定时倾倒尿液，避免感染及憋尿。在前列腺处创面未完全愈合前，患者可出现轻微的血尿。告诉患者不必紧张，多饮水以起到内冲洗作用。若出血较多、有大量血块时应及时到医院就诊。若逐渐出现尿线变细、排尿困难等尿道狭窄的表现，也应及时就诊。

2. 生活指导　戒烟戒酒，改变不良生活方式，饮食以清淡、易消化食物为主，多吃富含纤维素的食物，少食辛辣、刺激性食物，保持大便通畅，便秘、咳嗽或其他增加腹压的因素都可诱发再出血。拔尿管后每天坚持缩肛练习，改善盆底肌群功能，即将肛门向上提，然后放松，接着再往上提，一提一松，反复操作，站、坐、行均可进行，勿久坐，禁憋尿。术后 3 个月内避免骑跨运动、提重物等。

3. 延续性护理　建立随访档案，定期电话随访，观察患者排尿症状，督促患者定期复查，为患者提供心理疏导及疾病康复知识。

参 考 文 献

[1] 郭万申，樊双义. 老年心脑血管疾病患者颈动脉斑块与体质量指数、生长激素之间的关系 [J]. 实用老年医学，2021，35（9）：935-938.

[2] 姜博，刘艳. 血脂、血糖、血尿酸、纤维蛋白原、C反应蛋白与老年脑梗死的相关性 [J]. 医学信息，2020，33（20）：183-185.

[3] 孙沙沙，蔡毅，徐伟豪，等. 无症状高尿酸血症对老年高血压患者全因死亡及心血管事件的影响 [J]. 中华老年心脑血管病杂志，2020，22（4）：368-371.

[4] 杨光，赵佳慧，程庆砾. 老年肾病综合征的特点与诊治 [J]. 中国临床保健杂志，2020，23（1）：31-35.

[5] 杨昌林，付翠翠. 非布司他治疗高龄老年2型糖尿病肾病合并高尿酸血症的临床观察 [J]. 世界最新医学信息文摘，2019，19（93）：198-199+211.

[6] 卞金林. 老年泌尿外科疾病患者并发糖尿病围术期治疗的临床研究 [J]. 糖尿病新世界，2021，24（10）：55-58.

[7] 于文娟，赵蓓，钟海珍，等. 老年原发性高血压合并慢性肾病患者的危险因素分析 [J]. 中华老年心脑血管病杂志，2017，19（9）：948-951.

[8] 孙召洋，刘文健，张景皓，等. 住院期间老年泌尿系统感染患者的病原菌分布及其耐药性特征分析 [J]. 老年医学与保健，2021，27（2）：221-224.

[9] 李利英，刘晓翔. 对老年糖尿病足患者伤口的有效护理——评《新编实用临床与护理》[J]. 中国实验方剂学杂志，2021，27（20）：45.

[10] 史峻. 老年糖尿病高血压合并高尿酸血症患者采用厄贝沙坦联合苯磺酸氨氯地平治疗的临床价值探析 [J]. 中国社区医师，2021，37（27）：35-36.

[11] 耿秀英. 老年肺结核患者在抗结核治疗中消化系统不良反应的特点分析 [J]. 临床合理用药杂志，2020，13（17）：185-186.

[12] 郭志强，马进. 急诊老年危重患者流行病学及分流特点分析 [J]. 基层医学论坛，2021，25（25）：3578-3579.

[13] 陈璐，王用，邢玉龙，等. 不同方案对老年冠心病并轻度肾功能不全患者择期经皮冠状动脉介入治疗后对比剂肾病的预防效果及其影响因素研究 [J]. 实用心脑肺血管病杂志，2021，29（7）：110-114+120.

[14] 陈美珠. 全程护理对老年糖尿病肾病血液透析患者的效果影响 [J]. 中外医疗, 2021, 40 (14): 100-102.

[15] 魏嫒嫒, 马迎春. 老年慢性肾脏病患者的康复治疗 [J]. 中国临床保健杂志, 2020, 23 (6): 743-748.

[16] 刘颖, 杨继红. 老年综合评估干预在慢性肾脏病患者中的应用 [J]. 中华老年医学杂志, 2020, 39 (11): 1365-1368.

[17] 纪梅香, 冯春香, 李哲妹. 个性化心理护理对老年糖尿病患者的影响 [J]. 心理月刊, 2021, 16 (22): 189-191.

[18] 李雪. 降糖药物结合胰岛素治疗老年糖尿病的效果分析 [J]. 中国继续医学教育, 2021, 13 (26): 157-160.

[19] 刘艳石, 王英. 老年糖尿病患者慢性心力衰竭时发生心肾综合征的危险因素评估 [J]. 吉林医学, 2021, 42 (9): 2119-2122.

[20] 陈晓文, 侯丽丽, 夏瑞祥. 老年急性白血病患者营养状况与医院感染的相关性研究 [J]. 中华老年医学杂志, 2021, 40 (7): 895-898.

[21] 刘鹏, 姜时雨, 何小慧, 等. 老年弥漫大 B 细胞淋巴瘤患者一线治疗方案疗效比较和预后分析 [J]. 中华肿瘤杂志, 2020 (3): 234-235.

[22] 常炳庆, 郭铁先, 赵弘, 等. 老年中高危骨髓增生异常综合征患者应用超小剂量地西他滨治疗及不良反应分析 [J]. 中国药物警戒, 2021, 18 (8): 776-779+792.

[23] 朱效娟, 姚庆民, 刘彦霞, 等. 老年原发免疫性血小板减少症诊治的研究进展 [J]. 老年医学研究, 2021, 2 (1): 45-49.

[24] 刘炜洋, 王小钦. 老年贫血的诊断与治疗 [J]. 老年医学与保健, 2018, 24 (6): 749-753.

[25] 陈亚峰, 许欢, 黄文娟, 等. 老年贫血病因分析及治疗体会 [J]. 中国当代医药, 2012, 19 (36): 173+175.

[26] 赵丽珍, 李惠珍. 老年贫血的临床分析 [J]. 内蒙古医学杂志, 2012, 44 (1): 41-43.

[27] 朱晓敏. 老年贫血综合治疗的疗效分析 [J]. 中国民康医学, 2011, 23 (20): 2507+2525.

[28] 赵一鸣, 王会平, 沈元元, 等. 老年贫血患者病因和临床特点 102 例分析 [J]. 临床荟萃, 2011, 26 (6): 516-518.

[29] 李旭艳, 王雪岩. 来氟米特联合阿仑膦酸钠治疗老年类风湿关节炎继发骨质疏松的临床疗效 [J]. 中国社区医师, 2021, 37 (27): 65-66.

[30] 黄丹, 南鹤. 老年类风湿关节炎合并骨质疏松症的临床分析 [J]. 中国实验诊断学, 2020, 24 (9): 1501-1503.

[31] 王洵，杨潇菲，王子溪，等. 老年多发性肌炎 / 皮肌炎患者临床特点分析 [J]. 老年医学与保健，2018，24（6）：701-704.

[32] 萧立群，王瑞冬，陆东风. 老年多发性肌炎 [J]. 广州医药，1991（4）：13.

[33] 高娃. 护理干预对老年痛风患者生活质量的影响 [J]. 临床医药文献电子杂志，2017，4（60）：11810+11814.

[34] 袁小红，张华，孙利华. 老年颅脑损伤中枢神经系统感染患者脑脊液病原菌分布与药敏变迁分析 [J]. 中华医院感染学杂志，2015，25（21）：4850-4852.

[35] 张旭亚，俞一超，张超. 前庭康复训练结合个性化心理疏导对老年帕金森病患者康复进程的影响 [J]. 中国老年学杂志，2021，41（18）：4014-4017.

[36] 赵杏丽，王淼，尹西，等. 老年帕金森病患者认知功能损害的特点及相关因素分析 [J]. 中华老年心脑血管病杂志，2021，23（9）：904-907.

[37] 许慧慧，罗晓华，周亚捷，等. 综合护理干预在老年帕金森合并抑郁患者中的临床效果研究 [J]. 国际精神病学杂志，2021，48（3）：540-542.

[38] 汪睿彤，刘珏. 阿尔茨海默病的流行病学研究进展 [J]. 中国慢性病预防与控制，2021，29（9）：707-711.

[39] 董培海，朱磊. 运动干预阿尔茨海默病的研究进展 [J]. 辽宁体育科技，2021，43（5）：67-72.

[40] 倪耀辉，高志伟. 老年癫痫病 63 例临床及治疗观察 [J]. 现代中西医结合杂志，2010，19（17）：2126-2127.